esotera

Taschenbuch
im Verlag Hermann Bauer

Diese Schemazeichnung – angefertigt von Martin Tiefenthaler – stellt das ayurvedische Elementensystem dar: Vara-Wind, Kapha-Schleim und Pitta-Hitze

Dr. med. *Chandrasekhar Thakkur* arbeitet als praktizierender Arzt, Journalist und Astrologe in Bombay / Indien.

Chandrasekhar G. Thakkur

Das ist Ayurveda

Die indische Heil- und Lebenskunst

Verlag Hermann Bauer
Freiburg im Breisgau

Die Deutsche Bibliothek – CIP-Einheitsaufnahme

Thakkur, Chandrasekhar G.:
Das ist Ayurveda: die indische Heil- und Lebenskunst / Chandrasekhar G. Thakkur. [Ins Dt. übers. von Ulrike Killer]. –
3. Aufl., 11.–13. Tsd. – Freiburg im Breisgau: Bauer, 1993
(esotera-Taschenbuch)
Einheitssacht.: Introduction to Ayurveda, basic Indian medicine ⟨dt.⟩
ISBN 3-7626-0635-8

Die vorliegende Taschenbuchausgabe im Rahmen der Reihe *esotera Taschenbuch* ist ein Nachdruck der deutschen Originalausgabe, die 1977 im Verlag Hermann Bauer, Freiburg im Breisgau, erschien.
Die amerikanische Originalausgabe erschien 1974 unter dem Titel *Introduction to Ayurveda* bei ASI Publishers Inc., New York.

Ins Deutsche übersetzt von Ulrike Killer

Die Reihe *esotera-Taschenbuch* erscheint im
Verlag Hermann Bauer KG, Freiburg im Breisgau

3. Auflage 1993 – 11.–13. Tsd.

Umschlag: Seliger & Krafft, Freiburg im Breisgau
Druck und Bindung: Clausen & Bosse, Leck
Printed in Germany

ISBN 3-7626-0635-8

Dem Andenken meines Vaters
Vaidya Gopalji Kunverji Thakkur

Quellennachweis und Dank

Einige Texte, besonders aber die Samhitas von Caraka, Susruta und Vagbhata haben wir bei der Vorbereitung zu diesem Buch verwendet. Andere werden an den entsprechenden Orten erwähnt. Die wörtlichen Zitate stammen meist aus den englischen Übersetzungen, wobei wir besonders den *Caraka Samhita* und das Werk *Clinical Methods* (Klinische Methoden), herausgegeben von der Sri Gulabkunverba Ayurvedic Society, benutzt haben.

Ihre Majestät, Gulabkunverba, die Rajmata von Nawanagar, hat ebenfalls großes Interesse an unserem Buch gezeigt und uns ständig ermutigt. Wir versichern ihr an dieser Stelle unsere tiefste Dankbarkeit.

Dankbar möchten wir ferner Kaviraj D. N. Rays Buch *Principles of Tridosha* erwähnen, weiter *Ayurvediya Sharira* von Sri G. V. Purohit und *Ayurvediya Padartha Vidnyana* von Sri C. G. Kashikar. Wir sind Pandit Shiv Sharma zu Dank verpflichtet.

Wir danken ebenfalls P. M. Mehta, dem bekannten Ayurveda-Forscher, und schließlich auch der *Times of India Press,* ohne die das Buch in der vorliegenden Form nicht hätte erscheinen können.

Schließlich wollen wir auch den *ASI Publishers,* New York, Dank sagen, daß sie so großes Interesse an unserem Buch gezeigt und eine amerikanische Ausgabe herausgebracht haben, sowie auch dem *Hermann Bauer Verlag,* Freiburg i. Br., der mit viel Umsicht die deutsche Ausgabe besorgte.

INHALT

AYURVEDA – EINIGE APHORISMEN

Dieses Wissen vom Leben hat ewigen Bestand und bringt Gewinn, Ansehen, Glückseligkeit, ein langes Leben, ausreichenden Lebensunterhalt und schließlich den Himmel.

SUSRUTA

Daher werden allein diejenigen, die erst nach angemessener Überlegung handeln, als weise bezeichnet.

CARAKA

Ein restloses Verstehen einer Wissenschaft kann nie erreicht werden, wenn man nur einen Teilbereich davon kennt.

CARAKA

Alle Leiden, die Körper oder Geist befallen, haben ihren Grund in der Unwissenheit, und alles Glück hat seine Ursache in einem klaren und fundierten Wissen.

CARAKA

Die gesamte Welt gilt dem Weisen als Lehrmeister, doch für den Toren ist das Universum angefüllt mit Feinden.

CARAKA

Vorwort zur deutschen Ausgabe

Ayurveda — Lückenbüßer oder Impuls für die moderne Gesundheitsbildung?

In unserem Jahrhundert ist dem Westen die altindische Medizin nicht völlig unbekannt geblieben. Verdienstvoll waren bisher die Kommentare solch illustrer Indologen, wie J. Filiozat, J. Jolly, A. F. R. Hörnle, L. Hilgenberg, W. Kirfel, H. Zimmer u. a., zu den Texten der Klassiker jener Medizin: Caraka*, Susruta und Vagbhata. Sie blieben jedoch den Gepflogenheiten des Faches entsprechend voll dem Rahmen des traditionellen historischen Interesses verhaftet. Dieses beschränkte sich auf den Vergleich mit der platonichen Tradition der spätantiken und mittelalterlichen Medizin im Abendland und auf die rein positivistische Darstellung der altindischen Auffassungen vom Knochenbau, Kreislaufsystem und ähnlichem mehr. Abgesehen von den wenigen überschwänglichen Beschwörungen H. Zimmers in seinen Essays über die indische Medizin erarbeitete die Indologie keinerlei Hinweise für die Brauchbarkeit des Ayurveda für das moderne Gesundheitswesen. Die von Zimmer erahnten Möglichkeiten der Bereicherung der modernen Psychiatrie und Psychotherapie durch den Dialog mit Ayurveda wurden nicht zuletzt wegen des frühzeitigen Todes dieses großen Indologen bis heute nicht weiter verfolgt.

Trotz der sorgfältig angelegten Übersetzungen der alten Texte ist der Zugang für Laien wie für Mediziner zu diesem Stoff von daher sehr schwierig. Der oft strapazierte Vergleich mit dem platonischen Dialog „Timaios“ ver-

* Zur Aussprache indischer Wörter siehe *Anhang*, S. 355.

mochte den Schleier der Mystik, der über der Denkart des Ayurveda hing, nicht zu lüften. Von den Begriffen *Phlegma, Chole* und *Pneuma* (gewöhnlich mit Schleim, Galle und Wind übersetzt), deren Parallelen in Ayurveda *Kapha, Pitta* und *Vayu* sind, hat die Schulmedizin zum letzten Mal durch J. FERNEL (1485—1558) Gebrauch gemacht. Die medizinische Diagnostik mit Hilfe dieser Kategorien galt spätestens seit dem Pathologen R. VIRCHOW (1821—1902) als gänzlich unzuverlässig.

Gerade den Zugang, den die Indologie nicht vermittelt, will Dr. med. Ch. G. THAKKUR mit seinem Buch einem breiten Leserkreis ermöglichen, indem er den Akzent eindeutig auf die *Praxis* legt.

In Anlehnung an die klassischen Texte gibt er eine Auswahl der wichtigsten Themen und eine Übersetzung der geläufigsten Termini Technici wieder. THAKKUR behandelt eine Reihe von Gebieten jedes für sich *ausführlich*. Einer Bedienungsanleitung nicht unähnlich geht sein Buch an die verschiedenen Bauelemente des menschlichen Lebens, persönliche Hygiene, körperliche Ertüchtigung, Diät usw. heran und schildert die mögliche Steuerung seiner Funktionen durch die ayurvedischen Rezepturen. Das Übrige wird der Erfahrung des einzelnen im Umgang damit überlassen.

Es ist jedoch unbedingt erforderlich, daß man der Theoriebildung nicht aus dem Wege geht. Sonst fehlt früher oder später den verschiedenen in der Praxis verwendeten Sanskrit-Begriffen der jeweilige, logisch-scharf abgegrenzte Wirkbereich, und die Verknüpfungsmöglichkeiten in den aufeinanderfolgenden Ober- und Unterkategorien, Genera und Spezies. Es verwirrt den Anfänger, daß die gleichen Wörter in verschiedenerlei Zusammenhängen verwendet werden (vgl. z. B. Sita, Usna, Guna, Laghu, Guru usw.). Wenn dies auch auf das Konto der eigentümlichen Vieldeutigkeiten von Sanskrit-Wörtern zurückzuführen ist, so erschwert es doch dem Ayurveda jenen Zugang zum Chor moderner Wissenschaften und verschleiert die Rolle, die er im Rahmen des heutigen Gesundheitswesens spielen könnte.

Mit Sorgfalt schildert THAKKUR das Notwendige für die Praxis, zu welchem dieses Buch heranführen sollte. Dafür mußte allerdings der Übergang aus den ersten 3 Kapiteln von der philosophischen Propädeutik Samkhya und Yoga-Herkunft zu kurz kommen. Ohne den Übergang jedoch von der Geistesbeschäftigung zu ihrer Anwendung bleibt der intellektuelle Appell an den Leser aus, und die ayurvedische Klassifikation von Substanzen wird nicht als Ergänzung, Ersatz oder Alternative für die moderne Chemie ernsthaft angesehen, sondern als ihr vorwissenschaftlicher Vorläufer.

Die heutige Szene zeigt ein *steigendes Interesse an der altindischen Medizin.* Es sind die in der indischen Tradition beschriebenen Wirkungen der Medizinalkräuter, Mineralien und tierischen Substanzen, die Aufmerksamkeit erregen. Die pharmazeutische Industrie ist dabei, Teilstücke aus dem Mosaik der altindischen Medizin zum Zwecke der Erstellung von Tabletten herauszulösen. Europäische und amerikanische Firmen unterhalten Plantagen in Indien und einheimische Hersteller von Drogen suchen Kontakte, um ihre Erzeugnisse auf dem westlichen Markt absetzen zu können. Mit dem steigenden Popularitätstrend des Yoga wird auch dem Ayurveda von experimentierfreudigen Europäern und Amerikanern ein Vertrauensvorschuß entgegengebracht. Weniger aus theoretischen Überlegungen heraus, als wegen der guten Erfahrungen, die man mit diesen beiden Wissenszweigen gemacht hat, verspricht man sich doch durch sie neue Impulse für das moderne Gesundheitswesen.

Von daher gesehen ist es nicht unwichtig, hier primär zu klären:

1. Welchen Platz Ayurveda im heutigen Gesundheitswesen einzunehmen vermag.

2. Wie man dieses Buch als Arbeitsbuch für die tägliche Praxis verwenden sollte.
3. In welchem philosophischen Rahmen Ayurveda geboren wurde.
4. Was man ohne Risiko nach Beantwortung der obigen Fragen als überholt gelten lassen und was man unter keinen Umständen preisgeben darf, ohne die alte Wissenschaft in den Grundfesten zu gefährden.

1. Der Platz des Ayurveda im heutigen Gesundheitswesen

Wenn auch einst der Gegenstand des Ayurveda die ganze Palette menschlichen Lebens umfaßte und der ayurvedische Arzt, als *Vaidya* bezeichnet, zu den Sehern (Vaidya von vid = sehen) in der indischen Gesellschaft gezählt wurde, hat die Spezialisierung in der modernen Gesellschaft ihm diesen ehrwürdigen Platz genommen. Der Vaidya früher war Internist, Chirurg, Erzieher und Philosoph in einer Person. Die Vorteile dieses Standes sind ihm durch die Konfrontation mit der modernen Medizin zumindest infragegestellt worden.

Abgesehen davon, daß ihm die Aufgabe des wissenschaftlichen Beweises für die Richtigkeit seiner Hypothesen neuerdings auferlegt wird, hat er Schwierigkeiten, der modernen Chirurgie seine Legitimation für eine Betätigung im Bereich der Pathologie zu demonstrieren. So sehr aus ökonomischen Gründen und mit Rücksicht auf nationale Gefühle dem Ayurveda im heutigen Indien diese letztgenannten Funktionen für die Versorgung breiter Schichten der Bevölkerung zugefallen sind, so braucht es nicht viel Phantasie, um zu sehen, daß sie ihm im Westen nie zuteil werden. Hierzulande soll und wird sich Ayurveda auf den Bereich der Gesundheitserziehung beschränken müssen, will er sich überhaupt profilieren und seiner ehrwürdigen Vergangenheit nicht die Schande eines Hinterstuben-Daseins jenseits der Schulmedizin antun.

Dem Ayurveda stehen zusammen mit Yoga jedoch dabei breite Gebiete des Gesundheitswesens im Westen als mögliches Tätigkeitsfeld offen. Diese liegen brach und demonstrieren die Grenzen der Macht der modernen medizinischen Technokratie, die sich anmaßte, das ganze Leben mithilfe chemophysikalischer Modelle allein und der daraus hervorgegangenen Apparatur zu erklären. Es sind im wesentlichen die Felder, die es mit Schulung der Empfindungen des Menschen zu tun haben.

Primär in biophysikalischen Kategorien sehend, läßt Ayurveda das menschliche Leben als Gesamtfeld einzelner Empfindungen

1. nach den Beziehungen der einzelnen Teile des Körpers untereinander,
2. nach den Beziehungen einzelner Individuen einer Gruppe oder Gesellschaft zueinander,
3. nach den Verhältnissen des Menschen zur nicht menschlichen anorganischen und organischen Umwelt,
4. nach dem Verhältnis der Rhythmen des eigenen Körpers zu den exogenen Rhythmen seiner Umwelt sich ordnen.

In der Klassifikation von Empfindungen nach Kategorien, die diesen angemessen sind, zweifelsohne jedem westlichen Versuch haushoch überlegen, schenkt Ayurveda den feinen Unterschieden des Geschmacks, den Schwankungen der Launen, der Atmung, der Aktivität, der Passivität und sogar den Ausscheidungen seine volle Aufmerksamkeit. Vom Medizin-Soziologen bis zum einfachen Masseur kann jeder, der Feldstudien mit dem Menschen betreibt, etwas von dieser Wissenschaft lernen.

Wie Yoga, so sieht auch Ayurveda jede Störung der menschlichen Empfindung als Hindernis von außen an, das es aus dem Lebensfluß zu beseitigen gilt. Jeder Schmerz wird als Fremdkörper gesehen, den es „mit dem Können eines Chirurgen“ ohne Schaden für den Organismus zu entfernen gilt. Ähnlich wie eine Panne auf einer verkehrsreichen Straße den Verlauf des Verkehrs und seine Funktion gänzlich zu verändern vermag, so ist es auch mit dem Schmerz. Wem fiebernd im Krankenbett die Minuten zu Ewigkeiten werden, der weiß die Objektivität zu schätzen, die ihm im gesunden Zustand ermöglicht, in den normalen Prozeß des Lebens mit den oben erwähnten 4-fachen Beziehungen einzusteigen. Doch nichtsdestoweniger ist der Schmerz selber eine Wirklichkeit, die mehr oder minder jeden von uns augenblicklich in seiner Wahrnehmung des eigentlichen Prozesses des Lebens zu behindern vermag. Das Wort Salya oder Chirurgie in Ayurveda umfaßt nicht nur die Eingriffe ins Fleisch auf dem Operationstisch, sondern auch die Beseitigung der ganzen Bandbreite der Hindernisse, die durch gesellschaftliche Ereignisse oder Unregelmäßigkeiten in Essen und Trinken, ungelegen auftretende Naturursachen wie Schlaf, Hunger, Durst, Alter usw., auftreten können. Die Schulung der Wahrnehmung zum Zweck der reibungslosen Anpassung an den eigentlichen Prozess des Lebens ist der Gegenstand der beiden Wissenschaften, *Ayurveda und Yoga.* Sich auf ihn zu besinnen, statt auf historische Exkurse über die Rolle, die beide in der Vergangenheit gespielt hatten, ist überlebensnotwendig für beide.

2. *Die tägliche Praxis*

(a) Diät und (b) persönliche Hygiene

Um ein breites Publikum ansprechen zu können, mußte auch die Auswahl der in diesem Buch behandelten Themen auf allzu traditionelle Darstellungen verzichten. Die normalerweise in Mythen verkleidete Einführung in das Koordinatensystem des Ayurvedisten, die Darlegung der Meilensteine der Überlieferung seit dem Vater der Disziplin, DHANVANTARI, und manches mehr sind auf das absolute Minimum reduziert worden. Es wäre in einem Vorwort dagegen durchaus möglich, auf anspruchsvolle Verknüpfungspunkte mit der modernen *Akupunktur* oder der Erforschung der *Körperrhythmik* einzugehen oder Zusammenhänge zwischen der *ayurvedischen Dämonologie* und der modernen Behandlung von *psychischen Krankheiten*, zwischen der Ayurveda eigentümlichen Genetik und moderner Familienhygiene zu streifen.

Vor die Wahl gestellt die Gemeinsamkeiten in diesen Bereichen zu erläutern und auf Übereinstimmungen einzugehen oder das spezifisch andere an Ayurveda hervorzuheben, habe ich mich für das zweite entschieden.

Da dieser Band außerdem noch als *Arbeitsbuch für den Alltag* gedacht ist, und damit die Erfahrungsmöglichkeit für den Einzelnen als notwendige Voraussetzung berücksichtigt werden soll, wählen wir hier das Beispiel Diät und persönliche Hygiene. Hierin zeigen sich weniger Verknüpfungspunkte, als eine starke Konfrontation westöstlicher Einstellungen.

a. Diät

Es gibt vielerlei Aspekte, unter welchen Diät heute behandelt wird. Ob man solche Gegensätze wie Schnitzer, Stahl, Annemüller auf der einen Seite und die Broschüren des Gesundheitsamtes auf der anderen zur Hand nimmt; gemeinsam orientieren sich alle westlichen Ernährungslehren an den materiellen Bestandteilen der Nahrungsaufnahme zur Deckung des Energiebedarfs des menschlichen Körpers. Zwar gibt es auch hier Alternativen innerhalb der Diskussion über die gesamt-wirtschaftlichen und gesundheitlichen Konsequenzen der Umstellung auf Vollwert-Reform-Kost usw. Jedoch besteht über das, was jede leistungsfördernde Ernährung erhalten soll, kein Zweifel. Die Qualität der Nahrung wird an dem Maximum der in ihr enthaltenen Stoffe dieser Art gemessen: Mineralstoffe, Vitamine, Spurenelemente, Enzyme, hochungesättigte Fettsäuren und Aromastoffe.

Zur Förderung und Erhaltung der allgemeinen Gesundheit werden die Leitlinien der Zusammensetzung brauchbarer Speisepläne in verständlicher Form verbreitet. Ein Beispiel ist hier zum Zwecke des Kontrastes mit dem unmittelbar darauffolgenden ayurvedischen Klassifikationssystem angebracht:

Durchschnittlicher Kalorien- und Nährstoffbedarf

Alter Jahre	Gewicht kg	Kalorien	Tier. Eiweiß/g	Calzium mg	Vitamin B1/mg	Vitamin C/mg
4—6	16—20	1200—1500	17—22	1,0	1,0	50
7—9	22—28	1500—1800	22—28	1,0	1,3	60
10—14 (Jungen)	30—35	1800—2700	27—40	1,0	1,7	75
10—14 (Mädchen)	29—47	1700—2300	26—43	1,0	1,4	75

Entnommen aus einer Informationsbroschüre für Mütter von Schulkindern, hrsg. von der Vereinigung Getreidewirtschaftliche Marktforschung e. V. — Titel: *Frühstücke wie ein König.*

Betrachten wir daneben das ayurvedische Klassifikationssystem für Nahrungssubstanzen.

Kümmel

apothekenpflichtig	—
Klasse	Gewürz
Rasa	scharf
Virya	Usna ergotrop
Vipaka	verringert Anschwellungen, schmerzstillend, appetitanregend, verdauungsfördernd, Diureticum, gut gegen Blähungen, astrigent, Blutreiniger, verjüngend, gut gegen Hautanomalien, Stimulanz

Prabhava	verstärkt Milchproduktion in der weiblichen Brust, gut gegen Unterleibsschwellungen, gut gegen Würmer
Kaphaja	—
Pittaja	+
Vataja	—
Kaphahara	+
Pittahara	—
Vatahara	+

Dieses Schema wird von THAKKUR bei der Klassifikation von Nahrungsmitteln und Drogen angewendet.

Die 10 Spalten dieses Klassifikationssystems mit Sanskrit-Bezeichnungen sind keine im Sinne der organischen Chemie objektiven Kategorien der Nahrungssubstanzen. Sie sind Kategorien der Beziehung zwischen dem wahrnehmenden Subjekt und der von ihm wahrgenommenen Umwelt. In Ayurveda erhält das Training des Appetits zur vollen Ausschöpfung seiner regulativen Tätigkeit als umfassender Fühler für den Regelkreis des Stoffwechsels den Vorzug vor allem anderen.

Die Essenz der Nahrung wird im Gegensatz zu den westlichen Systemen von daher nicht nur in ihrem Brenn- oder gar Vitalstoffgehalt gesehen, sondern in den in beiden enthaltenen wahrnehmungsfördernden Qualitäten. Diese rein subjektive für jeden Menschen mit unterschiedlicher Nuancierung versehene Essenz wird *Rasa* genannt. Der Rasa einer Nahrungssubstanz wird lediglich durch den Geschmack festgestellt. In der Mitte des größeren Rahmens der Begegnung von menschlichem Organismus und Umwelt ist der Geschmack ein Kommunikationsregler, der durch Konstitution, Erziehung, Schwankungen des Wetters, der Jahreszeiten und des innerkörperlichen Haushaltes, endogene Rhythmen usw. eingestellt wird.

Während man im Abendland durchaus gewohnt ist, den subjektiven Geschmack eines Menschen bezogen auf

Bildung, individuellen Lebensstil oder auf die Qualität menschlicher Begegnung als Maßstab ästhetischer Gesetzmäßigkeiten gelten zu lassen, würde es geradezu als unwissenschaftlich gelten, ihn auch als Maßstab einer Klassifikation zu verwenden.

In der weiteren Kategorie *Virya* werden diejenigen Wirkungen der Begegnung des menschlichen Subjektes mit der Nahrung im Prozeß des Stoffwechsels zusammengefaßt, die vom Subjekt selber im Körper registriert werden. Man darf an ergotrope (aktivierende, leistungsfördernde) und trophotrope (die Ernährung des Körpers fördernde) Eigenschaften denken. Doch werden die rein subjektiven Bezeichnungen usna (erhitzend) und sita (kühlend) dem ayurvedischen Ansatz eher gerecht, da sie der den inneren Steuerungsmechanismus wiedergebenden subjektiven Wahrnehmung der Empfindungen entsprechen. Schließlich ist Nahrung nicht nur als Bestandteil des Eßvorganges zu sehen. Das Fehlen an geistiger, wie emotionaler Nahrung kann trotz voller Verpflegung des Körpers ebenso lebensverkürzend wirken, wie aktuelle Hungersnot. *Vipaka:* Wenn Virya den allgemeinen inneren Steuerungsmechanismus darstellt, so bezeichnet Vipaka seine Auswirkungen auf einzelne Organe, z. B. das Herz oder den Darm usw. Auch Vipaka ist subjektiv erfahrbar, in dem festgestellten Verhalten der Organe.

Prabhava als feinere Differenzierung bezieht sich auf die spezifische Auswirkung auf das bestimmte Organ. Es können Rasa, Virya und Vipaka gleich sein, doch Prabhava verschieden für zwei ähnliche Substanzen. Die von THAKKUR erwähnten Mittel Citraka und Danti sind beide scharf erhitzend und auf den Darm wirkend. Doch kann die eine Obstipation, die andere Durchfall bewirken.

Die Endung „ja" bedeutet „gehörig zu": Kaphaja, Pittaja, Vataja — gehörig zu Kapha, Pitta oder Vata. „Hara" bedeutet „hintreibend", „vertreibend" oder „vernichtend". Kaphahara, Pittahara, Vatahara — jeweils den Kapha oder Pitta oder Vata vernichtend oder vertreibend. Kapha, Pitta oder Vata oder Vayu sind die Bezeichnungen für die drei sogenannten „*Dosas*“ oder dynamischen Prinzipien unserer Wahrnehmung, die unsere Beziehungen zu uns selber und zur Umwelt gestalten. *Kapha* ist das Prinzip von größter Beständigkeit und Trägheit der Gefühle, was Änderungen anlangt, *Vata* das Prinzip der Unentschlossenheit und des Hin- und Hergerissen-Seins, während *Pitta* das Prinzip der Begeisterung und der Kreativität darstellt.

Freilich ist durch die Beobachtung einer Substanz allein nichts über die Wirkweise des ayurvedischen Klassifikationssystems zu erfahren. Diese ist erst durch die Betrachtung der verschiedensten Kombinationsmöglichkeiten vieler Substanzen untereinander ersichtlich. Darin konvergiert das „subjektive Klassifikationssystem“ des Ayurveda mit dem objektiven der modernen Chemie insofern beide zu ähnlichen Ergebnissen in der Erstellung von Arzneimitteln führen können. Doch in der Methodik sind sie völlig verschieden. Die genannten subjektiv feststellbaren Eigenschaften der Substanzen in diesem Buch sind als Anhaltspunkte zu verstehen. Sie sind nicht absolute Kriterien und sind durch die eigene Erfahrung zu ergänzen.

An einem Beispiel läßt sich dieser Gedankengang erhellen. Menschen mit Fettresorptionsstörungen meinen subjektiv, es sei die Eigenschaft von Milch und Milchprodukten, bei ihnen durchfallähnliche Erscheinungen hervorzurufen.

Doch der Vipaka ihrer Begegnung mit diesen Substanzen im Stoffwechselvorgang ihrer Innereien ist nicht eine Eigenschaft der Milchprodukte allein.

Im Falle der Klassifikation von Substanzen in der organischen Chemie dagegen wird Wirkung und Ursache im Sinne eines quantifizierbaren Prozesses objektiviert. Wenn dem Körper eine bestimmte Substanz eingegeben wird, so erwartet man einen bestimmten Effekt. Tritt er nicht ein, so kann man von einer Störung im Körper sprechen. Diese Störung ist als Enzymdefekt, Organdefekt, usw. präzise lokalisierbar. In Ayurveda dagegen ist die Störung nur als funktioneller Zusammenhang beobachtbar und nicht auf die Tätigkeit einer innerkörperlichen Substanz oder gar eines Organs allein zurückzuführen. Daher ist sie auch nicht im Sinne der modernen Pathologie lokalisierbar. Wenn dies auch beim Erzielen schneller Effekte seine Nachteile hat, so kann im Falle der als angeboren geltenden Krankheiten im Bereich der Stoffwechselstörungen die ayurvedische differenzierte Betrachtung des subjektiven Empfindens vor und nach der Nahrungsaufnahme und die daraus sich ergebenden Konsequenzen für die Diät dort schonend und lebensverlängernd wirken, wo die allopathische Medizin die Patienten oft in Hoffnungslosigkeit versetzt.

Es ist üblich, die Geschichte des menschlichen Geistes anhand der Geschichte der Entscheidungen aufzurollen, die für ihren Verlauf ausschlaggebend waren. Klassifikationssysteme als Endergebnis solcher Verläufe anzusehen, die als Anwendung einer Geistesbeschäftigung zur Ordnung der Gegenstände der Umwelt eingesetzt wurden, bedeutete systembedingte Unterschiede an ihrem eigentlichen Angelpunkt aufrollen. Wieweit die Einstellung des Ayurveda zur Nahrungsaufnahme von jenem entfernt ist, der populär im Abendland vertreten wird, läßt sich mit Hilfe solcher Fernsehsendungen wie *„Iß das Richtige"* verdeutlichen. Der Mensch der industriellen Welt hat es anscheinend sehr schwer, im Konsumverhalten das richtige Maß zu treffen. Es gibt verschiedene Aspekte, unter welchem der Umgang des Menschen mit seiner Nahrung heute betrachtet wird, sozio-politologische wie individualtherapeutische.

Ivan Illich stellt z. B. den Machtkampf in den Vordergrund: „Wenn früher Mangel an Nahrungsmitteln herrschte, konkurrierten die Menschen einfach auf Grund ihrer Zahl um die knappe Nahrung. Heute hat der Überfluß eine neue, brutale Konkurrenz zwischen Fleischessern und Getreideessern heraufbeschworen. Um einen Amerikaner zu ernähren, ist eine Tonne Getreide notwendig, wovon er nur 150 Pfund in Form von Mehl oder Flocken verzehrt, während der Rest an das Vieh verfüttert wird, das ihm Eier, Fleisch und Milch liefert. Ein mexikanischer Bauer kann gut essen und seine Hühner füttern, wenn er nur 320 Pfund Getreide im Jahr erhält. Die politische Entspannung zwischen den Großmächten verschärft noch diesen Wettbewerb. Sie erschöpft die Nahrungsmittelvorräte Amerikas, treibt die Weltpreise in die Höhe und mästet in Rußland genügend Schweine, damit der Kreml seinen Weg zum Konsumsozialismus fortsetzen kann."

(I. ILLICH, Die Enteignung der Gesundheit, Hamburg 1975, S. 116 ff.)

Moderne Psychotherapeuten dagegen betrachten den Umgang mit der Nahrung als Ausdruck der inneren Einstellung eines Menschen zu seiner Umwelt und zu seinem eigenen Körper.

Konsumverhalten im Westen wird von ERICH FROMM in Zusammenhang mit den Säuglingsmanieren des Einverleibens des erwünschten Gegenstandes gebracht, Besitz mit Raubtierbenehmen, das im Kontrast zum Verhalten der Menschen anderer Kulturkreise gestellt wird. Der heutige abendländische Modus zu sein, wird hier der Habensmodus genannt, während der Modus anderer Kulturkreise sich eher am Sein und Existieren primär orientiert.

Während der Träger dieser Daseinsmodi durchaus aus jeder erdenkbaren Rasse kommen könnte, die Tatsache, daß es sich um zwei sich kontrastierende Geistesbeschäftigungen handelt, bleibt dennoch bestehen. (E. FROMM, Haben oder Sein, Stuttgart 1976)

Im Rahmen dieser verschiedenen Standpunkte gesehen, stimmen die Fernsehvorschläge von Radikalkuren durch

Fasten, Einsatz von Teelöffeln, um Suppe zu essen, Kuchengabeln, um Fleischbissen zum Mund zu führen, Essen Verstecken und weiteren Spielen mehr zum Überlisten des tollgewordenen Appetits nachdenklich.

In Anbetracht dessen könnte man fragen, welche Rolle Ayurveda hier wirklich zu spielen vermag. Welchen Sinn es hätte, sich mit dem Thermostat zu beschäftigen, wenn das Haus durch den Brenner der Heizung schon in Brand gesteckt wurde? Das ist es nämlich, was Ayurveda vorschlägt, den Appetit eines Menschen zu schulen, damit er trotz der Schwankungen des Milieus, der Jahreszeiten und des damit verbundenen Angebotes an Nahrung den Stoffwechsel des Menschen zur Erhaltung des Gleichmaßes seiner schöpferischen Kraft und Gesundheit reguliert.

Denkbar wäre nur eines, das *Training des Appetits* zum Zwecke der Veränderung der Einstellung des industriellen Menschen zu sich und seiner Umwelt. Es muß, um überhaupt wirksam zu sein, in das Herz der Sache treffen, nämlich in jene materielle Einstellung zur Nahrungsaufnahme, die sie völlig aus der Sphäre des Lebendigen herauslöst und dem Tanken eines Autos ähnlich bar jeder psychischen Potenz lediglich als Treibstoff darstellt. Es sei dahingestellt, ob Ayurveda dies zu leisten vermag. Doch hieße es, tangential am eigentlichen Impuls für das moderne Gesundheitswesen vorbeireden, wollte man diese Konfrontation, die die indische Medizin uns stellt, gänzlich verschweigen.

b. Persönliche Hygiene

Während im Falle der Diät das spezifisch Andere an Ayurveda sich leicht darstellen ließ, wird im Bereich der Hygiene eine generelle Problematik offenkundig, nämlich die Frage, wie weit der Einzelne in den seine Gesundheit betreffenden Praktiken gehen darf, und ab wann er sich dem Arzt überantworten sollte. So trennt Ch. G. Thakkur in seinem Buch einen Komplex, der bei anderen zusammengesehen wird, in persönliche Hygiene und ärztliche Behandlungsmethoden. Durch diese Trennung begibt sich Thakkur automatisch in die oben erwähnte Problematik hinein, denn diese Unterscheidung wird bei anderen Autoren nicht gemacht. R. K. Garde, Arzt und Verfasser des Buches: „Ayurveda for Health and Long Life". Bombay 1975, z. B. nennt einen ganzen Bereich, der bei Thakkur unter „ärztlichen Behandlungsmethoden" erwähnt wird: *Karma-Yoga.* Gemessen an dem, was ein Arzt hierzulande als seine Aufgabe ansieht, sind die Ratschläge Thakkurs zum Bereich der persönlichen Hygiene doch nicht unansehnlich. Es gibt allerdings eine Fülle von Literatur, die die persönliche Hygiene in einer ganz anderen Dimension sieht. Auf diese Dimension möchte ich im Folgenden eingehen und damit einen Anknüpfungspunkt für die moderne Diskussion über verwaltete oder autonome Anpassung zum Zwecke der Gesundheit schaffen.

Ayurveda und Yoga: Indien besaß seit Anfang der Existenz des Ayurveda eine ihm völlig parallel laufende Wissenschaft, die sich Yoga nannte. Es ist erstaunlich, daß die Mehrzahl der in diesem Buch als Behandlungsmethoden der ayurvedischen ärztlichen Praxis erwähnt worden sind, denjenigen in den Hatha-Yoga-Texten überlieferten Dhautis, Netis, Bastis, und Kriyas ähneln. Kenner beider Disziplinen meinen, den altindischen Yoga-Theoretiker Patanjali als geistigen Verwandten vom Ayurvedisten Susruta ansehen zu müssen. Und doch sind *Ayurveda* und *Yoga* durch die Jahrhunderte hindurch *getrennte Disziplinen* geblieben.

Dieselben Praktiken einmal als Behandlung von Kranken, das andere Mal als anspruchsvolle Reinigungs- und Stärkungsriten für Yoga-Philosophen, das ist die Eigenart des altindischen Gesundheitswesens. Es wäre wohl verfehlt, diesen wesentlichen Unterschied aus dem Auge zu verlieren und Yoga als geistige Disziplin, Ayurveda als körperbezogene Angelegenheit anzusehen.

Es ist bezeichnend, daß das Kernanliegen der altindischen Hygiene die größtmögliche Verfeinerung und Verstärkung lebensnotwendiger Reflexe des Menschen zum Zweck der vollen Ausschöpfung seiner Widerstandsfähigkeit und Freiheit trotz der sich ständig verändernden Bedingungen seiner Umwelt war. Körperliche Ertüchtigung, Atemübungen, Konzentrationsschulung und Meditation, das alles spielte eine Rolle im Kampf gegen die Hindernisse, nicht zuletzt die der Umwelt, wie das Wetter und die jahreszeitlichen Schwankungen.

Den differenzierten Einsatz von Abführmittel, Emetica, Einläufen, Bädern, Schwitzkuren, Ölmassagen und ähnlichem mehr konnte man in einer gediegenen Yoga-Schule ebensogut lernen wie von einem Vaidya. Dem altindischen *Yoga-Guru* oblag ebenso, wie dem ayurvedischen Vaidya die Aufgabe, seine Schüler „körperlich zu reinigen", das heißt, ihr Verhalten von Fehlreflexen zu befreien. In diesem Prozeß verwendete er die ganze Palette dieser Praktiken, und brachte seine Schüler dahin, daß sie diese Techniken an sich selber mit großem Können anzuwenden verstanden.

Gewohnt, Hygiene mit der ganzen Bandbreite der Vorschriften für Trinkwasseranlagen, Schwimmbäder, Turnhallen, Pflichtuntersuchungen, Isolierstationen und Vorsorgeuntersuchungen zusammenzubringen, wird man im Westen die hier geschilderte ayurvedische Sicht der Hygiene vielleicht als ausgesprochen individualistisch ansehen. Dies auch mit Recht. Da die Begriffe Bazillen, Viren, Bakterien usw. dem Ayurveda fremd sind, konnte er auch keine umfassende Bekämpfung dieser Krankheitserreger entwickeln. Das moderne Gesundheitswesen steuert dagegen die totale Verwaltung des Außenmilieus an, in der Überzeugung, das Leben des Menschen durch die veränderten Umweltbedingungen besser vor Krankheit schützen zu können.

In dem Maße allerdings, in welchem der moderne Verwaltungsapparat des Gesundheitswesens den Menschen auf diese Weise schützt, entbindet er ihn von der Verantwortung für die volle Entfaltung und Entwicklung der Regelungsmechanismen seines eigenen Körpers. Diese, wie IVAN ILLICH sie nennt, Enteignung der Gesundheit des Menschen, schreitet in dem Maße voran, in welchem die Erfahrungen der subtileren Wirkweisen des menschlichen Körpers lediglich am kranken Menschen und zum Zwecke seiner Heilung studiert werden.

Systembedingte totale Verwaltung der Gesundheit des Menschen hier, systemunabhängige Befähigung eines Menschen zur Selbsthilfe dort — eine stärkere Konfrontation ist wohl nicht denkbar für das moderne Gesundheitswesen. Noch ist es nicht allgemein akzeptiert, das in Ayurveda diese Brisanz steckt. Es ist zu hoffen, das die Ärzte und Yogis Indiens vor der Verantwortung, das geistige Erbe wirklich zu vertreten, nicht allzu schnell kapitulieren.

3. *Die Geburt des Ayurveda*

a. *Die Entstehung des Namens „Ayurveda"*

In der Auseinandersetzung mit dem indischen Denken ist es vorteilhaft, einen Begriffskomplex auf dem Hintergrund seiner geschichtlichen Aktualität zu sehen. Es geht also darum, die zwingenden Notwendigkeiten auszumachen, die dem damaligen Wandel der Weltanschauung, die zur Entstehung des Ayurveda aus dem Atharvaveda führte, zugrundelagen. Es versteht sich, daß an dieser Stelle jene umfassende Problematik nicht in einer annähernd dem Thema angemessenen Form behandelt werden kann.

Die Theorie des Ayurveda ist Antwort einer Kriegergeneration gewesen, auf die Probleme, mit denen sie auf dem Schlachtfeld konfrontiert war. SUSRUTA nennt am Anfang seiner „*Samhita*" zwei Anlässe für seine Darstellung der Chirurgie *Salya* als Kernstück des Ayurveda:

1. Der erste ist ein handfester Grund aus der Sphäre des Profanen. Es wäre unmöglich, ohne Salya die Wunden der Soldaten auf dem Schlachtfeld zu heilen.
2. Der zweite ist ein in Mythen verkleideter Appell aus der religiösen Sphäre. Als *Rudra,* der Gott der Nicht-Arier den YAJNA, Gott des religiösen Opfers, enthauptete, wurde YAJNA durch die beiden Asvins, die in der Mythologie die Rolle der Ärzte verkörpern, wieder zum Leben erweckt. Diese Asvins waren vor ihrer Aufnahme in dem Himmel niedriger Herkunft.

In diesen beiden Punkten kommt zum Vorschein:

1. daß die bis dahin bestehenden Heilungsmethoden durch das Erflehen des Beistandes der Götter durch den konkreten, von Menschen herbeigeführten Eingriff in den Körper ersetzt wurden;
2. daß der Ärzteschaft und ihrer Technik eine neue gewichtige Rolle zugesprochen wird.

Der Konflikt mit der altherkömmlichen Lehre der Priester, ihrer eingeengten statischen Vorstellung von der sich zyklisch immer wiederholenden Geschichte der Welt, ist offenkundig.

Geboren aus der überschaubaren Gruppenstruktur der kleinen Städte oder Dorfgemeinschaften der damaligen Zeit war die priesterliche „Statik menschlichen Verhaltens" solange brauchbar, wie die bestimmenden Faktoren in der Gruppe alle bekannt waren. Es war auch den Priestern möglich, in Fällen von Krankheiten die ganze soziale Umgebung durch Rituale zur Ordnung zurückzurufen. Die magische Medizin der Atharvans oder Medizinmänner der alten Vedas funktionierte auf dieser Basis, wie in den kleinen abgeschirmten afrikanischen und indianischen Dorfgemeinschaften heute noch beobachtet werden kann. Viele der Ansätze des priesterlichen Denkens über Krankheit waren nicht falsch. Krankheit soll richtig als Symptom des ganzen Feldes zwischenmenschlicher Beziehungen verstanden werden. Die Atharvans hatten wahrgenommen, daß die Entwicklung jedes Menschen zur Person bewußt und unbewußt durch die Abstimmung des eigenen Verhaltens mit denen der Mitmenschen seiner wahrnehmbaren Umgebung bewerkstelligt wird. Jeder, ob minderbemittelt oder wohlhabend, ist diesem Vergleich automatisch ausgesetzt. Die „Statik der magischen Medizin" der Atharvans sah jedoch das, was der Einzelne leisten und nicht leisten konnte, als lediglich geprägt durch die Dorfstruktur. Unveränderbar und glückbringend, wie alles zu sein schien, solange die Dorfstruktur in der ewigen Wiederkehr der Jahreszeiten erhalten blieb, so gelangte diese Theorie doch an ihre eigenen Grenzen in jenem Augenblick, in dem sie mit der Wirklichkeit anderer Kulturen und Völker auf dem Kriegsschauplatz konfrontiert war. Unüberschaubar wurde dort das Feld zwischenmenschlicher Beziehungen. Die festen Strukturen der alten Gemeinschaften hielten nicht mehr, und die mythische Medizin, die sie als feste Basis voraussetzte, zeigte sich ebenso als unbrauchbar. Gezwungen, Überschaubarkeit wieder zu gewinnen, um überleben zu können, stellten die Krieger und Staatsmänner diesmal die Operationsbasis wieder her durch das Postulat einer dynamischen Struktur menschlichen Lebens, die permanent im Fluß ist (Rasa). Es ist falsch, wenn behauptet wird, daß die Entwicklung des Ayurveda und der Hatha-Yoga-Techniken durch den Müßiggang eines seßhaften Lebens in der harmonischen Umgebung sonniger indischer Tiefebenen bevorzugt wurde. Ganz im Gegenteil. Die entscheidenden Anstöße zur präzisen Auseinandersetzung mit dem eigenen Körper kamen vom Kriegsschauplatz, wo der einzelne seinen Feinden und den Gesetzen der Natur ausgeliefert war.

Die Gefahren des Kriegsschauplatzes waren Anlaß zur Entwicklung einer umfassenden Theorie der menschlichen Wahrnehmung. Das Gleichmaß der Wahrnehmungsbereitschaft zu jeder Tages- und Nachtzeit forderte die Lehre von den Schwankungen im subjektiven Befinden und ihrer Vorbereitung im innerkörperlichen Geschehen geradezu heraus. Die Tridosa-Lehre entsteht auf diesem Boden wie auch die Lehre von den Marmas, die in THAKKURS Buch auf S. 105 erwähnt wird.

Die erforderliche Wachsamkeit auf dem Kriegsschauplatz brachte auch die Lehre der Testinstanzen zum Vorschein als jene Überraschungsmomente positiver oder negativer Art, die einen Menschen mit den tieferen Schichten seines eigenen Verhaltens konfrontieren. Diese Instanzen sind die Gunas, die ihm in einer Art *Feedback* oder Rückkopplungsmechanismus klarmachen, ob er im Einklang mit der Wirklichkeit steht oder nicht.

Das Ineinanderschachteln der Dosas und Gunas im Spiel der „Elemente der menschlichen Empfindung" Tanmatras Mahabhutas und Indriyas genannt, brachte die Entwicklung einer sehr feinen Technik der Beobachtung der physiologischen Abläufe im menschlichen Körper und die Interpretation der seismographisch genau registrierten Veränderungen der umgebenden psychischen wie physischen Atmosphäre zustande.

b. Der philosophische Hintergrund des Ayurveda

Für die Einführung des Salya in die altindische Medizin war durch die Samkhya und Yoga-Philosophie der Boden anscheinend schon in vorchristlicher Zeit vorbereitet.

Diese beiden in der *Bhagavad Gita* vertretenen Philosophien haben einen geradezu revolutionären Charakter. Bekanntlich sind beide Philosophien von jenem Hauch nichtarischen Geistes umgeben, der die unveränderliche ewig wiederkehrende kosmische Ordnung infragestellt. Die Synchronie des magischen Rituals, welche die Harmonie und die Kontinuität des zeitlichen Ablaufs verherrlicht, wird mit der Diachronie und der Diskontinuität des Geschehens auf dem Kriegsschauplatz konfrontiert.

Das Schlachtfeld mit seinem obersten Gebot der Wachsamkeit und des Vertrauens vielleicht nur auf sich selber, ist die Geburtsstätte ihrer *Lehre vom Selbst.*

Das Verweilen im ewigen Jetzt ist keineswegs mit einer Flucht vor den Veränderungen des sozialen oder gar kosmischen Geschehens gleichzusetzen. Der Ort des „Ewigen Jetzt“ war von anderer Beschaffenheit, als der diskontinuierliche Strom der Überraschungen der Zeit und nur zu entdecken in ihr und mit ihrer Hilfe im Mechanismus des Feedbacks.

Diese Horizonterweiterung war den alten Medizin-Männern selber durchaus bewußt. Ihre Wortwahl in den Texten ist Zeugnis genug dafür.

Die Bezeichnung „Ksetrajna, z. B. Kenner des Feldes, die für Yogis wie für Vaidyas verwendet wird, kann Bezug nehmen auf die verschiedensten Bedeutungen des Wortes Feld.

Das Wort „Ksetram“ wird in den Sanskrit-Texten in Zusammenhang mit mindestens vier Bereichen der Auseinandersetzung gebracht. Schlachtfeld, Mutterschoß, Ackerboden und Körper des Menschen, alle werden „Ksetram“ oder „Feld“ genannt. Dementsprechend ist die metaphorische Übertragung von einem Assoziationskomplex auf den anderen sehr aufschlußreich für die Erhellung der Tridosa-Theorie und der Dhatu-Lehre usw.

Die Essenz jedes Feldes, das *dynamische Prinzip*, das ihm seine Form und Funktion verleiht, ist jeweils eine andere: für das Schlachtfeld das Blut, für den Ackerboden der Saft der Pflanzen, für den Mutterschoß das befruchtete Ei, für den Körper des Menschen die Dhatus.

Doch ist es wichtig, in der heutigen Situation moderner Großstädte jenen Ursprung der altindischen Medizin deutlicher hervorzuheben, als dies bislang geschah, sollte Ayurveda hier überhaupt wirksam werden. Streß und Angst benötigen heute ihr eigenes philosophisches Gebäude. Es ist ihnen nicht angemessen, kosmische Katastrophen an die Wand zu malen. Jeder weiß, was uns alle erwartet, wenn der Gang des menschlichen Geschehens in der Welt sich nicht anders entwickelt. Doch wird niemand dadurch allein bereiter sein zum fairen Austausch im täglichen Leben, zum Gewinnen und Verlieren, wenn ihm nur solche Eschatologien vorgesetzt werden.

Eine Rückbesinnung auf die ayurvedische Philosophie des Lebens, über jene in Zusammenhang mit dem Geschmack genannte Grenzinstanz Rasa, welche die *Konturen des Ichs und des Nicht-Ichs* seiner Umwelt absteckt, tut heute not. Haben oder Sein war nicht die Frage des Kriegsschauplatzes, Struktur oder Individuum — eine solche Alternative gab es nicht. SUSRUTAS Erkenntnis des eigentlichen Sachverhaltes wurde geboren aus der Erfahrung jener Lebenskategorie, die letztendlich beim Menschen alles entscheidet — der Schmerz.

Das Fehlen einer klaren Pathologie in Ayurveda ist von daher gesehen systembedingt. Für ihn werden die Grenzen zwischen Gesundheit und Krankheit durch das subjektive Befinden abgesteckt. Er orientiert sich an dem Zustand der Dosas, welche dieses Befinden hervorrufen. Diese wiederum sind Kategorien der Wahrnehmung des Einzelnen, die die Grenzen der Erfahrung seines Selbst im Kontakt mit der Umwelt ziehen.

4. Schlußfolgerungen

Ayurveda in die Landschaft moderner Gesundheitsbildung zu transplantieren, verlangt ein *Umdenken* sowohl von der Seite der Ayurvedisten Indiens, als auch von Seiten ihrer Gesprächspartner im Westen. Verzicht auf Prestige-Denken hier wie dort vorausgesetzt kann man sich jetzt die Frage stellen, ob man ernsthaft auf die Lehre der Gunas, Dosas, Dhatus usw. verzichten könnte, um nur noch Tabletten zu produzieren, ob Tabletten für die Welt wichtiger wären, als die Botschaft jener Denker der Vergangenheit, die die Tridosa-Lehre schufen. Es mag übertrieben sein, was HENRY E. SIGERIST sagte, als er durch HEINRICH ZIMMER auf die indische Medizin aufmerksam gemacht wurde: Die Welt wird auseinanderfallen, wenn sie die Botschaft des Ayurveda nicht hört. Und sie hat niemals aufgehört, diese Botschaft zu hören. Ayurveda ist nur *eine* Systematik oder ein Leitbild indischen Ursprungs, durch welche die Fortschritte auf einer Reihe von Gebieten moderner Biologie und Medizin für das Gesundheitswesen brauchbar gemacht werden könnten.

Der Kern des Ayurveda liegt in dieser Theoriebildung. Darin ist ihre eigentliche Botschaft verankert. Alles andere müßte man differenzierter betrachten. Das Erlebnis des Wetters ist anders in Indien als hier, auch die Pflanzen sind andere. Wenn Ayurveda eine Wissenschaft des Lebens ist, so ist sie keinesfalls nur für indische Verhältnisse gedacht. Es muß möglich sein, ihr Gedankengut auf die hiesigen Wetterverhältnisse, Pflanzen und Kräuter anzuwenden und auf das zu verzichten, was aus natürlichen Gründen nicht zu leisten ist. Doch aus Ohnmacht vor dieser Aufgabe an die Ufer des Ganges wie Liebhaber der indischen Szenerie zu pilgern, um das zu lernen, was man nicht bereit ist, zu Hause in voller Kraft zu praktizieren, würde aus Ayurveda eine Parodie machen.

THAKKURS Buch sollte helfen, diese Verwässerung der alten indischen Medizin rechtzeitig zu verhindern. Für diejenigen, die in Deutschland zu Hause bleiben, ist es gedacht, an diese Leserschaft appelliert es in der Hoffnung, daß sie auch eines Tages in Ayurveda zu Hause sein werden. Dies könnte zur lang beschworenen Wende im modernen Gesundheitswesen mit beitragen und eine neue Besinnung über den Sinn menschlichen Lebens überhaupt einleiten.

München, im Mai 1977 Rocque Lobo

Geleitwort der Übersetzerin

Schon seit geraumer Zeit gibt es warnende Stimmen aus den Reihen der Ärzte, die — bisher weitgehend ungehört — auf die verheerenden Folgen einer falschen Ernährung hinweisen. Aber erst jetzt werden in größerem Umfang Ergebnisse veröffentlicht, die eindeutig nachweisen, daß ernährungsbedingte Gesundheitsschäden in der Bundesrepublik an der Spitze der Todesursachen stehen. Die Nachricht ist erschreckend — aber auch heilsam. Unzählige Diätvorschläge werden ausgearbeitet und erprobt — dabei gibt es bereits ein seit Jahrhunderten erfolgreich angewandtes Enährungsprogramm, ja ein ganzes medizinisches Lehrgebäude, das sich fast ausschließlich auf die helfende Wirkung von Nahrungsmitteln gründet: den Ayurveda, die medizinische Wissenschaft der Hindus.

Daß kaum jemand bei uns jemals darüber gehört hat, ist — genau betrachtet — nicht einmal verwunderlich, sind doch die Grundlagen völlig andere und wurzeln in einer medizinischen Philosophie, die das Abendland weder in dieser noch in einer anderen Form je besessen hat. Ganz verschüttet weisen manche sprachlichen Formulierungen noch darauf hin, daß das Volk eine ganz andere Vorstellung vom Körper und seinen Funktionen hatte, als die orthodoxe westliche Medizin. Wenn wir zum Beispiel davon sprechen, daß uns das Blut in den Adern geronnen sei, oder daß einem das Herz bis zum Halse schlägt, so sind dies eigentlich ganz elementare Beobachtungen, die nicht mit unserer Schulmedizin zu vereinbaren sind und geradezu verblüffende Ähnlichkeit mit altindischen Vorstellungen vom Ablauf der Körperfunktionen aufweisen.

Zwei wesentliche Behandlungsmethoden verwendet der Ayurveda-Arzt, um eine Krankheit zu kurieren: Zunächst wird der Körper des Patienten durch Schwitzkuren, Abführmittel etc. entschlackt, anschließend wird seine Widerstandskraft durch eine entsprechende Ernährung, durch angemessene körperliche Betätigung und durch geistige Aktivitäten gestärkt. Da der Ayurveda ausdrücklich (die sehr modern anmutende) Anschauung vertritt, daß eine Krankheit stets körperlich wie seelisch zu behandeln sei, spielen Ethik, Religion und Bereitschaft zu intellektueller Betätigung eine entscheidende Rolle beim Heilungsprozeß.

Bereits aus diesen knappen Andeutungen wird verständlich, daß für einen Ayurveda-Arzt ein Patient etwas wesentlich Komplexeres darstellen muß als für einen Mediziner der westlichen Schule: Nicht jeder benötigt zum Beispiel dieselbe Dosis an Abführmitteln, nicht jeder spricht gleich an auf eine bestimmte Diät, und die seelische Verfassung ist ohnehin bei jedem Menschen unterschiedlich: Der Hindu-Arzt sieht in seinem Patienten demnach ein Individuum, mit dem er sich eingehend beschäftigen muß und für das er eine ganz spezielle Therapie zu erstellen hat.

Um dies überhaupt durchführen zu können, haben die Ayurveda-Ärzte Diagnosemethoden überliefert, die sich in den vielen Jahrhunderten hervorragend bewährt haben und die in der indischen Philosophie verankert sind. Den Ausgangspunkt bildet die Vorstellung, daß jede Veränderung im Makrokosmos eine Veränderung im Mikrokosmos zur Folge hat, und jede Veränderung im Mikrokosmos eine Veränderung im Makrokosmos bewirkt. Weiter geht die medizinische Philosophie (*Samkhya*) davon aus, daß alles, was existiert (also der Mensch, seine Nahrung, die Luft, die er atmet usw.) aus fünf Grundbestandteilen (*bhutas*) zusammengesetzt ist (Erde, Feuer, Wasser, Luft und Äther), daß aus den Verbindungen dieser Grundbestandteile im Körper (von Mensch und Tier) die drei *dosas* (eigentlich: „Säfte") entstehen, welche ihrerseits wieder die sieben Körperbestandteile (Chylus, Blut, Fleisch, Fett, Knochen, Knochenmark und Samen) oder *dhatus* bewirken. Davon sind die wichtigsten die *dosas;* denn, befinden sie sich in einem ausgewogenen Zustand, so bedeutet dies, daß der Körper gesund ist. Tritt jedoch der Fall ein, daß aus Gründen der Ernährung, falscher Kleidung usw. das Gleichgewicht gestört wird, so daß ein dosa stärker vertreten ist, als es normal wäre, so ist der Körper krank.

Der Hindu-Arzt hat demnach zwei (für uns ungewohnte) Funktionen: Einmal sorgt er dafür, daß der Körper *gesund bleibt,* zum anderen, daß der Körper *wieder gesundet.* Beide Aufgaben sind wichtig, wobei eigentlich die erste, also die Gesunderhaltung, die wichtigste ist.

Da der Ayurveda-Arzt nicht Krankheits*erreger* abtötet (wodurch erwiesenermaßen leicht Schäden an anderer Stelle auftreten können), sondern nur das gestörte Gleichgewicht der drei dosas wiederherstellt, wird seine Behandlung auch nie unerwünschte und schädliche Begleiterscheinungen haben können. Schon diese knappe Einweisung verdeutlicht, warum dieses Buch kein Rezeptbuch sein kann: Der Patient wird stets als Individuum betrachtet, und die krankheitsauslösenden Faktoren variieren beträchtlich je nach Körperkonstitution des Patienten und den Umweltbedingungen. Was der Autor versucht hat, war vielmehr, das vorhandene Wissen, wie es in Indien seit Jahrhunderten lebendig ist, aufzuarbeiten, um eine *Grundlage* für eine detailliertere und speziellere Beschäftigung zu schaffen. Manches ist deshalb ausdrücklich auf den Subkontinent Indien bezogen, doch ist selbstverständlich eine Adaption der indischen Medizin auf europäische Verhältnisse möglich. Dazu bedarf es Europäer, die sich mit den Grundsätzen des Ayurveda vertraut gemacht haben.

Dem Autor war an einer vollständigen Darstellung der Ayurveda-Medizin gelegen, so daß er auch Rezepturen als Beispiele gibt, die man in dieser Form wahrscheinlich bei uns nicht unmittelbar benützen würde. Derartige Passagen könnte man getrost überblättern oder nur aus Interesse lesen. Wichtig für das Verständnis jedoch sind jeweils die erklärenden Abschnitte.

Das Kapitel vier über die Anatomie enthält grundsätzliche philosophische Ausführungen, die dem Ayurveda zugrunde liegen. Hier finden wir auch die Themen Embryologie und Gynäkologie, die von den Ayurveda-Ärzten unter dem Oberbegriff „Anatomie" eingeordnet werden, ferner selbstverständlich die Osteologie (Knochenbau) sowie Athrologie (Gelenke), die Körper-„Kanäle" und die lebenswichtigen Stellen des Körpers, deren Verletzung unweigerlich den Tod zur Folge haben würde (wichtig für die Chirurgie). Es folgt die detaillierte und erschöpfende praktische Erläuterung der dosas, ihre Funktionen und typischen Reaktionen im Normal- und im gestörten Zustand.

Zwei entscheidende Kapitel geben eine Aufstellung von Nahrungsmitteln, deren Eigenschaften, sowie Empfehlungen, zu welcher Jahreszeit welche Ernährungsweise anzuraten ist. (Hier zum Beispiel werden zahlreiche Produkte erwähnt, die vor allem in Indien wichtig sind.) Die Medikamente (animalisch, vegetabilisch und mineralisch), ihre Eigenschaften, sowie ihre Bereitung bedürfen nur einer kursorischen Lektüre, da man hier sehr deutlich sieht, daß die Arzneien ihre Vielfalt der ungewöhnlichen Fruchtbarkeit des indischen Subkontinents verdanken. Für eine Anwendung bei uns würde man wahrscheinlich stärker auf Arzneipflanzen zurückgreifen, die in Europa heimisch sind. Wichtig hingegen sind wiederum die Kapitel über die Untersuchungsmethoden und die Behandlung, während das nachfolgende Kapitel über Lebenselexiere und Aphrodisiaka in dieser Ausführlichkeit für uns eher den Wert eines Kuriosums hat.

Der Autor kann als Experte auf seinem Gebiet gelten. Er ist bereits mit zahlreichen Publikationen an die Öffentlichkeit getreten. Es wäre zu hoffen, daß dieses Buch einen kleinen Beitrag dazu leistet, die altindische Medizin auch bei uns bekannter zu machen, denn, wie der Autor betont, könnte sie tatsächlich manches dazu beitragen, der Menschheit zu helfen.

Stuttgart, im März 1977 Ulrike Killer

Einführung in den Ayurveda

„Jetzt, da Indien die völlige Unabhängigkeit erlangt hat und somit zu einem gleichberechtigten Partner innerhalb einer Gruppe alliierter Nationen geworden ist, wird das Land uns sehr viel aus seinem Schatz alter Weisheiten schenken müssen."

Kenneth Walker

Es gibt da eine bekannte Geschichte: Die Männer, welche die Bibliothek von Alexandria niederbrannten, stritten sich mit denen, die sie bewahren wollten. Wenn, so argumentierten sie, die Bücher hier alles enthalten, was bereits im Heiligen Buch steht, dann sind sie überflüssig; wenn sie aber etwas anderes enthalten, dann stellen sie eine Lästerung Gottes dar. In beiden Fällen verdienen sie, daß man sie vernichtet.

Genau das ist die dogmatische Haltung vieler moderner Ärzte der sogenannten medizinischen Wissenschaft gegenüber dem Ayurveda Indiens. Sie sagen: Was von einigem Wert im Ayurveda ist, das besitzen wir bereits; der Rest ist nichts weiter als eine Aufzählung von Zaubertränken, wie sie die Hexen in ihren Kesseln zusammengebraut haben — also ohne jede Bedeutung für die leidende Menschheit.

Zwar verschwindet diese ablehnende Haltung allmählich, doch gibt es immer noch einige, wie zum Beispiel den englischen Orientalisten Sir William Jones, der versichert: „Es gibt keine Beweise, daß es in Asien einen medizinischen Originaltext, abgefaßt in welcher Sprache auch immer, gab, den man als wissenschaftliche Abhandlung bezeichnen könnte." Das ist eine so offensichtliche Verdrehung der Wahrheit, daß man am liebsten in schallendes Gelächter über diese Dummheit ausbrechen möchte. Aber selbst in unserem eigenen Land herrscht ein so weit verbreiteter Irrtum und Irrglaube, daß es unbedingt nötig ist, die grundsätzlichen Ideen der Ayurveda-Lehre näher zu beleuchten und zu erläutern. Zweifellos existieren bereits andere Versuche dieser Art, doch glauben wir, daß ein weiterer Beitrag dazu möglich ist, da dieser nicht nur korrekt und genau, sondern auch einfach geschrieben ist, damit er für interessierte Laien wie für Wissenschaftler verständlich wird, deren Spezialgebiet nicht der Ayurveda ist.

Daß wir keineswegs versuchen, falsche oder übertriebene Ansprüche zu erheben, was die altindische Medizin betrifft, beweist hinreichend ein Zitat aus dem bekannten Buch „Our Oriental Heritage" von Will Durant. Es heißt dort:

> „Die Chemie entwickelte sich aus zwei verschiedenen Berufszweigen, aus der Medizin und aus einem Handwerk. Es ist schon viel gesagt worden über die hohe Qualität von Gußeisen im alten Indien und über die hochentwickelte Industrie der Gupta-Zeit, als Indien selbst im Römischen Reich für das fortschrittlichste Land angesehen wurde, das in der Technik des Färbens, Gerbens, der Seifenherstellung und der Glas- und Zementmanufaktur an erster Stelle stand. Bereits im 2. Jh. v. Chr. widmete Nagarjuna ein ganzes Werk allein dem Quecksilber ... Anatomie und Physiologie wie auch einige Gebiete der Chemie waren sozusagen Nebenprodukte der hinduistischen Medizin. Und bereits im 6. vorchristl. Jh. beschrieben Hindu-Ärzte Bindegewebe, chirurgische Nähte, Lymphbahnen, Nervenstränge, die Gesichtsnerven, Fettgewebe und Gefäße, Gelenkschmiere und Gelenkknorpel und viel mehr Muskeln, als ein Besserwisser heutzutage überhaupt aufzählen kann. Sie wußten gut über die Vorgänge in den Verdauungsorganen Bescheid, und

sie kannten die unterschiedlichen Funktionen der verschiedenen Verdauungssäfte, die Verwandlung von Nahrung in Chylus und anschließend in Blut. 500 Jahre v. Chr. wußte Atreya — und war damit Weismann um 2400 Jahre voraus —, daß der männliche Samen unabhängig vom Körper existiert und den gesamten Organismus in mikroskopisch kleiner Form in sich trägt. Eine Untersuchung der Zeugungsfähigkeit wurde dem Mann als wichtige Maßnahme vor der Heirat empfohlen, und das Gesetzbuch des Manu warnt davor, eine Ehe mit einem Partner einzugehen, der an Tuberkulose, Epilepsie, Lepra, chronischen Verdauungsstörungen, Hämorrhoiden oder an übermäßiger Geschwätzigkeit leidet. Eine Geburtenkontrolle nach neuestem Vorbild wurde von den medizinischen Schulen der Hindus bereits 500 v. Chr. angeregt. Sie basierte auf der Annahme, daß eine Empfängnis während der ersten zwölf Tage des Menstruationszyklus unmöglich ist. Die Entwicklung des Fötus wurde mit großer Genauigkeit beschrieben. Es war bekannt, daß das Geschlecht des Fötus eine gewisse Zeit lang unbestimmt ist, und man meinte, daß man auf das Geschlecht des Embryos in bestimmten Fällen mit Nahrungsmitteln oder mit Medikamenten Einfluß nehmen könnte.

Ein Nebenglied des Atharvaveda ist der Ayurveda (das Wissen von der Lebensdauer). In diesem jüngsten System hinduistischer Medizin wird die Krankheit auf eine Störung einer der vier Säfte (Luft, Wasser, Schleim und Blut) zurückgeführt. Als Behandlung werden Heilkräuter und Zaubersprüche empfohlen. *Viele dieser Therapien und Rezepte werden auch heute noch in Indien verwendet und zwar mit einer Erfolgsquote, die bisweilen den Neid westlicher Ärzte erregt.* (Hervorhebung des Autors) Der Rigveda nennt über tausend derartiger Heilkräuter und empfiehlt Wasser als das beste Mittel für die meisten Erkrankungen. Die Ärzte und Chirurgen unterschieden sich bereits in vedischer Zeit von den Zauberdoktoren und lebten in Häusern mit Gärten, in denen sie ihre medizinischen Pflanzen anbauten.

Die großen Namen in der hinduistischen Medizin sind SUSRUTA, der im 5. vorchristlichen Jahrhundert lebte, und CARAKA, der im zweiten Jahrhundert n. Chr. lebte. SUSRUTA war Medizinprofessor an der Universität von Benares und verfaßte ein systematisches Werk über Diagnosen und Therapien in Sanskrit, dessen einzelne Punkte ihm von seinem Lehrer DHANVANTARI überliefert worden waren. Sein Werk behandelt die Gebiete der Chirurgie, Geburtshilfe, Ernährung, Bäder, Heildrogen, Ernährung und Hygiene des Kleinkindes und medizinische Betreuung mit großer Ausführlichkeit. CARAKA stellte einen Samhita („Sammelband") der Medizin zusammen, der heute noch in Indien benutzt wird, und verlangte von seinen Anhängern eine fast hippokratisch zu nennende Einstellung zu ihrem Beruf: ‚Nicht für deine eigene Person, nicht, um dir einen irdischen Wunsch zu erfüllen, sondern allein zum Wohl der leidenden Menschheit sollst du deinen Patienten behandeln und dich damit vor allen anderen auszeichnen.' Fast genauso berühmt wie diese beiden sind VAGBHATA (625 n. Chr.), der ein medizinisches Kompendium in Prosa und Versen verfaßt hat, und BHAVA MISRA (1550 n. Chr.), in dessen umfangreichem Werk über Anatomie, Physiologie und Medizin bereits hundert Jahre vor HARVEY der Blutkreislauf beschrieben und Quecksilber für die Behandlung der neuen Krankheit empfohlen wird, der Syphilis nämlich, die, sozusagen als Teil des europäischen Erbes, von den Portugiesen nach Indien eingeschleppt worden war. Susruta beschrieb viele chirurgische Eingriffe, so das Starstechen, Bauch- und Steinoperationen, Kaiserschnitt etc., und insgesamt 121 chirurgische Instrumente, darunter Lanzetten, Horchgeräte, Zangen, Katheter und Spiegel für Mastdarm- und Scheidenuntersuchungen. Trotz des Verbots der Brahmanen erklärte er, daß das Sezieren von Leichen für die Ausbildung eines Chirurgen unbedingt nötig wäre. Er war der erste, der einen Hautlappen von einer anderen Stelle des Körpers auf eine zerfetzte Ohrmuschel verpflanzt hat, und die Rhinoplastik der modernen Medizin — eine plastische Operation, um eine Nase wiederherzustellen — geht auf ihn und seine hinduistischen Vorläufer zurück. ‚Die alten Hindus', sagt Garrison, ‚führten beinahe jede größere Operation durch mit der einen Ausnahme der Umstechung (Abbinden von Blutgefäßen). Glieder wurden amputiert, Bauchschnitte wurden ausgeführt, Brüche wurden geschient, Hämorrhoiden und Fisteln wurden entfernt.' Susruta gab genaue Anweisungen zur Vorbereitung einer Operation, und sein Vorschlag, den Verwundeten mit Rauch keimfrei zu machen, ist einer der frühesten Belege in der Medizin, daß man mit Hilfe von alkoholischen Getränken versucht, den Patienten gegen Schmerzen unempfindlich zu machen. (sic! — Zusatz der Übersetzerin) Im Jahre 927 n. Chr. führten zwei Chirurgen eine Schädel-Trepanation bei einem hinduistischen König durch. Sie gaben ihm eine Droge, *Samohini* genannt, damit er kein Schmerzempfinden hatte.

Für die Behandlung der 1120 Krankheiten, die Susruta aufzählt, empfahl er, eine Diagnose zu erstellen, die sich auf Untersuchungen, Abtasten mit den Handflächen und auf die Deutung der Vorzeichen stützte. Das Pulsfühlen wurde in einer Abhandlung beschrieben, die auf 1300 n. Chr. datiert wird. Doch die Urinanalyse stellte eine bessere Methode dar. Es heißt von den tibetischen Ärzten, daß sie jeden Kranken heilen könnten, ohne mehr von ihm zu sehen als seinen Urin. Zur Zeit von YUAN CHWANG begann eine Therapie nach der hinduistischen Medizin mit einer siebentägigen Fastenkur; oft erholte sich der Patient während dieses Zeitraums. Verschwand die Krankheit dagegen nicht, so wurden schließlich Heilmittel verabreicht. Doch selbst bei derartigen Fällen wurden sie nur sparsam angewendet; man verließ sich lieber auf bestimmte Ernährungsweisen, Bäder, Klistiere, Inhalationen, Einspritzungen in Harnröhre und Scheide und Blutentziehung durch Blutegel oder Schröpfgefäße. Die Hindus waren besonders geschickt in der Zubereitung von Gegengiften; und sie sind auch heute noch ihren europäischen Kollegen überlegen, wenn es darum geht, Schlangenbisse zu kurieren. Impfen war bis zum 18. Jahrhundert in Europa unbekannt, in Indien aber wurde bereits seit 550 n. Chr. geimpft, wenn wir den Texten Glauben schenken dürfen, die DHANVANTARI, einem der ersten Hindu-Mediziner überhaupt, zugeschrieben werden. ‚Man drücke die Pockenflüssigkeit aus einem Pustel am Kuheuter ... auf die Spitze einer Lanzette und ritze damit die Arme zwischen den Schultern und den Ellenbogen, bis Blut heraustritt; wenn die Pockenflüssigkeit sich mit dem Blut vermischt, entsteht das Fieber der Blattern.‘ Moderne europäische Ärzte glauben, daß das indische Kastensystem eingeführt wurde, weil die Brahmanen glaubten, daß unsichtbare Erreger eine Krankheit übertragen könnten; viele Hygienevorschriften, die von SUSRUTA und MANU zusammengestellt wurden, scheinen sich ausdrücklich auf

Infektionskrankheiten — wie wir es heute modisch nennen — zu beziehen. Hypnose als Therapie scheint ihren Ursprung bei den Hindus gehabt zu haben, da sie noch heute oft ihre Kranken in die Tempel bringen, damit sie durch Hypnose oder den sogenannten ‚Tempelschlaf' geheilt werden, wie es auch bei den Griechen und den Ägyptern geschah. Die Engländer, die die Hypnose-Therapie in ihrer Heimat eingeführt haben — BRAID, ESDAILE und ELLIOTSON — ‚erhielten die Idee dazu sowie die nötige Erfahrung mit Sicherheit durch ihre Beziehungen zu Indien'.

Die allgemeine Vorstellung, die man sich von der indischen Medizin macht, ist, daß sie sich während der vedischen und buddhistischen Periode rasch entwickelt hat, während sie in den darauffolgenden Jahrhunderten nur langsam und zögernd verbessert wurde. Wie viel ATREYA, DHANVANTARI und SUSRUTA den Griechen verdanken und wieviel andererseits Griechenland ihnen verdankt, wissen wir nicht. ‚Zur Zeit ALEXANDERS des Großen', sagt GARRISON, ‚erfreuten die hinduistischen Ärzte und Chirurgen sich eines wohlverdienten Ansehens, da sie an Kenntnissen und Fähigkeiten den anderen überlegen waren, und einige Forscher nehmen sogar an, daß auch ARISTOTELES in ihrer Schuld stand.' Dasselbe trifft für die Perser und Araber zu. Es ist schwierig festzustellen, wieviel die indische Medizin den Ärzten aus Baghdad verdankt und durch sie wiederum der babylonischen Medizin. Einerseits scheinen einige Mittel wie Opium und Quecksilber und einige Diagnosemethoden, wie das Pulsfühlen, von Persien nach Indien gekommen zu sein; auf der anderen Seite aber haben die Perser und die Araber im 8. Jh. die tausend Jahre alten Kompendien des SUSRUTA und des CARAKA in ihre eigenen Sprachen übertragen. Der große Kalif HARUN-AL-RASCHID erkannte die Vorrangstellung der indischen Medizin voll und ganz an und berief Hindu-Ärzte an seine Spitäler und medizinischen Hochschulen in Baghdad. Lord AMPTHILL zieht daraus den Schluß, daß das mittelalterliche und das moderne Europa sein medizinisches Lehrgebäude unmittelbar den Arabern verdankt, indirekt durch sie aber wiederum den Indern. Wahrscheinlich hat diese angesehenste und zugleich unsicherste Wissenschaft in Sumer, Ägypten und Indien ein ungefähr gleiches Alter und eine ungefähr entsprechende Entwicklung von praktischer Ausübung und gegenseitiger Einflußnahme durchgemacht."

Dieses Zitat wurde hier vollständig wiedergegeben, obgleich dem Autor einige Irrtümer unterlaufen sind wie zum Beispiel die Vermischung der vier griechischen „Säfte" (Chyloi) mit der Tridosa-Lehre des Ayurveda. Trotzdem zeigt es die Bedeutung und den Stellenwert des Ayurveda sehr deutlich und anschaulich.

Zur Ergänzung hier noch die Meinung eines anerkannten Fachmanns auf dem Gebiet.

Folgendes schreibt GERTRUDE EMERSON in ihrem Buch „The Story of Early Indian Civilization" (Die Geschichte der frühen indischen Kultur) (S. 32 f.):

„Der erstaunlichste Abschnitt von CARAKAS Werk ist die Einteilung der Medikamente entsprechend der in ihnen enthaltenen Grundstoffe in vegetabilische, mineralische und animalische. Er führt über zweitausend Vegetabilien an, die aus Wurzeln, Rinde, Blättern, Blüten, Früchten, Samen oder dem Saft von Pflanzen und Bäumen gewonnen werden. CARAKA bezeichnet ebenfalls die richtige Jahreszeit, während der die Arzneipflanzen gesammelt werden sollen, außerdem gibt er die Zubereitung der Heilmittel an und deren Anwendung. CARAKA liest sich erstaunlich modern ... und daß er ganz gut über den Blutkreislauf Bescheid wußte, geht aus folgendem Abschnitt hervor: ‚Von diesem großen Mittelpunkt, dem Herzen, gehen die Gefäße aus, die das Blut in alle Körperteile transportieren — dieses Element nährt das Leben aller Tiere, und ohne Blut wäre es nicht vorhanden.' CARAKA betont weiter den hohen moralischen Stand, den der medizinische Beruf erfordert. Er sagt: ‚Man soll seinen Patienten nicht um des Geldes wegen noch um eines anderen irdischen Gutes wegen behandeln. Darin übertrifft ein Arzt alle anderen Berufsgruppen.'"

Über SUSRUTA schreibt GERTRUDE EMERSON:

„SUSRUTA, der nach einigen Forschungsmeinungen bereits um 700 v. Chr. gelebt hat, war Chirurg. Er nennt die Chirurgie ‚die erste und hervorragenste medizinische Wissenschaft'. Er betont ausdrücklich, daß diejenigen, die sie ausüben wollen, unbedingt praktische Erfahrung auf diesem Wissensgebiet haben müssen. Er vergleicht den, der allein über das entsprechende Buchstabenwissen verfügt, mit einem Esel, der sich zwar des Gewichts seiner Last, nicht aber deren wertvoller Eigenschaften bewußt ist ... Die Schüler wurden in der Handhabung ihrer Instrumente unterwiesen, indem sie Operationen an Kürbissen und Gurken durchführten, oder an Stofffetzen und Tierhäuten lernten, wie man Wunden vernäht. Die größeren chirurgischen Eingriffe, die SUSRUTA aufzählt, enthalten Amputationen, Impfen, Einrichten von Brüchen, Abtreibung und Blasenoperationen, um Harnsteine zu entfernen. Er fordert, daß der Operationsraum sauber ist und vor und nach der Operation mit reinigenden Dämpfen desinfiziert wird. Er beschreibt weiter 127 Instrumente, die zum Schneiden, Okulieren, Punktieren, Sondieren und Abhorchen dienen; die scharfen Instrumente zum Schneiden, so fordert er, sollen glänzend, hübsch, aus poliertem Metall und so scharf sein, daß man ein Haar der Länge nach damit zerschneiden kann."

Es gibt einige weitverbreitete Vorstellungen über den Ayurveda, die wir gerne etwas näher untersuchen wollen. Die erste ist, daß man die hinduistische Medizin fördern sollte, da es sich hierbei ja um ein medizinisches System handelt, das wenig Geldausgaben erfordert. Diesem Argument können wir nicht zustimmen. Zweifellos trifft es zu, daß ungefähr achtzig bis neunzig Prozent der indischen Bevölkerung entsprechend den Richtlinien des Ayurveda behandelt werden und daß die Mehrzahl dieser Leute nicht die nötigen Mittel besitzt, um sich teure Medikamente verschreiben zu lassen, und daher auf die einfachen Heilmittel des Ayurveda zurückgreift. Aber es gibt auch viele sehr teure Arzneien im Ayurveda, wie zum Beispiel solche, die Diamanten, Gold, Glimmer, Moschus oder Ambra enthalten oder auch Makaradhwaja. Wenn wir frühere Zeiten betrachten, dann sehen wir, daß es Hofärzte gab, die Unsummen verlangten und von den Königen und Königinnen gefördert wurden. Auch heute noch verwendet die reiche Bevölkerung kostspielige Medikamente. Wir würden es daher lieber sehen, wenn der Ayurveda wegen seines eigentlichen Wertes akzeptiert wird. Und wer kann es besser ausdrücken als HENRY SIGERIST, einer der bedeutendsten Experten für historische Medizin, der sagt: „Der Ayurveda hat der Welt eine Botschaft zu verkünden; und wenn wir diese Botschaft nicht verstehen, dann wird die Welt zerbrechen."

Unserer Meinung nach sollte der Ayurveda nicht als religiöses Wissen betrachtet werden, das uns überliefert wurde, sondern moderne Länder sollten ihre Mittel dazu verwenden, den Ayurveda zu studieren, da die Zinsen, die sie später einnehmen können, wahrscheinlich sehr hoch sein werden.

Die zweite falsche Vorstellung ist die, daß der Ayurveda keine Wissenschaft sei. In den Augen derer, die dieses Argument verwenden, ist alles Alte unwissenschaftlich, und nur das Neue wird als wissenschaftlich anerkannt. Eine Lektüre der folgenden Kapitel wird unmißvertändlich zeigen, daß der Ayurveda sehr wohl als Wissenschaft zu bezeichnen ist. Die ausführlichen, systematisch aufgezählten und klar formulierten Aussagen, die in diesem Buch zu finden sind, sprechen für sich selbst. Max Muller sagt: „Der starke und vortreffliche arische Glaube hatte Achtung vor der Wahrheit, und daher haben sie alles, was sie glaubten, auch mutig ausgesprochen; sie stimmten ihre Lehrmeinung mit den klassischen Texten ab, und so entstanden auf Grund dieses klugen Vorgehens die Upanischaden, die Brahmana-Texte und die philosophischen Texte.“ In dieser selben Zeit der geistigen Hochblüte wurde auch der Ayurveda kompiliert. Dr. P. M. Mehta bestätigt, daß „der wissenschaftliche Stand des Ayurveda viel größer war als der der heutigen Wissenschaft. Das ist eine Tatsache, die gesichert ist“. Caraka sagt im *Sutrasthana* (Kap. 1) folgendes: „Das Unglück, das Körper und Geist ergreift, hat seine Ursache in dem Fehlen des Wissens; und das Glück, das Körper und Geist erfüllt, hat seine Ursache in dem klaren Wissen.“ All dies reicht aus, um zu zeigen, daß der Ayurveda eine Wissenschaft ist.

„Wo ist denn im Ayurveda die Pathologie?“ ist die Frage, die uns bisweilen in spöttischem Ton von — natürlich — oberflächlichen Leuten gestellt wird. *Samprapti* oder Pathologie beinhaltet das korrekte, umfassende Wissen über eine Krankheit. Dazu gehören im einzeln: der Sitz des Krankheitsherdes, die Entstehung der Krankheit im Körper, ihre Hauptursache und die verschiedenen Formen, in denen sie sich äußert, dazu die genaue Kenntnis der verschiedenen Faktoren, die eine komplexe Krankheit hervorrufen können, indem sie verschiedene Störungen zur gleichen Zeit verursachen. Samprapti wird in fünf Gruppen unterteilt, wie wir es im Kapitel über die Pathologie beschreiben.

Die Ärzte der hinduistischen Medizin haben besonderen Nachdruck auf die dreifache Untersuchungsmethode gelegt: *pratyaksa,* die praktische Methode, *aptopadesa,* die Unterweisung von Gelehrten und von alten Leuten, und *anumana,* was Kombination bedeutet.

Auf Grund dieser überwältigenden Angaben, ist es unbegründet, dem Ayurveda vorzuwerfen, daß man in den Texten keinen Hinweis auf die Pathologie findet. Es möge genügen, wenn wir versichern, daß die Pathologie einer bestimmten Krankheit, die für eine Behandlung erforderlich war, in den Ayurveda-Texten so ausführlich wie nötig beschrieben wird, wobei selbstverständlich hier die Lehrsätze der hinduistischen Medizin zugrundegelegt wurden. Zudem haben gelehrte und moderne Kommentatoren der umfangreichen Kompendien, wie denen des CARAKA, des SUSRUTA, VAGBHATA und des MADHAVA, in großer Ausführlichkeit den pathologischen Aspekt jeder einzelnen Krankheit aufgezählt. Ein Ayurveda-Arzt braucht, soweit es die Pathologie betrifft, also nicht im Dunkeln zu tappen.

Dann sind da noch die, die zwar von der Wirksamkeit einer Behandlung entsprechend der altindischen Medizin überzeugt sind, jedoch die Unangemessenheit der diagnostischen Methoden bedauern. Sie hätten es lieber, wenn die modernen Methoden, wie Blut- und Urinuntersuchungen, Röntgenstrahlen, Speicheluntersuchungen etc., angewendet würden. Sie vergessen dabei, daß die Behandlung immer entsprechend der Diagnosemethode erfolgt und daß der erfahrene Hindu-Arzt überhaupt nicht über seinen Ayurveda hinaussehen können muß, um die richtige Therapie zu verordnen. Er hat moderne Hilfsmittel überhaupt nicht nötig. Natürlich gibt es keine Einwände, daß der Arzt sich Kenntnisse über die modernen medizinischen Methoden aneignet, die ihm nützlich sein können bei der ersten Begegnung mit dem Patienten, der sich zuvor in Behandlung eines modernen Arztes befunden hat. Diese diagnostischen Methoden sind derart geläufig, daß auch der Patient sie kennt. Der indische Arzt würde unter diesen Umständen eine schlechte Figur abgeben, wenn er nicht auch über die entsprechenden Voraussetzungen verfügte. Doch darüberhinaus braucht er sich nicht um moderne Behandlungsmethoden zu kümmern. Wir haben ferner die hauptsächlichen Unterschiede zwischen den bestehenden medizinischen Systemen und dem Ayurveda herausgestellt. Sie sind derart gegensätzlicher Natur, daß es den Anschein hat, als gäbe es keinen Punkt, an dem sich Ost und West näher kommen könnten.

Weiter werden wir zeigen, daß die hinduistischen Ärzte vertraut mit allen Behandlungsmethoden waren und darüber hinaus überhaupt alle nur denkbaren und möglichen Methoden der Therapie kannten. Denn bei der Beschreibung von *upsaya* führen sie achtzehn verschiedene Anwendungsarten von Medikamenten, Ernährungsweisen und Lebensführungen an. Man erkennt auch mühelos, daß die heute gebräuchlichen Methoden in den achtzehn erwähnten Arten vorkommen. Die Hindu-Medizin jedoch ist ihrer eigenen Methode treu geblieben. Im Ayurveda heißt es, daß eine völlige Heilung nur durch reine Medikamente und Heildrogen erreicht werden kann. Das wird *suddha* oder reiner *cikitsa*[1*] genannt. *Upsaya* bedeutet die wohltuende oder glückliche Anwendung von Medikament, Diät, körperlicher Betätigung und Lebensführung.

Upsaya erfolgt auf verschiedene Arten:

1. entweder der Krankheitsursache entgegengesetzt
2. oder der Krankheit selbst entgegengesetzt

* Anmerkungen der Übersetzerin, siehe *Anhang*, S. 356.

3. oder beiden, der Krankheitsursache und der Krankheit selbst, entgegengesetzt
4. oder der Krankheitsursache entsprechend
5. oder der Krankheit selbst entsprechend
6. oder beiden, der Krankheitsursache und der Krankheit selbst, entsprechend.

Pandit Siv Sharma erklärt dazu, daß upsaya nicht allein auf wohltuende Verabreichung von Medikamenten beschränkt ist. Doch die medizinische Wissenschaft der Hindus umfaßt noch viel mehr. Die Definition von upsaya zeigt eindeutig, daß nicht nur das Prinzip homöopathischer Behandlung, similia similibus curantur, bereits in altindischer Zeit bekannt war, sondern auch das allopathischer Behandlung, das auf dem Gesetz des Gegensatzes beruht. Jeder der drei Hauptfaktoren von upsaya (Medikament, Diät, Lebensführung) wird in zwei Hauptkategorien unterteilt: Behandlung der Krankheit mit Maßnahmen, die der Krankheit gleichen, und Behandlung mit Maßnahmen, die der Krankheit entgegengesetzt wirken. Insgesamt ergibt dies sechs Arten von upsaya, die wiederum weiter unterteilt werden in insgesamt achtzehn Arten.

Vielleicht werden wir kritisiert werden, weil wir uns in den folgenden Kapiteln bisweilen wiederholen. Doch des geschah mit voller Absicht, denn einige Punkte bedürfen starker Hervorhebungen, da sie entscheidend und für den Leser neu sein dürften. Der Wunsch nach Deutlichkeit ist denn auch unser Hauptanliegen und wird während des gesamten Buches nie vernachlässigt.

Den Patienten als Ganzes zu erkennen, ist die vorrangigste Forderung, die an einen Hindu-Arzt gestellt wird. Doch wie soll das geschehen? Der Patient wird nicht als Opfer zufälliger Faktoren, wie Bakterien etc., verstanden, sondern als ein komplizierter Organismus, der aus ganz bestimmten Grundelementen gebildet wird, welche durch verschiedene Faktoren, wie Alter, Ernährung, Klima,

Jahreszeiten etc., eine Störung erfahren können. Hat der Arzt diese Ursachen erkannt, so wird er die entsprechende Behandlung verschreiben, damit nicht nur die Krankheitssymptome verschwinden, sondern der Patient als Ganzer glücklich und gesund ist, d. h. also gesund an Körper und Geist ist. Wir halten die Ayurveda-Lehre heutzutage für unbedingt notwendig, da ihre Methoden nicht allein dazu beitragen können, Krankheiten zu heilen, sondern ganz entscheidend dem Individuum wie der gesamten Gesellschaft zu helfen, dem körperlichen wie dem zivilisatorischen Verfall Einhalt zu gebieten.

Bombay 1974 Chandrasekhar G. Thakkur

AYURVEDA – DIE INDISCHE HEIL- UND LEBENSKUNST

Eine entscheidende Frage vorweg

Wenn jemand erfahren möchte, was Ayurveda eigentlich bedeutet, erscheint er in den meisten Fällen wie der oberflächliche, überhebliche Pilates, der, so schreibt Francis Bacon, einmal fragte: „Was ist Wahrheit?", die Antwort aber nicht mehr abwartete: Der Frager steckt voller weitverbreiteter Vorurteile und sucht nach einer knappen Antwort in vorgeprägten Kategorien, wie er sie aus einem falsch verstandenen Wissenschaftsbegriff erwartet. Es gibt einiges im Ayurveda, das zwar eindeutig und verständlich ist, sich aber trotzdem weder empirisch beweisen noch widerlegen läßt. Hier müssen wir uns daher auf die wissenschaftliche Methode von Hypothese und Schlußfolgerung berufen, wie es ja auch die Physik tut, und die Ergebnisse als vorläufig schlüssig anerkennen. Der nächste Schritt ist dann eine Überprüfung ihrer Wirksamkeit anhand ihres pragmatischen Wertes.

Nach dieser nötigen Vorbemerkung können wir nun fortfahren und fragen: „Was ist Ayurveda?" Etymologisch bedeutet Ayurveda „das Wissen vom Leben" (*„ayur"* = Leben; *„veda"* = Wissenschaft oder Wissen). Damit ist die Bezeichnung dem Terminus „Biologie" verwandt. Doch unterscheidet er sich in einem wesentlichen Punkt davon. Ayurveda darf man zutreffender als „Wissen von der Lebensdauer oder der Lebensweise" definieren — und damit ist auch bereits die mehr praktische Seite des Ayurveda angedeutet.

Ayurveda beschäftigt sich speziell nicht allein mit dem Wissen vom Leben, sondern mit der Wissenschaft von einem gesunden Leben. Die ersten Autoren, die sich um eine Erklärung des Wesentlichen im Ayurveda bemühten, betonten ausdrücklich dessen zweifache Aufgabe: die Beschäftigung mit dem Normalen sowohl wie mit dem Anomalen oder Pathologischen. In erster Linie übermittelt der Ayurveda das Wissen, das einem gesunden Menschen hilft, seine Gesundheit zu erhalten. Das ist der eine Aspekt, der ebenso hervorgehoben wird wie der andere, der sich auf die Heilung von Krankheiten bezieht. Aus dieser Erklärung wird deutlich, daß Ayurveda keineswegs nur eine Wissenschaft — oder allgemeiner: das Wissen von Drogen, Kräutern oder wirksamen Heilmitteln ist, sondern einen wesentlich breiteren Bereich umfaßt.

Die altindischen Ärzte des Ayurveda haben uns in ihren Texten ein beachtliches Wissen über das Leben des Menschen überliefert, das heute noch ebenso nützlich ist. Die Grundprinzipien des Ayurveda — das ist das Interessante — sind unveränderlich und unabhängig von unterschiedlichen Lehrmeinungen. Trotzdem hat es im Laufe der Zeit zahlreiche Ergänzungen und Verbesserungen aufdem Gebiet der praktischen Anwendung gegeben, doch wurde das Wesentliche, der Kern der Theorie, weder modifiziert noch abgeändert.

Im Ayurveda wird der Begriff *„vyadhi"* definiert als etwas, das die unterschiedlichen Formen des Unglücklichseins und der Niedergeschlagenheit hervorruft; und der Begriff *„roga"* als das, was Unbehagen und Beschwerden erzeugt.

Der Körper setzt sich nach dem Ayurveda aus fünf Grundbestandteilen (*pancamahabhutas*) zusammen: *prithvi* (Erde), *jala* (Wasser), *agni* (Feuer), *akasa* (Äther), *vayu* (Luft). Die gesamte Welt besteht ebenfalls aus diesen Elementen, und daher sind auch die Nahrungsmittel, die wir zu uns nehmen, das Wasser, das wir trinken, die Luft, die wir atmen — alles dies dient ja der Ernährung des Körpers — aus diesen fünf Hauptbestandteilen zusammengesetzt. Das ist die ursprüngliche Lehre, die Grundlage des Ayurveda, die Harmonie, die zwischen Mikrokosmos und Makrokosmos herrscht.

Diese fünf Grundbestandteile bewirken drei *dosas* des menschlichen Körpers: vayu, pitta, kapha. Die Verbindung von Erde und Wasser erzeugt *kapha,* die Verbindung von Feuer und Erde *pitta* und die Verbindung von Luft und Äther *vayu.* Diese drei dosas des menschlichen Körpers, vayu, pitta und kapha, regulieren, wenn sie normal funktionieren, die Körperfunktionen und bewirken so, daß der Mensch sich guter Gesundheit erfreut. Tritt jedoch eine Störung oder eine Veränderung der drei dosas auf — sei es durch falsche Ernährung, sei es durch Mißbrauch oder aus anderen Gründen —, so daß das natürliche Gleichgewicht und die Funktionstüchtigkeit beeinträchtigt sind, leidet der Körper. Um es noch einmal deutlicher zu machen, können wir sagen, daß die drei dosas des menschlichen Körpers, vayu, pitta und kapha, die wir im folgenden *„Tridosas"* nennen wollen, normalerweise die Gesundheit garantieren; sind sie jedoch auf irgendeine Weise gestört, so rufen sie Krankheiten hervor. Wenn wir sagen, daß die Tridosa für die Gesunderhaltung sorgen, so meinen wir sowohl die Gesundheit des Körpers als auch die des Geistes. Denn der Ayurveda bezeichnet Krankheit als *saririka* und *mansika*[2], und beide bedeuten verwandte, sich ergänzende Aspekte einer Einheit.

Nach dem Ayurveda gilt — verkürzt gesagt —, daß jede Krankheit gleichbedeutend ist mit der Störung einer der Tridosas oder zweier oder auch aller drei.

Die moderne Medizin kennt den Begriff der Infektion: jeder Keim, jede Bakterie oder eine größere Anzahl davon greifen einen bestimmten Teil des Körpers an und rufen dort eine Entzündung hervor, welche ihrerseits wiederum der Grund für das schlechte Befinden des Patienten ist. Der Ayurveda leugnet diesen Vorgang keineswegs. Doch wird hier die Ansicht vertreten, daß die Ursache für eine Erkrankung in der Störung einer der Funktionen eines oder mehrerer dosas liegt.

Der Ayurveda besitzt einen weiteren ausgeprägten Aspekt. Er geht von verschiedenen Körperkonstitutionen aus (*dehaprakriti*). Die Ähnlichkeit zu KRETSCHMER und SHELDON ist dabei nicht zu übersehen. Nach dieser Auffassung unterscheidet man drei wesentliche Konstitutionstypen: *vatika, paitika und kaphaja.* Sie entstehen durch den bei der Vereinigung von Samenzelle mit der Eizelle dominierenden dosa. Dieser zum Zeitpunkt der Zeugung vorherrschende dosa ist demnach für die Ausbildung des jeweiligen Typus verantwortlich, und dieser ist seinerseits von der Geburt bis zum Lebensende unveränderbar. Die Lehre des Ayurveda fügt noch hinzu, daß, da die Körperkonstitution ja selbst nicht geändert werden kann, auch die Medizin niemals den dehaprakriti oder die Körperkonstitution zu ändern vermag.

Die Ayurveda-Autoren haben sowohl die körperlichen wie auch die geistigen Eigenschaften des jeweiligen Konstitutionstyps überliefert. Wir werden später darauf zurückkommen. Jeder der drei Typen weist spezielle und ausgeprägte Besonderheiten in Ernährungsweise, Gewohnheiten usw. auf. Aber es gibt natürlich noch andere Faktoren, die Einfluß auf die physische Konstitution eines Menschen ausüben: die Rassenzugehörigkeit, zum Beispiel, das Land, das Klima, die Erbanlagen, die Umwelt, etc.

Jeder der drei Typen reagiert unterschiedlich auf bestimmte Heildrogen oder Medikamente. Deshalb wird ein Ayurveda-Arzt auch niemals ein und dasselbe Heilmittel ohne Unterschied allen seinen Patienten verschreiben. Er wird vielmehr, wenn er einen Patienten behandelt, dessen physische Konstitution berücksichtigen und entsprechend das Rezept verändern. Anders also als die moderne Medizin, die in der Hauptsache darauf abzielt, Keime oder Bakterien oder Viren abzutöten, um eine Infektion zu bekämpfen.

Der Ayurveda erklärt genau, was unter einem „wahren" Heilmittel zu verstehen ist: „Die richtige Arznei und die reine Arznei kuriert die jeweilige Krankheit, ohne Nebenwirkungen oder gar andere Krankheiten zu verursachen. Und immer ist es das unreine Medikament, das eine Krankheit zeitweilig heilt oder die Krankheitssymptome unterdrückt, während gleichzeitig Nebenwirkungen auftreten." Diese grundsätzliche Aussage wurde vor dreitausend Jahren gemacht und wird gerade heute verständlich, da viele gefährliche Medikamente und Heilmittel das jeweilige Krankheitssymptom zwar abklingen lassen und die Krankheit heilen, während sie gleichzeitig andere Krankheiten als Nebeneffekt der Heilung hervorrufen. Es liegt auf der Hand: Falls ein Mittel, das selbst wieder Krankheit erzeugt, angewendet wird, ist das Ende einer Behandlung nicht mehr abzusehen, weil mit jeder geheilten Krankheit sogleich eine neue aufbricht, die wiederum mit einem Medikament bekämpft wird, das seinerseits neue unerwünschte Nebenwirkungen nach sich zieht ... Manchmal kann man sich des Eindrucks nicht erwehren, daß Medikamente gefährlicher als die Krankheit selbst sind. Diese Gefahren kennt die Behandlungsmethode des Ayurveda nicht. Denn der Arzt bemüht sich hier nicht allein darum, die Krankheit zu heilen, sondern den Patienten als ein Ganzes.

Der Begriff *„ayur"* wird in den theoretischen Schriften des Ayurveda als der Kontakt zwischen Körper und Seele gedeutet, aus dem das Leben in seiner bestimmten Form resultiert. Die Dauer dieses Kontaktes entspricht der Lebensdauer. Gesundheit wird als der Normalzustand der drei Bestandteile — Körper, Geist und Seele *(prasanna, indriya, mana, atma)* definiert. Kommt dieser Normalzustand in Berührung mit Drangsal *(dukhasamyoga)*, wird dies als Krankheit bezeichnet. Ayurveda hat zwei Ziele: die Erhaltung des körperlichen, geistigen und seelischen Wohlergehens eines Menschen und gleichzeitig die Überlieferung von vorbeugenden Maßnahmen und Therapien für den Krankheitsfall. Die altindischen Ärzte haben aber nicht allein die Gesundheit des einzelnen im Auge, sondern ebenso das Wohlergehen der gesamten Bevölkerung. Sie sagen, daß jede Störung von *jala* (Wasser), *vayu* (Wind), *desa* (Land), und *kala* (Zeit) unweigerlich das Wüten von Epidemien zur Folge haben würde und damit gleichzeitig ein Massensterben auslösen würden.

Falsch ist es, zu glauben, der Ayurveda hätte sich nicht weiter entwickelt. Als die Portugiesen im sechzehnten Jahrhundert nach Indien kamen und dort die als Syphilis (*firanga*) bekannte Krankheit einschleppten, verschrieb Shri Bhava Mishra dagegen Arsen und Quecksilber. Das ist nur ein Beispiel dafür, wie im Laufe der Zeit erstaunliche und wirksame Erweiterungen und Veränderungen von Therapie und Medikamenten im Ayurveda eingeführt wurden. Jede Veränderung jedoch geschah ganz im Geist der Lehre und ihrer Grundprinzipien. Nie hat eine Veränderung die ursprüngliche Lehrmeinung des Ayurveda tangiert, daß nämlich unser Körper aus fünf Grundelementen zusammengesetzt ist, daß diese Grundelemente die drei dosas des Körpers bewirken, die wiederum den normalen Gesundheitszustand garantieren, daß weiter jedes Individuum einen spezifischen Konstitutionstypus repräsentiert, der sich von Individuum zu Individuum unterscheidet, daß der Arzt diese besonderen Konstitutionstypen mit in seine Behandlung einbeziehen muß und daß er nicht allein die Krankheit heilt, sondern den Patienten als ein Ganzes.

Der historische Hintergrund

Wenn wir die Geschichte des Ayurveda betrachten wollen, so müssen wir bis zur Entstehungszeit der Veden in die Vergangenheit zurückgehen. Man nimmt an, daß der Ayurveda ein *upaveda* ist, also einen Anhang zum Atharvaveda darstellt. In den Veden selbst, von denen es insgesamt vier gibt — Rigveda, Samaveda, Yajurveda und Atharvaveda —, finden wir entsprechende Erwähnungen von Medikamenten, Heildrogen, therapeutischen Mitteln und Beschreibungen der einzelnen Körperteile und menschlichen Organe. Kein Zweifel, der Ursprung der indischen Medizin ist in den Veden zu suchen. Und der Atharvaveda beschäftigt sich ausdrücklich mit Heilkunde. Hier finden wir nicht nur die Beschreibung von Drogen, sondern auch eine Ätiologie von Krankheiten, d. h. also von Krankheitsursachen. Die Benennung der Skeletteile, welche sorgfältig aufgezählt und klassifiziert werden, gleicht derjenigen aufs genaueste, die ATREYA im Caraka Samhita und im Susruta Samhita gibt. Beides sind die zentralen Texte des Ayurveda. Letzterer weist den Ayurveda als *upanga* („Nebenglied") des Atharvaveda aus und somit wiederum als Zweig der Veden. Da man im allgemeinen annimmt, daß die Veden um 2000 v. Chr. entstanden sind, existierte der Ayurveda in Indien eine viel längere Zeit als irgendein anderes medizinisches Lehrgebäude.

Nach den alten Texten, die auf die Entstehung und Entwicklung der Medizin eingehen, soll BRAHMA, der Schöpfer der Welt, PRAJAPATI DAKSA die Lehre des Ayurveda in 100 000 Versen (slokas), aufgeteilt in eintausend Kapitel, erklärt haben. Von DAKSA wiederum erlernten die beiden Aswini Kumanas die Kunst und die Wissenschaft der Medizin, und bei ihnen studierte INDRA[3]. INDRA seinerseits hat uns die Kenntnisse der Heilkunde in zwei unterschiedlichen Formen vermittelt. Im Caraka Samhita heißt es, daß einst, als die Erde von verschiedenen Krankheiten heimgesucht wurde, die Weisen, die die Menschen von den Plagen des Körpers und Geistes befreien wollten, im Himalaya zusammenkamen. Sie wählten BHARADWAJA aus, damit dieser zu INDRA gehe, um den Ayurveda zu studieren. Als BHARADWAJA zurückkehrte, vermittelte er sein Wissen des Ayurveda ATREYA. Dieser wiederum hatte sechs Schüler: AGNIVESA, BHELA, JATUKARNA, PARASARA, HARITA und KSARPANI. Jeder einzelne der

Schüler schrieb unabhängig von den anderen eine Arbeit über den Ayurveda. Doch sind nur zwei davon erhalten: eine ist der Agnivesa Samhita und ist bekannt unter dem Namen des Bearbeiters, CARAKA, und die zweite ist der Bhela Samhita. Diese Werke enthalten Darstellungen der Allgemeinmedizin. Nach einer anderen Legende heißt es, daß DHANVANTARI, der Arzt der Götter, von INDRA auf die Erde entsandt wurde, um den Menschen das Wissen von der Heilkunde zu vermitteln, wobei vor allem die Chirurgie berücksichtigt werden sollte. DHANVANTARI hieß auch DIVODAS oder KASIRAJA. Der begabteste seiner Schüler war SUSRUTA, dieser schrieb eine zusammenfassende Darstellung des Ayurveda, den Susruta Samhita, in dem speziell die Chirurgie, daneben aber auch die Allgemeinmedizin abgehandelt wurde. Später dann kam ein Schüler mit dem Namen VAGBHATA, der eine ebenfalls umfassende, jedoch eigenständige Arbeit schrieb, den Astanga Sangraha. Darin enthalten ist ein abgeschlossenes Kapitel, in dem das Wissen CARAKAS auf dem Gebiet der Allgemeinmedizin und die Fähigkeiten SUSRUTAS auf dem der Chirurgie gemeinsam abgehandelt werden. VAGBHATA war der Ansicht, daß dem Arzt beide Kenntnisse nützlich sein müßten und daß es auch für den Schüler angenehmer wäre, wenn beide Gebiete zusammenfassend beschrieben würden. Später schrieb VAGBHATA der Jüngere den Astanga Hridaya, eine literarische Darstellung und Erläuterung des Ayurveda. Zu der Zeit gab es weder Druckerpressen noch überhaupt Druckerzeugnisse, wie es für uns heute so selbstverständlich ist. Daher schrieb man die Lehrtexte in *tadpatras* oder *bhojpatras*, und der Lehrer übermittelte sein Wissen in gebundener Rede (Slokas). Für die Schüler war es einfacher, die Hauptgrundsätze ihres Lehrgegenstandes zu behalten, wenn diese in Versform abgefaßt waren.

Wann genau ATREYA und SUSRUTA gelebt haben, weiß man nicht bestimmt, da die exakten Anhaltspunkte fehlen. Doch gibt es einige allgemeine Hinweise darauf, daß Atreya im 6. oder 7. Jh. v. Chr. gelebt hat. Dies scheint gesichert, da es einige Fakten gibt, die es erlauben, die Lebenszeit Buddhas zu bestimmen. Buddha wurde 577 v. Chr. geboren, und in der Literatur der damaligen Zeit werden zwei große indische Universitäten erwähnt — Kasi und Taksasila in Benares und Punjab. Somit können wir auch für Caraka und Susruta einigermaßen verläßliche Zeitangaben machen.

Vagbhata der Ältere verwies an zahlreichen Stellen seines Werkes auf Caraka und Susruta und war offenbar bemüht, die Diskrepanz zwischen deren beiden Lehrmeinungen zu mildern. So erreichte er, daß sein Werk zur systematischen Abhandlung über die altindische Medizin überhaupt geworden ist.

Man teilte den Ayurveda gewöhnlich in acht Unterabteilungen auf: *kaya* (Allgemeinmedizin), *salya* (Chirurgie), *salakya* (Hals-, Nasen-, Ohren-, Mund-, und Augenheilkunde), *bhuta vidhya* (Psychiatrie), *kaumara bhritya* (Kinderheilkunde), *agada* (Toxikologie), *rasayana* (Lehre von den Lebenselexieren) und *vajikarana* (Lehre von den Aphrodisiaka). Diese Achtgliederung findet sich auch bei Susruta, und ihr Oberbegriff ist Astanga Ayurveda. Als Hauptzweig gilt der erste, also die Allgemeinmedizin. Die anerkannte Autorität auf diesem Gebiet ist Atreya. Für die beiden folgenden Unterabteilungen — salya und salakya also — gilt Susruta als Experte.

Soviel zum historischen Hintergrund mag dem Leser genügen. Er kann daraus immerhin ersehen, daß der Ayurveda das älteste medizinische Lehrgebäude überhaupt darstellt. Selbst wenn wir von den mythologischen Ausschmückungen absehen, zeigen die frühen Hinweise und Bezüge, daß die Entwicklung der altindischen Medizin weit zurückreicht. Daher ist eine weitere Beweisführung auch nicht nötig.

Jetzt wollen wir die wichtigsten Grundlagen des Ayurveda näher betrachten. Am häufigsten wird gefragt, ob der Ayurveda denn eine Wissenschaft sei. In der heutigen Zeit, die auf eine ständige Weiterentwicklung der Wissenschaften aufbaut, ist es nur natürlich, daß jemand, der wissenschaftliches Denken für sich in Anspruch nimmt, dieses Thema anschneidet. Es ist daher völlig in Ordnung, daß diese Frage gestellt wird. Bevor das Problem allerdings gelöst wird, wollen wir eine Gegenfrage stellen: Kann man jemanden, der verschiedentlich wissenschaftliche Themen behandelt, ja ganze Kapitel über ein wissenschaftliches Problem verfaßt hat, als unwissenschaftlich abqualifizieren? Kann man einen Text, der sich mit derartigen Problemen auseinandersetzt, als unwissenschaftlich abtun? CARAKA sagt unmißverständlich, daß ein guter Arzt über sechs Fähigkeiten verfügen muß: *vidya* (Wissen), *tarka* (Fähigkeit zu logischen Schlußfolgerungen), *vigyana* (fundierte Kenntnis der Wissenschaft), *smriti* (ein gutes Gedächtnis), *tatparata* und *kriya* (das Wissen umsetzen und praktisch anwenden). Daraus ist ersichtlich, daß die Lehre CARAKAS weder dogmatisch war noch auf empirische Erfahrungen verzichtete. Im Gegenteil: sie stellte eine ausgewogene Verbindung von Theorie, Anwendung und Erfahrung dar. Für SUSRUTA gilt dasselbe. Ausdrücklich erklärt er, daß jemand, der nur die Theorie beherrscht, nicht aber deren praktische Anwendung, der außerdem selbst keinerlei praktische Erfahrungen gemacht hat, niemals als fähiger Arzt bezeichnet werden kann. Man sollte ihn in Gegenwart des Königs prüfen und zum Tode verurteilen. Hier finden wir also wiederum — und diesmal von dem großen Chirurgen SUSRUTA —, daß dem praktischen Wissen größere Bedeutung zugebilligt wird als dem theoretischen.

An vielen Stellen des Ayurveda heißt es, daß *vigyana*

die wichtigste und grundlegendste Voraussetzung darstellt. CARAKA sagt dazu: „Alle Leiden, die Geist und Körper gefangenhalten, haben ihren Grund in Unwissenheit, und (umgekehrt) gründet alle Zufriedenheit und alles Wohlbefinden in fundierter Kenntnis." Die Ärzte des Ayurveda waren so bescheiden, daß sie sagten: „Wenn du etwas lernen kannst und sei es von einem Kuhhüter oder einem Schäfer, so zögere nicht, dieses Wissen zu erlangen. Und nicht allein dies: man soll in dieser Person seinen Lehrmeister erblicken. Es ist keine Schande, so zu tun." Weiter heißt es: „Für einen Narren ist die Welt bevölkert von Feinden, doch für einen klugen Mann ist die Welt voller Lehrer und Meister." Daher konnte der Ayurveda auch nie zu einem unbeweglichen System erstarren.

Wir haben weiter oben bereits erklärt, was der Ayurveda unter „reinen" Heildrogen versteht. Diese Grundanschauung hat sich sehr deutlich und entschieden in den Beschreibungen des Ayurveda und seiner Heilmethoden erhalten. Heute können wir klar erkennen, daß wir in einer Zeit leben, in der die gebräuchlichen Medikamente so viele Nebenwirkungen hervorrufen, daß man wiederum Gegenmittel eingeben muß, die diese schädlichen Folgeerscheinungen bekämpfen!

Die Tridosas, von denen wir oben sprachen, gewährleisten die Gesundheit, verursachen jedoch Krankheiten, wenn ihr normaler Zustand gestört wird. Im Ayurveda gibt es verschiedene Gründe, die eine Störung der dosas hervorrufen können. Dazu muß das Alter des Patienten beachtet werden (die Lebensdauer ist in drei Lebensalter unterteilt: Kindheit, Jugend, Alter); das Heimatland des Patienten muß berücksichtigt werden, wobei auch hier eine dreifach unterschiedene Typisierung vorgenommen wird: *sadharana* (ausgeglichen), *anupa* (feucht) und *jangala* (Mangel an Wasser, Feuchtigkeit und Bergen); und schließlich die körperliche Konstitution des Patienten. Der Ayurveda-Arzt versucht dann durch Fragen, Untersuchungen und Betasten herauszufinden, welcher dosa zur Zeit der Krankheit bei seinem Patienten am stärksten in Erscheinung tritt. Insgesamt werden sieben *dhatus* (Körperbestandteile, A. d. Ü.) beschrieben: *rasa, rakta, mamsa, meda, asthi, majja* und *sukra*. Der erste, *rasa dhatu*, der aus der verdauten Nahrung entsteht, wird umgewandelt, aufgesogen und in *rakta* (Blut) verwandelt; das Blut fließt dann vom Herzen aus in die verschiedenen Körperteile, versorgt diese mit Nährstoffen und erhält auf diese Weise das Leben des Körpers (deshalb wird es auch von den Begründern dieser Lehre „*jeewanam*" genannt). Es mag hier Interesse halber erwähnt werden, daß vor mehr als 3000 Jahren eine Beschreibung der *rakta*-Zirkulation vom Herzen durch den Körper gegeben wurde. Demnach ist es falsch, anzunehmen, daß erst vor dreihundert Jahren der Blutkreislauf entdeckt worden ist, wie man behauptet.

Darauf folgt eine Untersuchung der körperlichen Verfassung des Patienten, bei der die verschiedenen Ernährungsgewohnheiten zu Grunde gelegt werden, und schließlich wird eine Zeitanalyse (*kala*) unter Berücksichtigung der Jahreszeit gemacht. Auf diese Weise gewinnt der Arzt nicht nur einen Eindruck von den akuten Krankheitssymptomen, sondern ist auch in der Lage, den Patienten selbst zu erkennen. Der Arzt stellt so eine enge Beziehung zum Patienten her, beschäftigt sich gründlich mit ihm und untersucht ihn als Ganzes. Jeder Patient erhält eine individuelle Behandlung. Betrachten wir dies noch einmal genauer.

Die moderne Medizin versteht Fieber als ein Symptom, das verschiedenartige Infektionen begleitet. Der Ayurveda sieht im Fieber eine Krankheit und benennt es je nach den Begleiterscheinungen und dem Krankheitsbild unterschiedlich. Für ein und dieselbe Krankheit gibt es verschiedene Heilmittel je nach der körperlichen Konstitution des Patienten, die empfohlen werden. Wie bereits gesagt, ein und dieselbe Heildroge wird nie allen Patienten gleichermaßen verordnet in der Annahme, diese und nur diese allein wäre das einzige Mittel gegen die Krankheit. Hinzukommt eine strenge Diät, deren Zusammensetzung dem Patienten nicht nur bekömmlich ist, sondern darüberhinaus auch dazu beiträgt, daß die Symptome abklingen. Bestimmte Nahrungsmittel allerdings müssen bei dieser Therapie strikt vermieden werden. Und nicht nur das — auch für die Lebensweise, die Kleidung, die Menge an frischer Luft etc. gibt es genaue Vorschriften, die wissenschaftlich begründet werden. Man bekommt den Eindruck, daß der Ayurveda-Arzt sich mit zu vielen Details beschäftigt. CARAKA schreibt an einer Stelle: „Ein erprobter Arzt sollte sich nie schämen, wenn er den Namen irgendeiner bestimmten Krankheit nicht kennt." Und er fährt fort: „Es ist völlig unmöglich, die Namen und Bezeichnungen jedes einzelnen Zustandes zu wissen, weil es so viele Symptome und Krankheiten gibt. Der erfahrene und weise Arzt muß herausfinden, welcher gestörte dosa dominiert und dementsprechend das Leiden behandeln. Er soll auf keinen Fall unsicher oder unzufrieden sein, falls er den Namen der Krankheit nicht kennt."

Bei der Beschreibung der Behandlungsmethoden ist es von Interesse, sich zu vergegenwärtigen, daß der Ayurveda-Arzt erklärt, der normale Zustand und die normale Funktion der dosas bewirkten, daß der Geist glücklich und der Körper gesund ist; während eine Anomalität im Zustand und in der Funktion der dosas einen ungesunden Körper und einen unglücklichen Geist zur Folge hätte. Wird also ein Patient behandelt, ist es für den Arzt notwendig, herauszufinden, welcher der dosas im Krankheitszustand überwiegt und welcher der anderen dosas zu gering vorhanden ist. Weiter wird er sich bemühen, den dosa, der übermäßig stark ist, auf ein normales Maß zu reduzieren, und die schwachen dosas zu einem normalen Maß vermehren, damit auf diese Weise das Gleichgewicht der Tridosa wiederhergestellt wird und der Patient genesen kann.

Die grundlegenden Unterschiede – ein Überblick

Man ist allgemein der Ansicht, daß im Ayurveda eine Vielzahl wirksamer Heilmittel und -drogen erwähnt wird und schlägt daher bisweilen vor, die moderne Medizin sollte diese Medikamente in ihre Pharmakopöe aufnehmen. Auf eine gesonderte Unterweisung im Ayurveda könnte man dann verzichten. Diese Vorstellung ist falsch und irreführend, weil sie die wichtigsten Grundsätze mißachtet. Freilich, im Ayurveda sind viele Heilmittel überliefert, die auch heute noch ihre Wirkung tun, und nach diesem medizinischen System werden mehr als 90 Prozent der ländlichen Bevölkerung Indiens behandelt. Das bedeutet jedoch nicht automatisch, daß diese Heilmittel ausschließlich für bestimmte Krankheiten empfohlen werden. In dem Abschnitt über Medikamente findet sich die ausdrückliche Ermahnung des Arztes: „Als erstes untersuche den Patienten, dann stelle eine genaue Diagnose, und erst dann empfiehl ein Heilmittel. Es hat keinen Wert, ein wirksames Heilmittel ohne genaue Diagnose anzuwenden." Dieser Grundsatz macht klar, daß der Ayurveda-Arzt zunächst den Zustand des Patienten sorgfältig prüfen und erst anschließend eine Behandlung beginnen soll. Interessant ist es, an dieser Stelle zu erwähnen, daß im Ayurveda zwei Methoden ausführlich beschrieben werden, um den Patienten einerseits und die Krankheit andererseits zu untersuchen. Die Beschreibung des Krankheitsbildes ergibt sich aus einem ganzen Katalog von Ursachen, *purva rupa* (Anzeichen, die auf eine Krankheit hindeuten oder warnen), *rupa* (Symptome), *samprapti* (Pathologie) und *upasaya* (Anwendung von Medikamenten, Ernährungsvorschriften und anderem, das der Erleichterung des Patienten dient), aus dem der Arzt die eigentlichen, tief sitzenden Wurzeln einer Krankheit zu erkennen vermag.

Die Schriften, bzw. die Schriftensammlungen, in denen die eben aufgezählten fünf verschiedenen Punkte erwähnt werden, heißen „Nidana Pancaka", und der gesamte Abschnitt beschäftigt sich mit den Anweisungen, die dem Arzt helfen, eine richtige Diagnose zu stellen. Der Begriff „*nidana*" kann zweierlei bedeuten: einmal wird er verwendet, um die Ursache einer Krankheit zu bezeichnen; zum anderen wird er häufig für die Diagnose einer Krankheit selbst gebraucht. Die zweite Anwendung ist auch die am weitesten verbreitete. Wie bereits zu Beginn erwähnt, ist es nach dem Ayurveda unmöglich, eine vollständige Liste aller Krankheiten aufzustellen; so daß ein erfahrener Arzt niemals Skrupel zu haben braucht, wenn er die Namen nicht für alle Krankheiten kennt. Trotzdem muß der Arzt eine Krankheit — heiße sie wie immer sie wolle — gründlich erforschen, indem er sowohl Krankheitsbild wie Patient genau untersucht. Daher finden wir im Ayurveda zwei verschiedene Methoden der Untersuchung, *roga* und *rogi* (Krankheit und Kranker), die empfohlen werden. Werden diese beiden Methoden gemeinsam angewendet, erhält man als Ergebnis Aufschluß über den speziellen Fall und kann, je nach Dominanz des einen oder anderen dosa, die Krankheit als solche behandeln. Der Leser kann daraus ersehen, daß auf diese Weise der Arzt jeden Patienten individuell behandeln muß und daß es nicht genügt, jedem Patienten, der unter einer ähnlichen Krankheit leidet, dasselbe Medikament zu geben. Nein, jeder Fall muß seinen Besonderheiten gemäß entschieden werden. Die ätiologischen Grundsätze werden im Ayurveda detailliert beschrieben. Die altindischen Ärzte waren aufmerksame Beobachter, und sie haben eine enorme Fähigkeit zur Anschaulichkeit entwickelt. Mit entsprechender Akribie haben sie denn auch die Ursachen der verschiedenen Krankheiten beschrieben. Große Bedeutung sprachen sie der Umwelt allgemein zu. Das Jahr wurde nicht wie gewöhnlich in vier Jahreszeiten, sondern in sechs aufgeteilt, wobei jede Jahreszeit zwei Monate dauert. Für jede dieser Jahreszeiten gibt es besondere Ernährungsvorschriften, besondere Kleidung und allgemeine Regeln für ein gesundes Leben. Es wird aufgezeigt, wie ein bestimmter dosa in einer bestimmten Jahreszeit anwächst, der andere dosa übermäßig vorherrscht und der dritte abnimmt. Damit erhalten wir ein eindrucksvolles Bild von den verschiedenen Zuständen der Tridosa während der einzelnen Jahreszeiten. Besondere Erwähnung finden die Störungen, die auf die unterschiedlichen Jahreszeiten zurückgehen. Der moderne Terminus der „sommerlichen Diarrhöe" zum Beispiel würde einem Ayurveda-Arzt durchaus verständlich sein. Überhaupt haben die altindischen Ärzte hier einen überaus interessanten Aspekt angeschnitten. Ein kluger Mann, so sagen sie, sollte wissen, daß die letzten acht Tage einer Jahreszeit und die ersten acht Tage der neuen Jahreszeit einen Übergang darstellen. Während dieser Zeit sollte man allmählich die Lebens- und Ernährungsgewohnheiten der ausklingenden Jahreszeit einstellen und die der kommenden Jahreszeit beginnen. Geschieht dies nicht, so läuft man Gefahr, wegen eines zu raschen Wechsels der Jahreszeiten zu erkranken. Derartige Störungen, die ihre Ursache im Wechsel der Jahreszeiten haben, heißen *prakrita roga* (natürliche Krankheit) und können durch einfache Mittel geheilt werden. Ausführliche Darstellungen derartiger jahreszeitlich bedingter Übel wie Diarrhöe, Erkältung, Fieber etc. werden im Ayurveda gegeben. Wie bereits im vorangegangenen Kapitel angedeutet, legt der Ayurveda-Arzt großes Gewicht auf normale Ernährung, wenn es um die Gesundheit geht. Im Ayurveda findet sich daher eine Aufstellung aller Eigenschaften jedes einzelnen Nahrungsmittels. Die richtige Anwendung von Weizen, Reis, Hirse (*bajri*), verschiedenen Gemüsen, Milch, Buttermilch, Quark, Butter, verschiedenen Fleischsorten, Hammelfleisch, verschiedenen Fischarten und anderen Nahrungsmitteln wird behandelt.

Der Sinn einer derartig ausführlichen und erschöpfenden Beschreibung liegt darin, daß aufgezeigt werden soll, welche Ernährung für das Anwachsen oder das Abnehmen eines bestimmten dosa geeignet ist. Stets wird demnach der Arzt bei einer Krankheit eine Ernährungsweise verschreiben, die, je nach Zustand der dosas, diese zurückdrängt oder anregt. Die interessantesten Abschnitte heißen *„pathya"* und *„apathya"* — „bekömmliche Diät" bzw. „unbedingt zu vermeidende Diät". Es liegt auf der Hand, daß die Behandlung zur Hälfte nach diesen Ernährungsvorschriften erfolgt.

Der moderne Arzt, der eine Störung der Gesundheit unter dem Gesichtspunkt „Bakterien oder Krankheitserreger oder Viren" behandelt und die entsprechenden Gegenmittel verordnet, hat zwar die Befriedigung, den Krankheitsherd zu zerstören und zu vernichten, doch kümmert er sich wenig um die natürlichen Ernährungs- und Lebensgewohnheiten. Und der Patient seinerseits, der das Thermometer als Barometer für seine Gesundheit ansieht, legt keinen Wert auf besondere Ernährung, wenn seine Körpertemperatur normal ist. Auf diese Weise fährt er fort, sich falsch zu ernähren und leistet einem erneuten Auftauchen derselben oder auch einer anderen Krankheit Vorschub. Die Entscheidung, was richtige und was falsche Ernährung ist, bedarf großer Kenntnisse und einer genauen Beobachtung, denn sie muß immer bezogen werden auf die unterschiedliche Körperkonstitution, auf die unterschiedlichen Lebensalter (Kindheit, Jugend, Alter), auf die verschiedenen Jahreszeiten, auf die relative Robustheit und Stärke des Körpers, auf die unterschiedlichen Arten von Landschaft und auf das Klima. Zwar findet sich am Schluß jedes Kapitels über eine bestimmte Krankheit auch eine allgemeine Übersicht über richtige und falsche Diätvorschriften, doch wird der moderne Ayurveda-Arzt trotzdem vorsichtig sein und die Angaben nur als Empfehlungen ansehen, die er, angepaßt an die heutige

Zeit und stets in enger Verbindung mit den Variationsmöglichkeiten der Tridosa, der körperlichen Konstitution, der Jahreszeiten, dem Alter des jeweiligen Patienten usw. seinem Rezept zu Grunde legen kann.

Die Widerstandsfähigkeit des Patienten

Die allgemeine Richtlinie bei der Behandlung von Krankheiten, wie sie im Ayurveda überliefert ist, zielt darauf ab, die Widerstandsfähigkeit und die Gesundheit des Patienten zu stärken. Keine Behandlung wird empfohlen, die den Patienten schwächen könnte. Im Gegenteil, eine derartige Behandlung wird ausdrücklich abgelehnt, während die andere, die der Stärkung des Patienten dient, als positiv herausgestellt wird. Es gibt zwei Methoden der Behandlung: *shamana* und *shodana*. Ersteres bedeutet eine leichte Behandlung, während letzteres die Reinigung des Körpers durch Brechmittel, Abführmittel, Klistiere etc. meint. Die *shodana*-Behandlung wird empfohlen, weil sie die Krankheit völlig heilt. Trotzdem betont der Ayurveda die Notwendigkeit, daß der Arzt sich davon überzeugen muß, daß sein Patient robust genug ist, diese anstrengende Behandlung auszuhalten. Ein geschwächter Patient könnte möglicherweise durch derart drastische Behandlung noch mehr geschwächt werden — und das ist nie und nimmer im Sinn des Ayurveda. Nach seiner Lehre soll der Patient ja widerstandsfähig werden. Es ist Mode, zu glauben, daß Erreger oder Bakterien der Grund für eine Krankheit darstellen und daß diese durch eine entsprechende Behandlung abgetötet werden müssen. Unglücklicherweise haben die Experimente gezeigt, daß häufig die Krankheitserreger immer resistenter gegen Antibiotika werden. Also entwickelt man mehr und mehr breitwirkende Medikamente, um die verschiedenen Arten von Bakterien zu bekämpfen. Doch diese sind so vielseitig, daß sie am Ende gegen alles und jedes widerstehen werden. Wenn nun aber die Erreger resistent gegen starke Medikamente werden, warum kann dann nicht auch der Mensch resistent gegen Krankheiten werden? Die Lehre des Ayurveda baut daher nicht auf die Anwendung von Medikamenten gegen Bakterien, sondern auf eine Stärkung der Widerstandskraft und der Gesundheit, damit der Patient mit der Infektion fertig wird. Meist wird der Ayurveda-Arzt unserer Tage chronische Fälle behandeln müssen, da akute Erkrankungen lieber von der modernen Medizin kuriert werden. Das beruht auf der Irrmeinung vieler Leute, die glauben, Ayurveda würde sich in der Hauptsache mit chronischen Fällen beschäftigen, und die daher zunächst einen praktischen Arzt konsultieren. Doch diese Meinung entspricht nicht den Tatsachen. Denn der Ayurveda-Arzt ist sehr wohl in der Lage, derartige Fälle erfolgreich zu behandeln. Dazu kommt weiter, daß, ist eine Krankheit noch verhältnismäßig harmlos, eine Verabreichung von Antibiotika, infektionshemmenden Drogen, Beruhigungsmitteln und schmerzstillenden Medikamenten etc. die Behandlung eher komplizieren wird. Und anstatt für eine Gesundung zu sorgen, wird diese noch mehr in Frage gestellt. Der Autor hat ganz und gar keine Vorurteile der modernen Medizin gegenüber, doch vergleicht man die unterschiedlichen Ansätze, so muß man ganz entschieden daraufhin weisen, daß die Entwicklung der altindischen Medizin aus politischen Gründen unterbunden wurde und daß diese Lehre nie tatsächliche Förderung erfahren hat. Man erinnere sich an die Regierungszeit König ASHOKAS, der die Chirurgie verbot, weil es zu dieser Zeit keine ausreichenden Möglichkeiten der Narkose gab und der Patient daher während der Operation große Schmerzen erdulden mußte. Diese Behandlung wurde *himsa* (Grausamkeit) genannt, und es ist überliefert, daß den geschickten Chirurgen, die derartige Eingriffe zum Beispiel bei Brüchen, Hämorrhoiden oder

Hydrozele („Hodenbrüche") erfolgreich durchführten, die Hände abgeschnitten wurden. Damit war es vorbei mit der Chirurgie. Zur selben Zeit gelangte die Wissenschaft in den Westen, wo sie sich, Hand in Hand mit der Entwicklung der Anästhesie, rasch weiter entwickelte. Die moderne Chirurgie hat auf diese Weise zweifellos erstaunliche Fortschritte gemacht, doch sollte man dabei nicht vergessen, daß SUSRUTA ihr Vater ist und daß in Indien zu Beginn der christlichen Zeitrechnung bereits erfolgreich chirurgische Eingriffe durchgeführt wurden. Viele Operationsmethoden, die heute Anwendung finden, werden bereits in den altindischen Texten erläutert. Auch damals schon kannte man den Gebrauch von antiseptischen Mitteln und von Anästhesie, denn Narkotika und beruhigende Mittel zur Linderung der Schmerzen fanden Verwendung. Es gibt weiter im Susruta Hinweise auf plastische Chirurgie, speziell der Nase, wie sie auch von der modernen Chirurgie praktiziert wird. Pandit SHIV SHARMA, der Fachmann für Ayurveda, ließ 125 chirurgische Instrumente nach der Beschreibung im Susruta Samhita anfertigen, und viele davon ähneln den heute gebräuchlichen — und das nicht nur in der Form und in ihrem Verwendungszweck, sondern auch in ihrer Bezeichnung. *Simha-mukha yantra* (ein zangenartiges, stumpfes Instrument mit Löwenköpfen an den Spitzen) ist nur ein Beispiel. Wir könnten noch viele weitere Beispiele anführen, doch mag es genügen, darauf hinzuweisen, daß es im Ayurveda ausreichend Beweise für die Existenz der chirurgischen Medizin gibt.

Freilich muß man auch zugeben, daß die Fortschritte der Anästhesie einen wesentlichen Beitrag leisteten. Und wenn wir uns heute dieser Erkenntnisse bedienen, so bedeutet das keineswegs, daß sich die Grundeinstellung der Ayurveda-Chirurgie geändert hätte.

Auch das Gebiet der Geburtshilfe wurde von den altindischen Ärzten behandelt. Die Regeln und Vorschriften, die nach einer normalen Niederkunft zu beachten waren, sind in den Texten verzeichnet. Werden sie genauestens befolgt, so wird die Gesundheit der Wöchnerin rascher wiederhergestellt, als es heutzutage in den Entbindungsheimen der Fall ist.

Ayurveda, so kann man sehen, hat sich nicht nur mit der Heilung von Krankheiten beschäftigt, sondern auch mit Chirurgie, mit der Geburt, mit Beschwerden von Ohren, Nase, Hals, Augen und Mund. Viele Kapitel sind den Erkrankungen von Ohren, Augen, Nase, Hals und Mund vorbehalten, und der gesamte Komplex heißt zusammengefaßt *salakya* (Kopfchirurgie). Im Ayurveda findet man sowohl medizinische wie auch chirurgische Behandlungsmethoden für Ohren, Nase, Augen und Hals. SUSRUTA hat die verschiedenen Operationen am Auge detailliert beschrieben, und seine Angaben über die Methoden, den grauen Star zu entfernen, sind durchaus korrekt.

Wir geben alle diese Informationen, damit auch der Leser, der kein Vorwissen mitbringt, erkennt, was Ayurveda bedeutet. Frühere Abhandlungen in Fachsprachen dienten eher dem Mißverständnis, da sie den einseitigen Eindruck vermittelten, daß einst, vor langer, langer Zeit, der Ayurveda ein alles umfassendes Lehrgebäude darstellte. Wollen wir ein Wissensgebiet wie eine Wissenschaft verstehen und darstellen, so müssen wir es von allen möglichen Seiten her betrachten. Wir müssen die allgemeinen Informationen über Chirurgie und Niederkunft erwähnen, wie sie im Ayurveda enthalten sind. Die altindischen Texte beinhalten Dinge wie Samenzelle und Eizelle, beschreiben den Menstruationszyklus, die Hygiene der Frau während der Periode, das Wachstum des Fötus von einem Monat zum anderen, die Hygiene der Schwangeren, die Störungen während der Schwangerschaft und nach der Niederkunft und deren Behandlung. Die Anatomie der Genitalien sowie ihre Physiologie wird behandelt. Natürlich gilt auch hier die Tridosa-Lehre: Eine Störung eines dosa ruft eine Störung im Körper hervor, und die Wiederherstellung der Ausgewogenheit zwischen den dosas gilt als Hauptziel der medizinischen Behandlung. Denn der Ayurveda-Arzt ist überzeugt, daß es keine Krankheit, kein Übel auf der Welt gibt, das nicht seine Ursache in einer gestörten Harmonie der drei dosas hätte.

Die Theorie der fünf Grundbestandteile
(Pancabhautika)

Der *purusa,* der Mensch, ist der Gegenstand der Behandlung, und — wie schon gesagt — ist er aus fünf Grundbestandteilen zusammengesetzt: Erde, Wasser, Feuer, Äther und Luft. Einige Autoren nennen sie die „fünf Hauptbestandteile"; einige sprechen von „Elementen" und andere von „Komponenten". Uns scheint der Begriff „Grundbestandteile" am angemessensten. Darüber hinaus existieren innerhalb der verschiedenen Lehren unterschiedliche Definitionen von *purusa.* Nach Sankhya Mata ist der *purusa* aus fünfundzwanzig Elementen zusammengesetzt. Andere sind der Auffassung, daß er aus vierundzwanzig besteht. Nach dieser Lehre ist *prakriti* der Ursprung aller Dinge. Am Ende des Kapitels findet sich eine Übersicht, die die unterschiedlichen Definitionen von *purusa* verdeutlicht; hier an dieser Stelle wollen wir nur die Definition des Ayurveda herausstellen, daß *purusa* nämlich aus fünf Grundbestandteilen und der Seele zusammengesetzt ist, welche zusammengenommen den Gegenstand der medizinischen Behandlung darstellen. Im folgenden nun die Ausführung der *pancabhautika*-Theorie.

Die Beziehung der dosas zu den *mahabhutas*[4] ist eindeutig: *vayu* entsteht aus der Luft (nach einer anderen Auffassung aus Luft plus Äther), *pitta* aus Feuer und Wasser und *kapha* aus Wasser und Erde.

Die sieben Körperbestandteile entstehen ebenfalls aus diesen fünf Grundbestandteilen: *rasa dhatu,* bei dem das Wasser vorherrscht, *rakta,* bei dem das Feuer vorherrscht, *mamsa,* bei dem die Erde vorherrscht, Fleisch, bei dem Wasser und Erde vorherrschen, *asthi,* bei dem Erde und Luft vorherrschen, Mark (*majja*) und Samen (*sukra*), bei denen Wasser vorherrscht. Im Urin herrschen Wasser und Feuer, im Kot Erde, im Schweiß und in der Muttermilch Wasser und im Menstruationsblut Feuer. Man sollte aber im Auge behalten, daß die oben angeführten hauptsächlich vorherrschenden Bestandteile zwar für die Beschaffenheit verantwortlich sind, daß aber die übrigen Grundbestandteile ebenfalls, wenn auch in geringerem Maße, vorhanden sind.

Die Sinnesorgane, auch *gnanendriyas* genannt, gehören ebenfalls zu dem *pancabhautika*-System. Beim Auge ist das Feuer vorherrschend, beim Ohr der Äther, bei der Nase die Erde, bei der Zunge das Wasser und bei der Haut der *vayu.*

Die Wirkungsweise der Grundbestandteile im menschlichen Körper

ERDE (*prithivi*) als Hauptbestandteil hat die Funktion des Geruchs, der Schwere und der Undurchdringlichkeit. Sie ist groß, dicht, schwer, hart, träge, bewegungslos, rauh, fest, leicht zusammenziehend im Geschmack, meist süß und hat die natürliche Neigung, nach unten zu fallen. Ihre hauptsächliche Wirkungsweise besteht darin, den Körper fest, stark, schwer und hart zu machen.

WASSER (*jala*) ist dicht, schwer, weich, träge, fließend, feucht, klebrig, kalt, glitschig, der Geschmack herrscht vor; leicht zusammenziehend, sauer und salzig, meist süß. Seine hauptsächliche Wirkungsweise besteht darin, den Körper klebrig, feucht und dicht zu machen und die flüssigen Teile des Körpers am Fließen zu halten.

FEUER (*agni*) ist durchdringend, leicht, tätig, rauh, trocken, heiß, klar, die Farbe herrscht vor; verschiedene Geschmacksrichtungen: leicht sauer und salzig, meist stechend. Es hat die natürliche Neigung, nach oben zu steigen. Seine hauptsächliche Wirkungsweise ist die Verbrennung, die Verdauung und die Erhaltung der Körperwärme und die Versorgung der einzelnen Körperteile; er verleiht dem Körper Schönheit.

LUFT (*vayu*) ist durchdringend, leicht, rauh, trocken, kalt, durchsichtig, der Tastsinn überwiegt; Geschmack: leicht bitter, meist zusammenziehend. Ihre hauptsächliche Wirkungsweise besteht darin, den Körper nicht-klebend, trocken und leicht zu machen.

ÄTHER (*akasa*) ist durchdringend, leicht, weich, glatt, durchscheinend; Geräusche vorherrschend; Geschmack: unbestimmt. Er hat momentane Wirkung wie ein Gift, und seine Hauptwirkung besteht darin, den Körper weich, porig und leicht zu machen.

Das sind die Eigenschaften und Wirkungsweisen der fünf *mahabhutas* oder der fünf Grundbestandteile, wie sie im Ayurveda beschrieben werden. Dazu sagt CARAKA: „Die Teile des Körpers, die besonders groß, bewegungslos, fest, schwer, rauh und hart sind — wie die Nägel, die Knochen, die Zähne, die Muskeln, die Haut, der Kot, die Haare, die Sehnen etc. —, sind *parthiva*; Geruch und Geruchssinn gehören ebenfalls der Erde an. Die Teile des Körpers, die flüssig, träge, klebrig, weich, schleimig sind und fließen — wie die Körpersäfte, Blut, Fett, Lymphe, *kapha*, *pitta*, Urin, Schweiß etc. —, sind *apya*; Geschmack und Geschmackssinn gehören ebenfalls dem Wasser an. Die Hitze des *pitta* und die Wärme des Körpers sind *agneya*; Farbe und Gesichtssinn gehören ebenfalls dem

Feuer an. Aus- und Einatmen, das Öffnen und Schließen der Lider, Zusammenziehung, Ausdehnung, Bewegung, Beschleunigung, Nahrung etc. sind *vayaviya,* d. h. sie werden von *vayu* bewirkt (da der *vayu* unsichtbar ist, wird seine Gegenwart aus der Wirkung erschlossen); Berührung und Tastsinn gehören ebenfalls der Luft an. Die Poren und Körperkanäle sind *antarika*; Geräusche und Gehörsinn gehören ebenfalls dem Äther an. Die Atome, die den Körper bilden, können, da ihre Zahl unendlich ist und sie selbst so winzig sind, daß man sie nicht mit den Sinnen wahrnehmen kann, nicht gezählt werden."

CARAKA hat die Hauptmerkmale der *bhutas* beschrieben. Er sagt dazu: „Das Hauptmerkmal der Erde ist die Rauheit, das des Wassers Flüssigkeit, das der Luft Ausdehnung, das des Feuers Hitze und das des Äthers das Fehlen jeden Widerstandes. Alle diese Merkmale kann man mit dem Tastsinn erfassen." (Car. Sut. Ch. 4 St. 1.27)[5]

Sri DHIRENDRANATH RAY, der Autor des Werkes: „The Principles of Tridosha in Ayurveda", sagt folgendes:

„*Bhuta* ist mit ‚Element' übersetzt worden. Das ist mißverständlich. *Bhutas* sind keine Elemente und *parmanus* sind keine Atome oder Moleküle im modernen Sinn des Wortes. Zeitgenössische Autoren lachen bei der bloßen Vorstellung, Erde, Feuer, Wasser, Luft und Äther als ‚Elemente' zu verstehen, denn tatsächlich ist ein *bhuta* kein Element im chemischen Sinn und auch kein Stoff, der nicht weiter zerlegt und untersucht werden könnte. Nach dem *Vaisesika*[6] bedeutet das, was wir gewöhnlich ‚Erde' nennen, nicht ein Element im eigentlichen Sinn; wäre dem so, dann — und nur dann — könnte man die Vaisesika-Version als primitiv und unwissenschaftlich abtun. Die Erde in ihrer reinsten Form ist weder heiß noch kalt, heißt es, ebenso wie die Luft. Und fragt man, warum denn aber Erde und Luft im allgemeinen ganz und gar nicht ‚weder heiß noch kalt' sind, erhält man im Vaise-

ÜBERSICHT (NACH DER SAMKHYA-LEHRE[7]) ÜBER DIE KOSMISCHE EVOLUTIONSORDNUNG

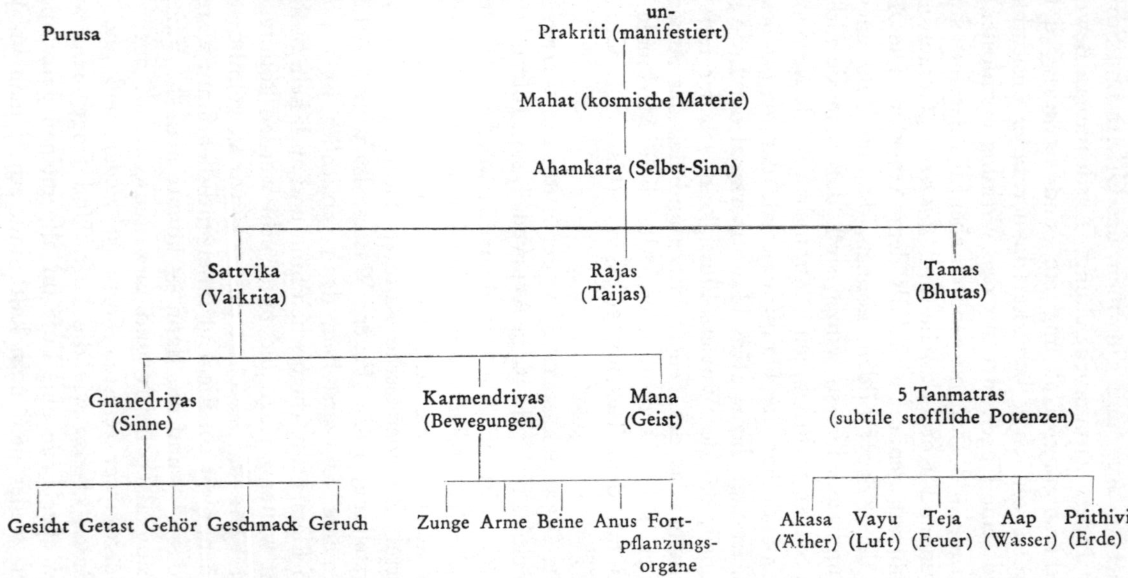

sika die Erklärung, daß Erde und Luft mit Teilchen von Feuer oder Wasser durchsetzt sind, die sie eben für uns heiß und kalt machen. Daraus ist ersichtlich, daß das, was man als Element versteht, nicht Erde etc. ist, wie wir sie kennen und sehen, sondern wie sie ursprünglich und rein und unverfälscht durch Beimischungen existiert." Ebenso wie ein Atom, ein chemisches Element nicht unabhängig und isoliert besteht, so findet man auch die fünf *bhutas* nie in ihrem unverfälschten Zustand in der Natur. Wir finden nur die Bestandteile der fünf *bhutas*, die in unterschiedlichen Mischungsverhältnissen auftauchen. Man kann demnach sagen, jeder Stoff besteht aus *pentabhutas*.

Damit haben wir die Eigenschaften und Funktionsweisen der fünf Grundbestandteile und ihre Wirkung für den menschlichen Körper beschrieben.

ANATOMIE IM AYURVEDA

Einige der heutigen Autoren, die bestimmte Teile des Ayurveda hoch schätzen, üben gleichzeitig scharfe Kritik an der Lehre an sich, da — so die Begründung — ihre anatomischen Erkenntnisse keineswegs als erschöpfend angesehen werden könnten. Das trifft nicht zu. Im Gegenteil: unsere altindischen Ärzte besaßen ein umfassendes Wissen auf diesem Gebiet, doch wegen des Fehlens von Vervielfältigungsmöglichkeiten, über die wir heutzutage ja durch den Buchdruck verfügen, haben sie ihre Kenntnisse in eine knappe Form gebracht und so überliefert.

Die Anatomie des Ayurveda mit all ihren Details kann in einem derartigen Werk wie dem vorliegenden nicht erschöpfend abgehandelt werden. Trotzdem wollen wir uns kurz mit dem Thema befassen. Wer genaueres erfahren möchte, sei an G. V. PUROHITS Buch „Ayurvediya

Sharira" verwiesen, das mit einer englischen Übersetzung versehen ist. Im vergangenen Jahrhundert verfaßte KAVIRAJA GANA NATH SEN ein Werk über Anatomie, das unter dem Namen „Pratyaksha Sharira" bekannt ist und eine vollständige Beschreibung mit allen Details enthält. Geschrieben ist es in Sanskrit, und es enthält Illustrationen. Es wurde in mehrere Sprachen übersetzt. Man betrachtet es als Lehrbuch der Anatomie schlechthin, und zusammen mit dem Caraka Samhita, dem Susruta Samhita und dem Vagbhata gilt es als umfassende Arbeit über den menschlichen Körper.

Die Definition des Ayurveda von „*sarira*" (Körper) ist: „etwas, das allmählich verfällt" (Caraka Sutrasthana 1). *Sarira* ist das Ergebnis der fünf Elemente (Caraka Sharira 1). SUSRUTA schreibt dazu: „Purusa stellt die Kombination dieser fünf Elemente und *jivatma* dar. Er ist für alle Bewegungen verantwortlich, und er muß behandelt werden, wenn eine Abweichung vom Normalzustand auftritt."

Um die Grundlagen des Ayurveda zu verstehen, ist es notwendig, auf die Philosophie einzugehen, da der indischen Geisteshaltung gemäß alle Wissensgebiete untereinander in Verbindung stehen und natürliche wie vom Menschen in Gang gesetzte Entwicklungen in einer harmonischen Beziehung zueinanderstehen. Es existieren zwei Grundvorstellungen: *prakriti* und *purusa.*

„*Prakriti,* die oberste, verborgene Natur, ist die Urmutter aller erschaffenen Dinge. *Prakriti* hat sich selbst gezeugt und vereint in sich die drei grundlegenden oder Ur-Eigenschaften von *sattvika, rajas* und *tamas.* Sie wird dargestellt in acht-facher Form von *avyakta* (das Unentfaltete), *mahat* (Verstehen), *ahamkara* (Ich-Bewußtsein) und den fünf *tanmatras* oder Grundstoffe (die eigentlichen Sinnesorgane) und stellt die einzige und ursprüngliche Kraft dar, von der die Entwicklung der Welt ausgeht.

Aus der letzten unentfalteten oder ursprünglichen Natur (die durchsetzt mit den Atomen oder Grundeinheiten des Bewußtseins oder *purusa* war) entstand Verstehen oder *mahat*, und aus *mahat* entstand Ich-Bewußtsein. *Mahat* oder Verstehen muß man sich ebenso vorstellen, daß es an den drei Grundeigenschaften (sattvika, rajas und tamas) der nicht entfalteten Natur teilhatte. *Ahamkara* oder Ich-Bewußtsein wiederum kann man in drei Formen aufgliedern: *vaikarika* (oder *sattvika*), *taijasa* (das Tätige oder *rajasika*) und *bhutadi* (das Täuschende oder *tamasika*).

Die elf Organe der innern und äußeren Sinneswahrnehmung sowie der Tatsinn entstanden aus der Verbindung des bereits erwähnten *vaikarika ahamkara* mit *taijasa* bzw. *rajasa*. Es sind dies: Ohren, Haut, Augen, Zunge, Nase, Sprachvermögen, Hände, Genitalien, Anus, Füße und der Geist (*mana*). Von diesen Körperteilen sind die ersten fünf Sinnesorgane (*gnanendriyas*), die folgenden fünf Tatorgane (*karma indriya*). Der Geist hat gleicherweise an den Sinnes- wie an den Tatorganen anteil.

Die fünf *tanmatras* oder Grundstoffe (oder die fünf eigentlichen Sinnesorgane Gehör, Gefühl, Gesicht, Geschmack, Geruch), die gekennzeichnet von Unwissenheit sind, sind aus den *bhutadi* (oder *tamasa ahamkar)* entstanden, gemeinsam mit den *taijasa ahamkara* und mit Hilfe von *vaikarikam*. Die grobe oder sichtbare Erscheinungsform dieser fünf *tanmatras* sind Geräusch, Gefühl, Geschmack, Sehen und Geruch. Aus der Zusammenstellung dieser erwähnter fünf *tanmatras (bhutadi)* sind nach einander die fünf Erscheinungsformen der Welt entstanden: wie Erde (fest), Wasser (flüssig), Feuer (heiß), Äther und Luft. Die vierundzwanzig Formen zusammengenommen bilden das, was man unter dem Fachbegriff als die vierundzwanzig Grundformen oder -elemente (*tattvas*) kennt.

Gehör, Gefühl, Gesicht, Geschmack und Geruch entsprechen jedes für sich den fünf Sinnesorganen des Menschen, während die Fähigkeit zu sprechen, Dinge zu tun, Freude zu empfinden, Stoffe auszuscheiden oder abzusondern, sich zu bewegen die fünf darauffolgenden Tatsinne bilden. Die unentfaltete Natur *(avyakta)*, *mahat* (Verstehen), Ich-Bewußtsein *(ahamkara)*, die fünf Sinne und die fünf sichtbaren Erscheinungsformen in ihrer evolutionären Ur-Form bilden das, was in den acht Prinzipien der Natur *(prakriti)* enthalten ist, die restlichen sechzehn Prinzipien oder Grundformen stellen ihre Umformungen *(vikara)* dar. Das Verstehen *(mahat)* und das Ich-Bewußtsein *(ahamkara)* sowie die Sinnesorgane für die Aufnahme von Wissen und von Bewegung sind die Grundlagen der Materie *(adibhautika)*, obgleich sie in sich und gemäß ihrer Natur nicht sichtbar oder erkennbar sind. Der Schutzgott des Verstehens *(buddhi)* ist BRAHMA. Der Gott ISVARA ist der Hauptgott des Ich-Bewußtseins; die Mondgottheit ist der des Geistes; die vier Himmelsregionen, die der Ohren; der Windgott der der Haut; die Sonne für die Augen; das Wasser für den Geschmack; die Erde für den Geruch; das Feuer für die Sprache; MITRA ist die Gottheit des Anus und PRAJAPATI die der Zeugungsorgane.

Alle vierundzwanzig der erwähnten Grundprinzipien oder -elemente besitzen kein Bewußtsein. Ähnlich sind auch die Umformungen der Grundelemente der *prakriti*, wie zum Beispiel *mahat* etc., ohne jedes Bewußtsein, da auch dem Ur-Grund, *avyakta*, oder der ursprünglichen, unentfalteten Natur das Bewußtsein fehlt. Der *purusa* oder das sich selbst bewußtwerdende Ich dringt in den Ur-Grund *(mula-prakriti* oder ursprüngliche Natur) und seine weiteren Entwicklungsformen ein und durchdringt sie mit seinem Geist bzw. seinem Selbst-Bewußtsein. Die Meister und die weisen, heiligen Männer erklären seine Bedeutung und seine Stellung durch einen Vergleich: Wie sich die Milch in der Mutterbrust nicht der eigenen Existenz bewußt ist, sich aber trotzdem bildet und fließt, damit das Kind wächst und am Leben bleibt; wie sich der Samen im Organismus des erwachsenen Mannes nicht seiner eigenen Existenz bewußt ist, trotzdem aber während der geschlechtlichen Vereinigung herausfließt — ebenso sind sich die vierundzwanzig Grundelemente der Materie zwar ihrer Existenz nicht bewußt, tragen aber trotzdem dazu bei, ein sich seiner selbst bewußtes Individuum, bzw. das kosmische Individuum (die Allgemeinheit einer bestimmten Zahl von Individuen) zu schaffen, damit es seine endgültige Erlösung oder Loslösung, d. h. einen Zustand absoluten Bewußtseins oder unbegrenzten Wissens erreichen kann.

Purusa und *prakriti* sind beides ewige Kräfte; beides sind sie unbestimmt und körperlos, ohne Anfang oder Ursprung, ewig, zeitlos, all-durchdringend und all-gegenwärtig.

Von *purusa* und *prakriti* ist allein die letzere nichtbewußt und besitzt die drei Grundeigenschaften von *sattva, rajas* und *tamas. Prakriti* erfüllt die Aufgabe eines Samenkorns oder — mit anderen Worten — sie ist in sich das Samenkorn oder der Ur-Grund für die spätere Entwicklung des *mahat* etc. und trägt das stoffliche Element zu Zeugung, Entwicklung und Geburt der ersten kosmischen Materie (sichtbares Universum) bei und wird vom *purusa* (das sich seiner selbst bewußte Ich) in ihren verschiedenen Entwicklungsstadien unterstützt. Diese Entwicklungsstadien heißen *mahat, ahamkara* etc., und *prakriti* steht nicht den Freuden und Leiden des Lebens passiv gegenüber wie *purusa.* Doch die *purusa,* denen die dreifachen Eigenschaften des *sattava* etc. fehlen, sind unbeteiligt und demnach auch unproduktiv und tragen keinen Hinweis auf Samen, wie er sonst allen Dingen als erste Ur-Sache der Entwicklung innewohnt. Sie gleichen eher Zeugen von Freud und Leid und nehmen keinen Anteil an den Freuden, obgleich sie doch im menschlichen

Körper gefangen sind." (Susruta Samhita, übersetzt nach der englischen Fassung von KAVIRAJA A. L. BHISHAGRATNA)

Der Körper wird in sechs Hauptabschnitte gegliedert: zwei obere Extremitäten, zwei untere Extremitäten, Rumpf, Kopf und Nacken. Um eine exakte Kenntnis vom menschlichen Körper zu erlangen, empfehlen die Autoren des Ayurveda neben dem Studium anatomischer Texte das Sezieren. CARAKA sagt im *vimanasthana*[8]: „Man sieht das Innere des Körpers eines Patienten auch nicht mit dem Licht der Gelehrsamkeit, und Klugheit allein kann ihn niemals behandeln." Nach SUSRUTA „muß ein Chirurg, der den Wunsch hegt, den menschlichen Körper genau zu kennen, einen Leichnam sezieren und jedes Organ, jedes einzelne Gewebe darin betrachten. Was man bei einer Sektion gesehen und beobachtet hat und was man theoretisch aus den anatomischen Schriften gelernt hat, soll sich ergänzen. Beides dient der Mehrung von wahrem Wissen."

Das Vorgehen beim Sezieren wird folgendermaßen beschrieben: „Dies ist ein Prozeß der Abtötung. Man beschaffe sich zunächst einen Leichnam, bei dem die Glieder alle vorhanden sind und dessen Tod nicht auf Grund von Gift eingetreten ist, bei dem keine lang andauernde Krankheit vorlag und der keinem sehr alten Menschen zugehörte." Dann folgt ein Hinweis auf die Wichtigkeit jedes Details: „Jedes äußere und jedes innere Teil und alle Organe sollen genauestens untersucht und betrachtet werden." Und: „Auf diese Weise kann ein Arzt, der den Körper mit all seinen Organen genau kennt, nicht unsicher werden, wenn er eine Krankheit behandelt."

Die Anatomie umfaßt im Ayurveda die Embryologie, Osteologie, Gelenke, Myologie samt den vaskulären Systemen, Splanchnologie etc. mit allen Einzelheiten. Um ein Bild vom Körper als Ganzem zu erhalten, heißt es:

Es gibt drei *dosas: vata, pitta* und *kapha.*

Es gibt sieben *dhatus: rasa, rakta, mamsa, meda, asthi, majja* und *sukra.*

Es gibt drei *malas:* Urin, Fäzes und Schweiß.

Es gibt zwölf *pranas* oder Lebenssubstanzen: *agni, soma, vayu, sattva, rajas, tamas,* die fünf Sinne (*gnanendriyas*) und die Seele des Individuums (*atma*).

Diese erhalten und beherrschen alle Teile des Körpers. *Dhatus* sind die Bestandteile des Körpers. Es gibt *upadhatus* oder untergeordnete Bestandteile des Körpers, die aus den *dhatus* entstanden sind. Dazu gehören folgende:

1. Von *rasa dhatu* entstand *stanya* oder Muttermilch und *artava* oder Monatsfluß; beide sind im Körper der Frau vorhanden. Dazu schreibt SUSRUTA: „Ab dem zwölften Lebensjahr beginnt der *artava* und fließt jeden Monat bis zum fünfzigsten Jahr außer in der Zeit der Schwangerschaft, des Stillens, sowie bei Alter und bestimmten Krankheiten."
2. Von *mamsa* entstanden Gefäße und Haut;
3. Von *rakta* (Körpersaft) entstanden *kandras* und *siras;*
4. Von *meda* entstand *snayus;*
5. Von *asthi* entstanden die Zähne;
6. Von *majja* entstand *kesa* (Haare) und
7. Von *sukra* entstand *ojas.*

Embryologie

Es heißt, daß die besondere geistige Verfassung einer Schwangeren Einfluß auf das Kind ausübt. Das Kind soll dem ersten Mann gleichen, den sie am vierten Menstruationstag sieht. Daher soll sie ihren Mann ansehen, bevor der Tag anbricht. Sie sollte eine klare Vorstellung von dem Kind haben, das sie gebären wird. Und sie sollte ständig daran denken. Sie sollte sich so verhalten, wie es dem Ideal entspricht, das sie für die Zukunft ihres Kindes wünscht. Der Ayurveda betont, daß „Frauen, die klare und makellose Gewohnheiten und Umgangsformen besitzen und religiös sind und die heiligen Brahmanen verehren, Kinder von außergewöhnlichen Tugenden zur Welt bringen; und daß Frauen, die sich nicht so verhalten, Kinder gebären, denen diese Tugenden fehlen."

Die Samen reifen im Mann und in der Frau im Alter von fünfundzwanzig bzw. sechzehn Jahren. Ein Arzt sollte darüber genau Bescheid wissen. Haben die Eltern dieses Alter noch nicht erreicht, so entwickelt sich der Fötus nicht, stirbt frühzeitig ab oder verkrüppelt. Ein gesunder Fötus entsteht aus der Verbindung des kraftvollen Samen eines Mannes mit der reinen Vagina, Uterus und regelmäßigem Monatszyklus einer Frau. Der Samen hat die Eigenschaft des *jalamaha bhuta,* und der *artava* ist rot und gleich dem Feuer *(agni),* obgleich die anderen vier Grundstoffe ebenfalls in geringer Menge vorhanden sind. Susruta schreibt dazu: „So wie Fett zergeht, wenn man es auf das Feuer stellt, so zergeht der weibliche Samen beim Koitus mit dem Mann. *Vayu* setzt während der Vereinigung die *tejas*-Energie des Körpers frei, und diese zusammen mit *vayu* läßt den Samen ausfließen. Dieser dringt in den *yoni* (Vagina) ein und verbindet sich mit *artava."* Der Begriff *„yoni"* wird im Ayurveda nicht nur für Vagina verwendet, sondern schließt gleichzeitig die äußeren Teile Uterus, Cervix, Eileiter und Eierstöcke mit ein. Der Embryo, der sich aus der Verbindung von *sukra* und *sonita* entwickelt, ist daher eine Kombination von *soma* und *agni* und hat seinen Sitz im Uterus. Und erst wenn der *jiva (atma)* in diese Verbindung von *sukra* und *artava* eindringt, beginnt der Fötus sich zu entwickeln.

Es gibt eine Theorie, nach der das Geschlecht eines Kindes bestimmt wird gemäß dem Verlauf der Vereinigung: Wenn während des Koitus die weibliche Flüssigkeit *artava* vom Samen an Kraft übertroffen wird, entsteht ein männliches Kind; wenn aber *artava* mächtiger ist, ist das Ergebnis ein weibliches Kind; das Kind wird schwächlich, wenn beide Kräfte gleich stark wirken. Starker Samen erzeugt ein männliches Kind, indem der weibliche Samen überlagert wird; ist der Samen schwach, so entsteht ein weibliches Kind. Eine andere Theorie, auf die wir bereits hingewiesen haben, besagt, daß der Koitus in geraden Nächten ein männliches Kind zur Folge hat, in ungeraden Nächten ein weibliches Kind.

Ist der Fötus lebhaft und beweglich, fördert *vayu* (Luft) die weitere Entwicklung. *Agni* (Feuer) entwickelt die Verdauungsfunktionen, *jala* (Wasser) feuchtet den Körper an, *prithvi* (das Prinzip der Erde) stärkt ihn und *akasa* (Raum) entwickelt ihn. Der Embryo wird erst dann als *„sarira"* bezeichnet, wenn er mit Händen, Füßen, Zunge, Nase, Ohren, Ausscheidungs- und anderen Organen ausgestattet ist. Wenn *vayu* den Samen in zwei Hälften teilt, entstehen Zwillinge.

Agni dhatu bestimmt Aussehen und Charakter des *garbha* (Fötus), heißt es.

Als erste Anzeichen für eine Schwangerschaft werden Ermüdung, Mattigkeit, Durst, Schwächegefühl in den Beinen und eine pochende Empfindung im Genitalbereich während der Verbindung des Samens mit der weiblichen Flüssigkeit angegeben. Wenn die Schwangerschaft sich bestätigt hat, sind folgende Anzeichen zu bemerken: die Brustwarzen werden dunkler; die Brüste entwickeln sich, werden größer und sondern ein milchiges Sekret ab; die Haare stehen vom Körper ab; die Augenlider sind schwer; eine Bewegung im Uterus ist vom vierten Monat an spürbar, verbunden mit einem Brennen und Jucken, das auf die *dosas* zurückgeführt wird, die, gebildet durch den *garbha,* das Herz der Mutter erreichen; Striae Gravidarum *(kikvisa)* treten ebenfalls aus demselben Grund auf.

Die Symptome sind folgende: Erbrechen ohne ersichtlichen Grund, Abneigung gegen Gerüche, erhöhte Speichelbildung, Müdigkeit und Ausbleiben der Menstruation.

Das Thema Hygiene während der Schwangerschaft wird ausführlich behandelt.

Die Entwicklung des Fötus von Monat zu Monat wurde von SUSRUTA und CARAKA wie folgt beschrieben:

Im ersten Monat heißt der Embryo „*kalala*" (kleine, weiche Masse).

Im zweiten Monat verbinden sich die fünf Grundstoffe durch Einwirkung der Tridosa, und der Embryo wird fester, die unbestimmte Masse wird zu einem rundlichen Ball, wenn das Kind männlich wird; wird es aber ein weibliches Kind, so ist der Embryo wie ein *pesi* geformt; wird es ein Zwitter, so ist die Form unbestimmt und diffus.

Im dritten Monat bilden sich fünf knospenartige Ausbuchtungen, die die rudimentäre Gestalt von Kopf und Gliedern darstellen. Auch die übrigen Haupt- und untergeordneten Körperteile werden nun erkennbar. Außerdem entstehen in diesem Monat die elf *indriyas* (Sinne). Im vierten Monat sind alle Organe deutlicher entwickelt. Das Herz ist jetzt in der Lage, die lebenswichtige Funktion zu übernehmen, und der Fötus braucht nun verschiedene Dinge, die sich in Form von Gelüsten und Sehnsüchten bei der Schwangeren bemerkbar machen. Die Schwangere besitzt zu dieser Zeit zwei Herzen, und ihre Wünsche sollten, soweit es möglich ist, erfüllt werden. Werden die Wünsche erfüllt, so wird das Kind mutig und stark werden und lange leben. Das Kind wird Aussehen und Verhalten bekommen, die den Wünschen und Sehnsüchten der Schwangeren entsprechen.

Im fünften Monat entwickelt sich die Kraft des Geistes weiter. Nach CARAKA wachsen jetzt nur Fleisch und Muskeln.

Im sechsten Monat „wächst die Stärke, und die Haut wird mit Ausdruck gezeichnet" wie CARAKA es ausdrückt. Nach SUSRUTA sind während dieses Monats „die Gefühle entwickelt, und die Unterscheidung zwischen Schmerz und Freude ist möglich".

Im siebten Monat entwickeln sich die Organe weiter. Der Fötus weist nunmehr einen vollständig ausgebildeten Körper auf.

Im achten Monat beginnt *ojas*, die Quintessenz von *sukra*, in den Körper zu fließen, ist aber noch nicht getrennt vom Blutkreislauf der Mutter. Ein Kind, das im achten Monat zur Welt kommt, ist gewöhnlich nicht lebensfähig, weil ihm der *ojas* fehlt. Einige Autoren führen das auch auf den üblen Einfluß von bösen Geistern zurück. Als vorbeugende Maßnahme werden Fleisch- und Reisspenden verschrieben.

Gewöhnlich wird ein lebensfähiges Kind im neunten oder zehnten Monat gebohren, manchmal im elften, selten jedoch im zwölften Monat. Nach dem achten Monat kann die Niederkunft jeden Tag erfolgen, und das ist auch der beste Zeitpunkt für die Geburt. Jede Abweichung oder Störung kann eine Verzögerung bringen. Ein Blick in den Uterus, während sich das Leben entwickelt, wäre interessant. Susruta schreibt: „Die Ausscheidungen des Fötus sind gering, und *vayu* findet keinen Zugang zum Dickdarm; daher entläßt er, während er sich im Mutterleib befindet, weder Kot noch Urin noch Winde; der Mund des Fötus ist mit *jarayu*[9] bedeckt und die Kehle mit Schleim gefüllt, so daß alle Zugänge für *vayu* verschlossen sind und das Kind in seiner Lebensphase als Fötus weder atmet noch weint." Das Kind ruht mit zusammengekrümmtem Körper in der Gebärmutter. Der Kopf zeigt nach unten, das Gesicht ist dem Rücken der Mutter zugekehrt. Daher tritt es bei der Geburt auch mit dem Kopf zuerst hinaus. Diese Lage ermöglicht es dem Föten, möglichst wenig Raum im Uterus einzunehmen. („Ayurvediya Shariri" von G. V. Purohit)

Die Ernährung des Fötus wird gleichermaßen ausführlich von Caraka und Susruta beschrieben. Es herrschen zwar unterschiedliche Meinungen über die Reihenfolge der Entwicklungsphasen, doch die Lehrmeinung des DHANVANTARI wird als verbindlich und endgültig angesehen.

Verschiedene Faktoren beeinflussen die Bildung des Fötus: Vater, Mutter, Nahrungssäfte, die Lebenskraft, die geistigen Fähigkeiten und die Anpassungsfähigkeit. Vom Vater stammen die festen Teile wie Haare, Bart, Körperbehaarung, Knochen, Nägel, Zähne, Adern, Muskeln, *dhamani*[10], Samen und ähnliches. Von der Mutter stammen die weichen Teile wie Fleisch, Blut, Fett, Mark, Gehirn, Herz, Leber, Milz, Eingeweide und der After. Die Nahrungssäfte (*rasa*) erzeugen Festigkeit, Körperstärke, Aussehen, die Kräfte der Erhaltung und der Vernichtung. Die Lebenskraft erzeugt die Wachheit der Sinne, die Wahrnehmung, die Urteilskraft, langes Leben, die Fähigkeit, Schmerzen zu ertragen und Freude zu empfinden. Die Anpassungsfähigkeit erzeugt Körperkraft, Gesundheit, Stärke, Hautfarbe und Verstand. Die fünf Hauptelemente oder Grundbestandteile spielen ebenfalls eine Rolle.

Die sieben Hautschichten werden benannt und beschrieben. Der Leser sollte sich hier vergegenwärtigen, daß die altindischen Ärzte des Ayurveda diese Ergebnisse erzielt haben, ohne über die Hilfsmittel moderner Mikroskope zu verfügen.

Um das Geschlecht des Fötus festzulegen, sind verschiedene Hinweise angegeben: Wenn die Mutter zum Beispiel zuerst an der rechten Brust ein Sekret absondert, wenn ihr rechtes Augenlid schwerer ist, wenn sie mit dem rechten Fuß zuerst auftritt, wenn die Dinge, nach denen sie verlangt, maskulin im Genus sind, wenn sie sich an prächtigen Lotosblüten erfreut oder allgemein an Dingen mit maskuliner Zuordnung und gefälligem Aussehen, dann darf man davon ausgehen, daß das Kind männlich wird. Das Kind kann weiblich werden, wenn ein genau gegensätzliches Verhalten beobachtet wird. Die Möglichkeit von Zwillingen besteht, wenn der Leib der Schwangeren in der Mitte wie bei einem Teller nach innen gewölbt ist.

Weiter sind Regeln aufgestellt, was eine Frau während der Menstruation, während der Schwangerschaft und nach der Entbindung tun soll. Eine ausführliche Beschreibung von Entbindungsheimen, sowie deren Ausstattung, Medikamente, Heildrogen, Instrumente, Apparaturen wird gegeben. Derartige Heime heißen *„sutikagara"*. *„Sutika"* bedeutet die Wöchnerin, *„agra"* heißt Heim.

Außerdem werden Diätvorschriften für die Zeit vor und die Zeit nach der Geburt angeführt.

Aus dem Gesagten wird deutlich, daß die altindischen Ärzte Meister auch auf den Gebieten der Geburtshilfe und der Gynäkologie gewesen sind. Im *sarirasthana*, also dem Teil, der sich mit Anatomie beschäftigt, der Caraka Samhita, Susruta Samhita und Ashtanga Hridaya findet sich sowohl allgemeines wie spezielles Wissen zu diesen Gebieten, doch kommt das größte Verdienst KASYAPA zu, der den Kashyapa Samhita verfaßt hat. Ein ganzes Kapitel, der *Kaumara bhritya*, beschäftigt sich mit Geburtshilfe und mit Gynäkologie und Pädiatrie. Zum Gebiet der Pädiatrie zum Beispiel gibt er hier umfassende Informationen über Gesundheit, Kinderkrankheiten und über deren Heilung.

Liebeskunst und genaue Kenntnisse von Zeugung und Geburt werden im Ayurveda ausführlich übermittelt. Dieses Wissen sollte eigentlich für jeden Mann und jede Frau interessant und nützlich sein.

In dem Abschnitt über den Samen schreibt SUSRUTA: „Ein Mann ist unfähig ein Kind zu zeugen, dessen Samen von *vayu, pitta* oder *kapha* gestört ist und daher einen entsetzlichen Gestank ausströmt oder dem Aussehen nach klumpig ist oder wie stinkender Eiter aussieht oder dünn fließt oder wie Urin riecht etc." Er zählt dann im folgenden die einzelnen Symptome für einen zeugungsunfähigen Samen auf: „Samen, der von *vayu* gestört ist, nimmt eine rötlich-schwarze Färbung an und ruft bei der Ejakulation Schmerzen hervor, die charakteristisch für *vayu* sind." Samen, der von *pitta* gestört ist, „färbt sich gelblich oder bläulich, ruft bei der Ejakulation einen ganz eigenen Schmerz verbunden mit einer Art Brennen hervor". Samen, der von *kapha* gestört ist, „ist weiß und verursacht beim Ausfließen einen Schmerz oder ein Jucken, das speziell dem *kapha* zugeordnet ist". Samen, der durch Blut verunreinigt ist, ist blutig-rot gefärbt und ruft Schmerzen verschiedener Art hervor, die alle typisch für den gestörten *rakta* sind. Der Samen stinkt wie ein verwesender Kavader und wird in großen Mengen ausgestoßen. Die ersten drei Arten einer Störung oder Erkrankung des Samens sollte ein fähiger Arzt durch Anwendung von heilenden Ölen etc., durch schweißtreibende Mittel oder durch Einspritzungen kurieren. Einem Mann, dessen Samen einen fauligen Geruch ausströmt, sollte man ein linderndes Öl verschreiben, das man mit einem Aufguß und einem *kalka*[11] der Dhataki-Pflanze, mit Khadira und Dadima und Arzuna zubereitet hat. Es gibt weitere, ähnliche Rezepte für andere Erkrankungen des Samens. Der *artava* oder Monatsfluß kann ebenfalls von *vayu, pitta* und *kapha* gestört werden, und die Symptome werden einzeln aufgezählt. Anschließend folgen die Behandlungsmethoden des gestörten *artava* oder Monatsflusses sowie die entsprechenden Rezepte zur Heilung.

Über das Aussehen und die Beschaffenheit reiner *sukra* und *sonita* heißt es: „Samen, der durchsichtig wie Kristall, flüssig, glänzend, süß, duftend wie Honig oder von gleicher Farbe wie Öl oder Butter ist, muß als gesund gelten." „Das Menstrualblut *(artava)*, das rot wie das Blut eines Hasen ist oder wie Lackfarbe glänzt und auf der Kleidung keine Flecken hinterläßt (sobald man den Stoff in Wasser eingeweicht hat), kann als gesund gelten."

Anschließend an diese Ausführungen über *sukra* und *atrava* werden die Verhaltensregeln von Mann und Frau im Detail besprochen. Einige wollen wir hier zitieren: „Ein Mann, der mit seiner Frau einen Sohn zeugen möchte, sollte ihr Bett einen Monat lang meiden (bis einen Tag vor dem nächsten Monatsfluß). Dann soll er seinen Körper an den geraden Tagen ihrer Unreinheit salben oder mit Öl einreiben, am Nachmittag oder am Abend eine Mahlzeit aus gekochtem Winterreis *(sali)*, Milch und geklärter Butter einnehmen und anschließend ihr Bett aufsuchen. Die Frau soll ebenfalls einen Monat lang sexuell enthaltsam sein bis zu demselben Tag, an dem sie ihren Körper ebenfalls salben oder mit Öl einreiben, eine reichhaltige Mahlzeit aus Öl und *masa* (Hülsenfrüchten) einnehmen und in der Nacht mit ihrem Mann zusammenkommen soll. Nachdem der Mann die entsprechenden Veda Mantras rezitiert hat und in seiner Frau Vertrauen und Zuversicht geweckt hat, soll er sich in der sechsten, achten, zehnten oder zwölften Nacht ihrer Menses auf sie legen, um ein männliches Kind zu zeugen."

Es heißt weiter, daß eine Beiwohnung in einer dieser Nächte zu vermehrtem Reichtum, großer Nachkommenschaft und einem langen Leben des Mannes führt. Auf der anderen Seite aber führt eine Beiwohnung am fünften, siebten, neunten oder elften Tag des Menses zu der Zeugung eines weiblichen Kindes. Der dreizehnte und die darauf folgenden Tage bis zum nächsten Zyklusbeginn werden für eine Vereinigung abgelehnt.

„Eine Beiwohnung der Frau am ersten Tag des Monatszyklus kann das Leben verkürzen, und ein Kind, das aus dieser Verbindung geboren wird, stirbt unmittelbar nach der Geburt. Ähnliche negative Auswirkungen folgen auf eine Beiwohnung am zweiten oder dritten Tag. Ein Kind, das aus der Vereinigung am vierten Tag hervorgeht, hat ein langes Leben, wird sich gut entwickeln und bleibt immer bei guter Gesundheit. Der Samen, der während der Monatsblutung in den Mutterschoß gelangt, wird keine Frucht zur Folge haben, denn er wird wiederherausgespült wie ein Gegenstand, den man in ein fließendes Gewässer wirft, mit der Strömung fortgetragen wird. Daher soll sich der Mann während der ersten drei Tage der Unreinheit seiner Frau des Verkehrs mit ihr enthalten. Der Mann soll seiner Frau nicht mehr nach dem zwölften Tag ihrer Menses beiwohnen."

Nach der Schwängerung in einer der angegebenen Nächte sollen der Schwangeren drei oder vier Tropfen Milch vermischt mit dem Extrakt aus Pflanzen wie Laksmana oder Sahadevi in das rechte Nasenloch geträufelt werden, damit ein männliches Kind entsteht. Man soll dabei vor allem Sorge tragen, daß sie die Tropfen nicht wieder ausspuckt. Diese Zeremonie heißt *pumsavana sanskara.*[12]

Die Verbindung der vier wichtigsten Faktoren: Menses *(ritu)*, gesunde Gebärmutter *(ksetra)*, Nahrungsflüssigkeit *(ambu)* und gesunder Same *(bija)* sowie die genaue Beachtung der nötigen Regeln, sind für die Zeugung und die Entwicklung eines gesunden Kindes ebenso wichtig wie die rechte Jahreszeit, gute Erde, Wasser, guter Same und sorgfältige Pflege für das Aufgehen einer starken und gesunden Saat. Ein Kind, das aus einer derartigen Verbindung hervorgeht, ist dazu bestimmt, schön zu sein, lange zu leben, gesund, großzügig und tugendsam zu sein, den Göttern seiner Eltern zugetan zu sein und fähig, sich seiner kindlichen Pflichten den Eltern gegenüber zu entledigen. Verschiedene Formen der Impotenz werden ebenfalls beschrieben. Wir haben sie unten im Kapitel über *rasayana* und *vajikarana* behandelt.

Einem modernen Leser mag es seltsam vorkommen, daß Themen wie Zeugung etc. im Ayurveda unter dem Stichwort Anatomie auftauchen. Doch der Schüler des Ayurveda ist sich der Tatsache bewußt, daß der Ayurveda eben jeden Gegenstand erschöpfend und von Anfang bis zum Ende betrachtet und abhandelt. Man sollte hier vielleicht noch hinzufügen, daß der *rista* und der *arista*, die bösen Vorzeichen und Omen, die das Ende eines Lebens verkünden, ebenfalls im *sarirasthana* beschrieben werden.

Asthi (Osteologie)

Asthi (Knochen) als die härtesten Teile geben dem menschlichen Körper halt. *Vayu* ist in den Knochen enthalten, und die *malas*[13] der Knochen sind Nägel und Haare, so sagt VAGBHATA. Der Körper kann wegen der Knochen aufrecht und gerade stehen. Die Knochen verwesen und verfallen nicht wie das Fleisch oder die Haut. Die fleischigen Organe sind an den Knochen durch dicke *siras* (Gefäße) und Muskelbänder befestigt, und deshalb sind die Organe gut geschützt und können ihre Lage nicht verändern.

Asthi werden durch *meda* (Fett) gebildet und *prithvi mahabhuta* (Grundstoff Erde) ist in den Knochen reichlich vorhanden. *Meda* erzeugt durch seine natürliche Hitze eine feste Masse aus *prithvi*, *agni* und *vayu* und formt daraus die Knochen. Die Knochen gehören zum väterlichen Bestandteil des Fötus. *Vayu* erzeugt in den inneren Teil der Knochen, die mit *sneha* (eine Art Fett), das aus *meda* entstanden ist, eine schwammige Masse. Diese heißt *majja*, Mark.

Es gibt verschiedene Arten von Knochen: *Kapala* sind flache Knochen; *ruchaka* sind glänzende Knochen; *taruna* sind Knorpel; *nalaka* sind lange Röhrenknochen; *valaya* sind gebogene Knochen. Diese fünf Arten werden in den Texten an Hand von Beispielen beschrieben.

Zur Zeit der Veden wurde die Anzahl der Knochen im menschlichen Körper mit 360 angegeben. CARAKA schloß sich dieser Lehrmeinung an, während SUSRUTA 300 zählte. Nach moderner Erkenntnis muß die Zahl 203 lauten. Diese Abweichungen haben ihren Grund darin, daß einige Knochenarten, wie Knorpel oder Zähne, nicht immer hinzugezählt werden. Ansonsten aber ist die Zählung korrekt.

Sandhi (Gelenke)

Das Gelenk ist der Teil, an dem die Knochenenden *(asthi parva)* durch Bänder oder Sehnen zusammengehalten werden. Die Gelenke liegen tief und gut geschützt, wenn der Körper die idealen Voraussetzungen hierfür bietet, d. h. wenn alle Muskeln gut entwickelt sind.

Für eine reibungslose Bewegung der Gelenkteile gegeneinander sorgt der *slesaka kapha,* der ausschließlich in den Gelenken zu finden ist. Ist der *slesaka kapha* gestört, kann man knackende Geräusche feststellen, die entstehen, weil der Knochen bricht.

Sleshma dhara kala ist in den Gelenken aller Lebewesen vorhanden. Er läßt sich dem Schmieröl an der Radachse vergleichen, das für ein reibungsloses Drehen des Rades sorgt.

Kapha festigt die Gelenke, und wenn sich der *kapha* vermindert, leiern sich die Gelenke aus. Fehlt es an *mamsa* (Fleisch) dann beginnen die Gelenke zu schmerzen.

Der *majjavaha srota* befindet sich in den Knochen und in den Gelenken. Eine Klassifizierung der verschiedenen Gelenke entsprechend ihren Bewegungsfunktionen und ihrer Struktur wird in den Texten vorgenommen:

Es gibt zwei Arten von Gelenken: *sthira* (unbewegliche oder feste Gelenke) und *castavantha* (bewegliche Gelenke).

Ausführlich werden die Erkrankungen der Gelenke beschrieben. Nimmt der in den Knochen vorhandene *vayu* zu, so dringt er in die Gelenke vor und ruft einen allgemeinen Schwächezustand und große Schmerzen in den

Hüften, Knochen und Gelenken hervor. Schwellungen, die mit einem luftgefüllten Sack verglichen werden, treten auf und verursachen beim Anwinkeln und Ausstrecken der Glieder Schmerzen. Der Krankheitsherd von zum Beispiel Rheumatismus *(sandhivata)* oder Gicht *(vatarakta)* ist in den Gelenken zu suchen.

Snayus (Bänder und Muskeln)

Von den *snayus* heißt es, daß sie die Muskulatur bilden. Fleischige Organe sind mit *snayus* und *siras* an den Knochen befestigt. Daher sind sie geschützt und können weder verletzt werden, noch ihre ursprüngliche Lage verändern. *Snayus* sind aus *meda* (Fett) entstanden, dessen ölige Substanz durch die *siras* den Fötus ernährt. Daher ist die Beschaffenheit der *snayus* fester als die der *siras.*

Es existieren 900 *snayus*; 600 davon in den vier Extremitäten, 230 im Rumpf und allein siebzig im Hals. Die *snayus* sind ringförmig, groß und fettig und lang. Es sei daran erinnert, daß die Gelenke von den *snayus* (Bändern und Muskeln) zusammengehalten werden.

Vayu ist für die Bewegung in den *snayus* verantwortlich. In den Texten werden Verletzungen bzw. mögliche Verletzungen der *snayus* erwähnt.

Pesis (Muskeln)

Vayu dringt in das Fleisch ein und sondert den *pesi* ab. *Pesis* (Muskeln) umschließen alle *siras* (Adern), *snayus* (Bänder), Knochen und Gelenke. Und auf diese Weise werden die genannten vier Teile gestärkt und fester. Im Text werden die verschiedenen Namen der einzelnen *pesis* genannt, wie zum Beispiel dick oder dünn, fest oder hart, groß oder klein etc.

Im Körper eines Mannes gibt es 500 *pesis* — 400 in

den Extremitäten, 66 im Rumpf, 34 im Hals und Kopf. Im Körper der Frau finden sich zusätzlich vierzig weitere *pesis*, nämlich zehn oder mehr in jeder der zwei Brüste, vier in der Vagina, drei im Muttermund und drei dort, wo *sukra* und *artava* eindringen. Bei einem Mann befinden sich die *pesis* von Skrotum und Penis außen, während die entsprechenden *pesis* bei der Frau innen liegen und die Ovarien umschließen.

Srotas (Kanäle)

Es gibt zwei Arten von *srotas: bahir mukha*, d. h. solche, die nach außen führende Öffnungen haben, und *yoga vaha*.

Von den *bahir mukhas* wiederum gibt es neun: die beiden Ohren, die beiden Augen, der Mund, die beiden Nasenlöcher, der After und die Harnröhre. Die Frauen haben zusätzlich noch die beiden Brüste und die Vagina.

Die *srotas* transportieren unmittelbar die *dhatus* (die Grundsäfte des Körpers), die ihren Endzustand nach der Verarbeitung im Körper erreicht haben. Alle Stoffe im Körper, die entstehen, vernichtet oder ausgesondert werden, werden durch diese *srotas* geleitet:

Srota bezeichnet den gesamten Raum innerhalb des Körpers, in dem Säfte produziert oder befördert werden. Von daher wird der deutliche Unterschied zu den *siras* (Adern) und den *dhamanies* (Gefäßen und Nerven) verständlich. *Srotas* haben ihren Namen „Kanäle" erhalten, weil durch sie Flüssigkeiten oder Sekrete mehr oder weniger rasch oder häufig fließen, die die sieben *dhatus* mit Nahrung versorgen. Nach der Meinung einzelner Gelehrter ist der *purusa* nichts weiter als eine Kombination verschiedener *srotas*. Die *srotas* haben dieselbe Farbe wie der *dhatu*, den sie produzieren. Einige sind rund, einige groß und einige sehr klein. Aber alle zusammen bilden eine Art Gefäßnetz.

Die Anzahl der *srotas* ist an und für sich unendlich, doch einige Autoren nehmen eine endliche Zahl an und teilen sie in dreizehn Gruppen auf. Nach SUSRUTA existieren nur elf *srotas*. Diese werden im Kapitel 9 von SUSRUTAS *sarirasthana* zusammen mit den jeweiligen Symptomen und Hinweisen auf die verschiedenen Verletzungen wie folgt beschrieben:

Die beiden *srotas* (Kanäle oder Gefäße) des *prana* (Bronchien) haben ihre Wurzeln im Herzen und in den *dhamanis*, die *rasa* transportieren (Arterien der Lunge). Eine Verletzung einer dieser *srotas* verursacht schmerzhafte Kümmung des Körpers, Verlust des Bewußtseins (*moha*), Schüttelfrost und kann für den Patienten gefährlich werden.

Die *annavaha srotas* (die Kanäle oder Gefäße für die Nahrung) haben ihre Wurzeln im *amasaya* (Magen) und in den *dhamanis*, die die Speisen transportieren (Eingeweide). Eine Verletzung oder ein Durchbohren dieser *srotas* verursacht Blähungen, Koliken, Ekel vor Eßbarem, Erbrechen, Durst, Minderung des Sehvermögens bis zur Blindheit und kann sogar zum Tod führen.

Die *udakavaha*-Kanäle (Gefäße für das Wasser), von denen es zwei gibt, haben ihren Ursprung im Gaumen, und ein Durchstechen verursacht dem Patienten Durst und führt zum sofortigen Tod (d. h. innerhalb von sieben Tagen). Die *rasavaha*-Kanäle (Kanäle, die die Nährstoffe transportieren), von denen es ebenfalls zwei gibt, haben ihren Ursprung im Herzen und in den *dhamanis*, die die Säfte transportieren. Eine Verletzung oder ein Durchbohren dieser Kanäle verursacht *sosa* (Schwindsucht), und die Symptome entspechen denen, die bei einer Verletzung der *pramavaha*-Kanäle mit tödlichem Ausgang zu beobachten sind.

Die *raktavaha srotas* (Kanäle für das Blut), von denen es wieder zwei gibt, haben ihre Wurzeln in der Milz, der Leber und den *dhamanis*, die für den Bluttransport sorgen (Adern allgemein). Eine Verletzung dieser Kanäle hat Blässe, Rötung des Gesichts, Fieber, Hitzeempfindung, starke Blutung und Rötung der Augen zur Folge.

Die *mamsavaha srotas* (Kanäle für die Muskeln) haben ihren Ursprung in den *snayus* (Nerven), *tvak* (Flüssigkeit) und den bluttransportierenden *dhamanis* (Adern). Eine Verletzung einer dieser Kanäle zeigt sich durch Schwellung, Muskelschwund, Auftreten von Krampfadern und kann schließlich zum Tode führen.

Die *medavaha srotas* (Kanäle für das Fett), von denen es zwei gibt, haben ihren Ursprung in der Taillengegend (*kati*) und den Nieren (*vrikkas*). Eine Verletzung dieser Kanäle verursacht (heftige) Schweißausbrüche, speckiges Aussehen der Haut, Gaumenbelag, spürbare Schwellungen (an der verletzten Stelle) und Durstgefühl.

Die *mutravaha srotas* (Kanäle oder Gefäße für den Urin), von denen es zwei gibt, haben ihren Ursprung in der Blase und im Penis (*urethra*). Eine Verletzung einer dieser Kanäle zeigt sich durch eine Verstopfung der Blase, Unfähigkeit, Urin zu lassen, und in einer Empfindungslosigkeit der Genitalien.

Die beiden *sukravaha srotas* (Kanäle oder Gefäße für den Kot) haben ihren Ursprung im *guda* (After) und dem *pakvasaya* (Dickdarm). Eine Verletzung dieser Kanäle wird von einer völligen Verstopfung, begleitet von einem Anschwellen des Leibes, gekennzeichnet, weiter von einem unangenehmen Geruch und Darmverschlingung.

Die beiden *shukravaha srotas* (Kanäle oder Gefäße für den Samen) haben ihre Wurzeln in den Brüsten und in den Hoden. Eine Verletzung einer dieser Kanäle führt zum Verlust der Männlichkeit, verzögerter Ejakulation oder zu einer Beimengung von Blut zur Samenflüssigkeit.

Die beiden *srotas* zum *artava*-Transport haben ihren Ursprung einmal im Uterus, zum anderen in den *dhamanis,* die den *artava* (Menstruationsblut) transportieren. Eine Verletzung einer dieser Kanäle verursacht Sterilität, ein Aufhören der Menstruation und Unfähigkeit zur Vereinigung.

SUSRUTA hat keine *asthi, majja* oder *swedavaha srotas* erwähnt. Man sollte sich auch darüber klar sein, daß Frauen anstelle der *sukravaha srotas artava srotas* besitzen.

„Folgendes sind die allgemeinen Hinweise und Symptome von Verletzungen der *srotas:* Eine normale Funktion wird entweder verstärkt oder gehemmt; Geschwulste treten an den *siras* auf, und Stoffe wie *dosas, dhatus* oder *malas* wandern durch andere Körperteile und verlassen ihren angestammten Sitz."

Eine Behandlung der oben erwähnten Verletzungen wird in den Texten ebenfalls vorgeschlagen.

Marmas (lebenswichtige Körperpartien)

Marmas heißen die lebenswichtigen Stellen oder Teile des Körpers. Sie liegen dort, wo die fleischigen Teile, bestimmte *siras, snayus* und Knochen zusammentreffen und sich vermischen. Daher haben die Kräfte, die das Leben gewährleisten, ihren Ursprung an derartigen Stellen. Die Symptome, die bei einer Verletzung der *marmas* auftreten, entsprechen im einzelnen diesen bestimmten Stellen.

In einem *marma* sind die Grundstoffe von *soma, vayu, tej,* die *gunas* (Eigenschaften) von *sattva, rajas* und *tamas* enthalten, sowie die individuelle Seele.

Es gibt 107 *marmas*: elf in jedem der vier Glieder, zwölf in Leib und Brust, vierzehn im Rücken und siebenunddreißig in Hals und Kopf.

Die *marmas* hat man entsprechend der Art der Verletzung aufgegliedert. Es gibt *marmas,* deren Verletzung zum sofortigen, unmittelbaren Tod führen kann. Das sind die *sadhyahpranahara.* Es gibt andere, bei denen der Tod erst nach einer gewissen Zeit eintritt. Das trifft auf 33 *marmas* zu. Dann gibt es drei, bei denen der Tod eintritt, sobald der eingedrungene Fremdkörper entfernt wird, der die Verletzung verusacht hat. Bei 44 führt eine Verletzung zum Verlust bzw. zur Lähmung des entsprechenden Gliedes. Bei acht treten große Schmerzen auf. Wie wichtig es für die Chirurgie ist, die *marmas* genau zu kennen, liegt auf der Hand. Denn bei einer Operation muß der Arzt sorgfältig darauf achten, daß keiner der *marmas* verletzt wird. Die geringste Verletzung bereits kann sich als gefährlich erweisen und schreckliche Auswirkungen haben.

Siras (Adern)

Es gibt 700 *siras* in unserem Körper, schreibt Susruta: „Es gibt 700, aber es gibt eigentlich noch viele mehr, die man nicht mehr zählen kann, weil sie zu klein sind. Die *siras* erhalten und ernähren den Menschen durch Kontraktion und Expansion, so wie Kanäle und Wassergräben dafür sorgen, daß ein Feld oder ein Garten bewässert, feucht und fruchtbar ist."

Susruta gibt eine Klassifizierung der *siras*, nach der folgende vier Arten existieren: diejenigen Adern, die *vayu* enthalten, die, welche *pitta*, die, welche *kapha* und die welche *rakta* enthalten. Und Kaviraja K. L. Bhishagratna erklärt, daß „die *vatavaha siras* Nerven sind, die *pittavaha* Venen, die *kaphavaha* Lymphbahnen und die *raktavaha siras* Arterien". Kein Zweifel besteht darüber, daß die *siras* allgemein Gefäße des Körpers sind. In dem Sanskrit-Glossar am Ende seines Werkes definiert Sri G. V. Purohit die *dhamanis* als Nerven, als Kanäle für *vata* (Wind). Weiter nennt er sie „Kanälen oder Röhren oder Gefäße".

Susruta beschreibt die charakteristische Färbung der einzelnen *siras: Vatavaha siras* weisen eine zinnoberrote gelblich-rote Färbung auf und haben den Anschein, als wären sie mit *vayu* aufgeblasen. Die Gefäße des *pitta* sind blau gefärbt und fühlen sich bei Berührung warm an. Die Gefäße des *kapha* sind hart und kalt und weiß. Die Blutgefäße sind rot und weder sehr heiß noch sehr kalt."

Es existiert eine wichtige Strophe, in der es heißt: „Es gibt keine *siras* (Gefäße) im Körper, in denen ausschließlich entweder *vayu* oder *pitta* oder *kapha* enthalten ist. Daher sollen alle Gefäße so behandelt werden, als ob sie alle Arten *dosas* des Körpers gleichermaßen transportieren könnten, denn, sind sie gestört oder werden sie angeregt, so scheinen sie abwechselnd durch alle *siras* zu fließen. Daher heißen diese auch *„sarvavaha"*, was bedeutet, daß sie alles transportieren können."

Dhamanis

Susruta spricht von vierundzwanzig *dhamanis.* Alle haben sie ihren Ursprung in der Nabelgegend. Sri K. L. Bhishagratna bemerkt dazu: „Im selben Maße wie beim Fötus dienen die Gefäße, die ihren Ursprung im Nabel haben, dem Zweck der Ernährung, der Ausscheidung etc. und sind als Abbild des ersten, rudimentären Gefäßsystems zu verstehen."

Einige Autoren sind der Ansicht, daß man keine Unterscheidung zwischen *siras* (Venen), *dhamanis* (Arterien) und *srotas* (Kanäle) machen sollte, weil *dhamanis* und *srotas* nichts weiter als unterschiedliche Formen ein und derselben ursprünglichen *siras* (Gefäße) darstellen. Susruta vertritt eine gegenteilige Anschauung. Er schreibt: „Das ist falsch. Denn sie haben unterschiedliche Eigenschaften, Ursprünge, Funktionen und werden auch so im Ayurveda beschrieben."

Im Ayurveda jedoch finden wir eine weitere Beschreibung der Körperzirkulationen. Es heißt dort: *„Sabda-*

archi-jala santanvat", was den Fluß von *sabda* (Ton, Geräusch), *archi* (Feuer, Flamme, Licht) und *jala* (Wasser, Flüssigkeit) bedeutet. So wie der Ton sich nach allen Richtungen ausbreitet, die Flammen nach oben schlagen und das Wasser herabfließt, hat auch der Kreislauf im Körper drei Richtungen: nach oben, nach unten und quer verlaufend. Auch dies zeigt uns, welcher Art das Wissen der altindischen Medizin war. Die Richtung von *archi* (Feuer) deutet auf die Arterien hin, die Richtung von *sabda* (Wort, Geräusch) auf die der Venen und die Richtung von *jala* (Wasser) auf den Kreislauf in den Kapillaren. Ein anderer Textkommentar geht auf die Geschwindigkeit dieser drei Bewegungen — Licht, Ton und Flüssigkeit — ein. Licht ist das schnellste. Der Ton ist langsamer als das Licht, und am langsamsten ist das Wasser.

Das ist, kurz zusammen gefaßt, die Anatomie des Ayurveda. Die Ausführungen, wie sie uns in den Werken von CARAKA, SUSRUTA und VAGBHATA vorliegen, mögen einem modernen Mediziner verkürzt und stellenweise lückenhaft erscheinen. Doch glaubten diese Ärzte des Ayurveda, daß das, was sie niedergeschrieben haben, ausreichend sei — ausreichend jedenfalls soweit es die Physiologie, Pathologie und Therapie des Ayurveda betrifft.

Zum Abschluß dieses Kapitels wollen wir dem Leser eine Bemerkung von Vaidya Sri C. G. KASHIKAR, dem Verfasser des Buchs „Aryurvediya-Padarthavijnana" wiedergeben. Er schreibt: „Der Begriff *purusa* hat mehrere Bedeutungen. Verwendet man ihn im Zusammenhang mit ‚männlich' und ‚weiblich', so bedeutet er ‚männlich'. In den Veden und ihren Kommentaren bedeutet er Gott. Stellt man *purusa* und *prakriti* gegeneinander, bedeutet er Seele. In der Veterinärmedizin kann er Tier bedeuten. Im Ayurveda bezeichnet er den lebenden Menschen. Das Ziel des Ayurveda ist, die Gesundheit des Menschen zu erhalten und seine Krankheit zu heilen. Die Lebensdauer (*ayu*) eines Menschen beträgt hundert Jahre. *Ayus* (Leben), so nach CARAKA, ist die Verbindung von menschlichem Körper, Organen, Geist und Seele. Ayurveda ist die Wissenschaft, deren Ziel es ist, das, was günstig, und das, was ungünstig für das Leben ist, zu erkennen. Die Untersuchung der wesentlichen Teile des Menschen heißt im Ayurveda ‚*purusavichaya*'. ‚*Vichaya*' bedeutet Analyse, sorgfältige Prüfung. *Purusavichaya* heißt demnach Analyse oder Prüfung des Menschen."

DIE TRIDOSA-LEHRE

In den früheren Kapiteln haben wir gesehen, daß *vayu, pitta* und *kapha,* die drei dosas des menschlichen Körpers, normalerweise für die Erhaltung der Gesundheit sorgen. Überwiegt allerdings der eine von ihnen oder zwei oder auch alle drei, so ruft diese Störung des Gleichgewichts ein körperliches Unbehagen hervor, das man *roga* oder Krankheit nennt. Nun aber wollen wir die Tridosa genauer und im einzelnen betrachten.

Verschiedene Autoren haben sich bemüht, die Begriffe „*vayu*", „*pitta*" und „*kapha*" in moderne Sprachen zu übertragen. Ihre wörtliche Bedeutung — „Wind", „Galle" und „Schleim" — jedoch trägt kaum etwas dazu bei, den wirklichen Sinn der Bezeichnungen zu übermitteln.

Um die exakte Bedeutung der Begriffe *vayu, pitta* und *kapha* zu finden, sollte man am besten damit beginnen, die Grundlagen der Tridosa-Lehre ausführlich zu untersuchen. An anderer Stelle haben wir bereits erwähnt, daß der menschliche Körper aus fünf Gundbestandteilen oder Elementen — Erde, Wasser, Feuer, Äther und Luft — entstanden ist und daß *vayu, pitta* und *kapha* aus den Verbindungen dieser fünf Grundbestandteile (*mahabhutas*) miteinander gebildet werden. Diese Tridosas sind *dravyas* (Stoffe). Sie verfügen über bestimmte physikalische Eigenschaften und die entsprechenden Reaktionen. Im menschlichen Körper haben die Tridosas ihren bestimmten Sitz, wirken aber auch an anderen Stellen. Durch die tägliche Nahrungsaufnahme werden die drei dosas ständig neu produziert, und eben diese Produktion gewährleistet den normalen Ablauf der täglichen Lebensfunktionen. Einer der dosas, *vayu* nämlich, ist unsichtbar (*avyakta*), denn er besitzt keine meßbare Größe oder Form. Und er wird nur in seinen sichtbaren Äußerungen und Bewegungen, d. h. *vyakta karma*, erkannt. Die altindischen Philosophen hielten Sonne, Mond und Wind für die drei wichtigsten und ursprünglichsten Kräfte, die die Welt beeinflussen und regieren. Die Ärzte des Ayurveda sind sich ebenfalls darüber einig, daß *sarira vayu*, *sarira pitta* und *sarira kapha* in ihren Wirkungen dem Wind, der Sonne und dem Mond ähnlich sind. Die Wirkungsweise von *sarira pitta* wird mit der Sonne verglichen, die Wirkungsweise von *sarira kapha* wird mit dem Mond verglichen und die Wirkungsweise von *sarira vayu* wird mit dem Wind verglichen.

Die Körpereigenschaften von vayu, pitta *und* kapha

Die normale Aufgabe von VAYU ist die, den Körper zu erhalten und zu ernähren, und daher ist er der Urheber jeder Art von Bewegung im Körper. Er überwacht den Geist, damit dieser sich von unerwünschten Dingen ab- und erwünschten zuwendet; er vermittelt die Empfindungen des Gehörs und der anderen Sinne; er ist der eigentliche Ursprung der Sprache bzw. der Sprachfähigkeit; er ist es, der Geräusche und Berührungen bewirkt; durch ihn können wir überhaupt hören; er regt das Verdauungsfeuer an; er sorgt für die Ausscheidung von Urin, Kot und anderen verbrauchten Stoffen. Danach wird deutlich, daß *vayu* auch sehr treffend als *tantra-yantra-*

dhara bezeichnet wird. Das bedeutet: er erhält die menschlichen Lebensfunktionen, indem er dafür sorgt, daß ihr natürlicher Ablauf nicht gestört wird. Er richtet die Sinne auf die entsprechenden Gegenstände. Aus ihm sind auch alle Arten von Kanälen des Körpers, enge wie breite, entstanden. Besonders soll hier darauf hingewiesen werden, daß von allen drei *dosas vayu* eine hervorragende Stellung als der erste der Tridosa einnimmt. Vergleichbar dem Wind, der die Bewegung der Wolken am Himmel beherrscht, beherrscht *vayu* im Körper die Bewegungen von *pitta* und *kapha*. Die Zahl der Störungen, die auf *vayu* zurückgehen, wird mit achtzig angegeben, die, die auf *pitta* zurückgehen, mit vierzig und die, die auf *kapha* zurückgehen, mit zwanzig.

Die Eigenschaften von *vayu* kann man wie folgt beschreiben: Er ist trocken, flüchtig, nicht klebrig, leicht, kalt, durchdringend. *Rajas* dominiert. Er hat weder Geschmack noch Farbe.

Die Eigenschaften von PITTA kann man wie folgt beschreiben: Er ist leicht fettig, flüssig, nicht klebrig, beweglich, heiß auch bei Berührung. *Sattwa* dominiert. Sein Geschmack ist bitter, sein Geruch ist wie der von rohem Fleisch, und seine Farbe ist rot, gelb, grün etc. Die normale Menge von *pitta* im Körper beträgt fünf *anjali*.[14]

Die normalen Eigenschaften von KAPHA kann man wie folgt beschreiben: Er ist ölig, bewegungslos, klebrig und schleimig, schwer, kalt auch bei Berührung, träge, weich. *Tamas* dominiert. Im Geschmack ist er süß, seine Farbe ist weiß, und die normale Menge im Körper beträgt sechs *anjali*.

Diese Eigenschaften von *vayu*, *pitta* und *kapha* sind bezogen auf ihren jeweiligen Normalzustand.

Jeder der drei *dosas* ist weiter in fünf Arten untergliedert, von der jede einen Hauptsitz im Körper und eine bestimmte Funktion hat. Wir wollen ausführlich darauf eingehen. CARAKA hat fünf Arten des *vayu* beschrieben, während SUSRUTA außerdem noch fünf Arten von *pitta* und von *kapha* unterscheidet.

Die fünf Arten von vayu

Die fünf Arten von *vayu* heißen *prana, udana, vyana, samana* und *apana.*

PRANAVAYU dringt durch Nase und Mund ein und hat die Funktion, Nahrung aufzunehmen und durch die Speiseröhre in den Magen zu leiten. Er ist der Lebensspender (*„prana"* selbst bedeutet „Leben"). *Pranavayu* hat seinen Sitz im Gehirn, im Gesicht, in der Brust, den Ohren, der Nase und der Zunge. Als Hauptsitz des *pranavayu* aber kann das Herz gelten. Die normale Funktion des *pranavayu* besteht darin, die Herztätigkeit zu gewährleisten, und dafür zu sorgen, daß der Geist, die Sinne, der Verstand, die Arterien, Venen und Nerven richtig arbeiten. Hinzu kommen Hilfsfunktionen wie Ausspucken, Niesen, Atmen, Aufstoßen und Hinabbefördern der Nahrung durch die Speiseröhre. Einer der großen Autoritäten des Ayurveda hat gesagt, daß *„pranavayu,* nachdem er sich durch das Innere des lotusgleichen Herzens gezwängt hat, durch die Luftröhre nach draußen entweicht, um die Luft zu trinken. Und, nachdem er den Nektar der Luft in sich aufgenommen hat, dringt er wieder in den Körper ein, um ihn zu versorgen und das Verdauungsfeuer zu nähren."

Daraus ist ersichtlich, daß die altindischen Weisen des Ayurveda eine klare Vorstellung vom Vorgang des Ein- und Ausatmens, sowie von den entsprechenden Begleiterscheinungen hatten. „Der Nektar der Luft" kann heute „Sauerstoff" benannt werden; doch in Anbetracht dieser schlagenden Beweise können wir nicht behaupten, daß die altindischen Ärzte über das Atemsystem nicht Bescheid gewußt hätten. Wir haben bereits darauf hingewiesen, daß die Blutzirkulation vor mehr als 3000 Jahren in den Texten des Ayurveda beschrieben wurde. Ähnliches für den Atemvorgang nachzuweisen, ist ebenfalls möglich.

UDANAVAYU hat seinen Sitz im Nabel, in der Brust und im Hals. Er hat die besondere Neigung, nach oben zu steigen und bewirkt das Sprechen etc., indem er die Stimmbänder zum Vibrieren bringt. Ein anderer Kenner des Ayurveda fügt noch hinzu, daß *„udanavayu* in der Brust bleibt und dann nach oben in den Hals und in die Nase und nach unten in die Gegend des Nabels (*nabhiprades*) dringt". Der Hauptsitz des *udanavayu* ist im Hals der Kehlkopf und in der Brust die Lunge. In der Erzeugung von verschiedenen Lauten und der Sprache, in der Erhaltung der Körperkräfte und besonders in der Stärkung von Geist, Gedächtnis und Verstand liegen die Hauptaufgaben des *udanavayu.*

SAMANAVAYU hat seinen Hauptsitz in der Nabelgegend und steht in Verbindung mit der Verdauung, also dem Magen und dem Dünndarm, wo die Verdauungssäfte mit Hilfe von *samanavayu* fließen und angeregt werden. Er sorgt für eine normale Verdauung. Ferner kommt ihm die Aufgabe zu, den Fluß der Körpersäfte zu kontrollieren und zu gewährleisten. Hauptsächlich aber entzündet und entfacht er das Verdauungsfeuer oder *pacakapitta* und verdaut die Speisen. Seine wichtigste Funktion dabei besteht darin, nach der Verdauung aus dem Nahrungsbrei die Teile auszusondern, die für den Körper notwendig sind, und die Abfallprodukte in den Dickdarm zu befördern. *Samanavayu* bewegt sich demnach im gesamten Eingeweidetrakt. Die Hauptaufgabe besteht darin, die Nahrung aus der Speiseröhre entgegenzunehmen, in den Magen zu leiten und bei der Verdauung im Magen und Zwölffingerdarm zu helfen.

Und wiederum sehen wir, daß die Gelehrten des Ayurveda durchaus vertraut waren mit den Verdauungssäften, die von Magen, Leber und Bauchspeicheldrüse abgesondert werden, wie auch mit den Ursachen, die zur Absonderung führen. Die Nahrungssäfte und die Aufnahme deren nützlicher Bestandteile vom Körper, sowie die Ausscheidung der Abfallprodukte waren ihnen vertraut. Sie haben mit ihrer Beschreibung der Wirkungsweise von *samanavayu* gleichzeitig ein klares Bild von der Verdauung gegeben.

APANAVAYU hat seinen Sitz im unteren Teil des Verdauungsapparates, also im Dickdarm, in der Blase und in den Genitalien. Seine Funktion besteht darin, Kot (*malam*), Urin (*matra*), Monatsfluß (*artava*) und Samen (*veerya*) zunächst so lange zurückzuhalten, bis die entsprechende Zeit für die Ausscheidung gekommen ist, und dann den Urin durch die Harnröhre, den Kot durch den Mastdarm, den Monatsfluß durch die Vagina und den Samen durch die Harnröhre zu leiten. Er soll weiter dafür sorgen, daß der Fötus für die ungefähre Zeitdauer von neun Monaten und einigen Tagen im Mutterleib bleibt; und wiederum erfolgt die normale Niederkunft mit Unterstützung von *apanavayu*.

Dieser *vayu* hat eine nach unten strebende Bewegungsrichtung (aber man darf dabei nicht vergessen, daß zunächst die besondere Funktion des Zurückhaltens von Kot, Urin etc. erfüllt wird.). In dieser Beschreibung entdecken wir indirekte Hinweise auf die Harnwege und auf die anderen ähnlichen Ausscheidungsorgane.

Apanavayu ist einer der wichtigsten Faktoren im menschlichen Körper; denn, wird diese Abwärtsbewegung durch anomale Lebensgewohnheiten oder auch aus Gründen der Veranlagung gehemmt, drängt der *apanavayu* nach oben, so daß der Bewegungsfluß von Harn, Kot etc. zum Stillstand kommt. Ernste Beschwerden und starkes Unbehagen sind die Folge, wenn der *apanavayu* nach oben drückt, und der Mensch fühlt sich völlig hilflos. Bei der Behandlung derartiger Patienten überzeugte sich der Arzt gewöhnlich zunächst, ob der *apanavayu* überhaupt noch seine natürliche, nach unten gerichtete Bewegungstendenz besitzt, oder ob er durch den Einfluß anderer Faktoren eine unnatürliche und anomale Aufwärtsbewegung angenommen hat. In diesem letzten Fall verschrieb der Ayurveda-Arzt dann im allgemeinen Klistiere, heiße Umschläge und spezielle Mittel gegen Flatulenz (*vataanulomana*) und verhalf so dem Patienten zu augenblicklicher Erleichterung, indem er die aufwärts gerichtete Bewegungstendenz des *apanavayu* unterstützte. Einige Gelehrte des Ayurveda behaupten sogar, daß zahlreiche Zustände eines gestörten oder unnatürlichen Aufwärtsdrangs des *apanavayu* Symptome hervorrufen, die in ihrem eigentlichen Ausmaß — Unwohlsein, Unbehagen, Schmerzen in der Brust etc. — von der modernen Medizin nicht erkannt und ohne zwingenden Grund als Herzinfarkt oder ähnliche Herzattacken mißdeutet werden.

VYANAVAYU fließt durch den ganzen Körper und transportiert die Nahrungssäfte (*rasa*) und das Blut durch den gesamten Organismus. Der Hauptsitz ist das Herz, und von dort aus fließt der *vyanavayu* durch den Körper. Er fließt sehr rasch und bewirkt fünf Bewegungsarten: Zusammenziehen, Ausdehnen, Aufwärts- und Abwärtsbewegung und andere allgemeine Bewegungen. Er trägt dazu bei, daß sich der Schweiß bildet. Und das Öffnen und Schließen der Augenlider wird ebenfalls von *vyanavayu* verursacht. Ferner auch das Gähnen. Weiter, heißt es, bewegt der *vyanavayu* das Sperma in Vagina und Uterus, so daß eine Verbindung von Samen- und Eizelle überhaupt erst möglich wird. Wir haben somit gesehen, daß *vyanavayu* in Beziehung zum Blutkreislauf und zu anderen entsprechenden Bewegungsabläufen innerhalb des Körpers steht, und daß er die Ursache für das Fließen der verschiedenen Körpersäfte ist.

Die unterschiedlichen Wirkungsweisen dieser *vayus* vermitteln uns ein vollständiges Bild von Blutkreislauf, Atmungsorganen, Verdauungs- und Ausscheidungsapparaten und einiger anderer Organfunktionen in unserem Körper. Das bedeutet, daß die Gelehrten des Ayurveda durchaus eine umfassende Vorstellung von den genannten Organsystemen hatten. Wir haben an anderer Stelle bereits darauf hingewiesen, daß wegen der fehlenden Vervielfältigungsmöglichkeiten die Schwierigkeit auftrat, Untersuchungen nicht so detailliert ausführen zu können. Daher haben die Ayurveda-Autoritäten nur kurz, aber nichtsdestoweniger streng wissenschaftlich dargelegt, wie es sich mit den verschiedenen Bewegungsabläufen innerhalb des Körpers verhält. Und noch einmal sei betont, daß diese Gelehrten, die in späteren Kapiteln ihrer Werke die Therapie für die unterschiedlichen Erkrankungen aufzeigen, nicht allein die wichtigsten und wirksamsten Kräuter und Heildrogen kannten, sondern darüberhinaus genau über die verschiedenen Organe und Organsysteme des Körpers sowohl im gesunden wie im angegriffenen Zustand Bescheid gewußt haben.

Die fünf Arten von pitta

Nach den Texten des Ayurveda werden die Funktionen von *pitta* wie folgt beschrieben: Färbung oder Pigmentierung, Verdauung, Körperwärme, Verstand, Sehkraft, Hunger, Durst, Weichheit des Körpers, Ausstrahlung, Frohsinn und Mut.

PACAKAPITTA heißt derjenige *pitta,* der den Hauptanteil an der Verdauung der Nahrung hat. Sein Sitz ist der Zwölffingerdarm, also zwischen *amasaya* und *pakvasaya.* Er ist, so heißt es, durchsichtig, heiß und dickflüssig. Wenn, wie wir gesagt haben, daß alles *pancabhautika* ist, dann ist dieser *pitta* ebenfalls *pancabhautika,* wobei allerdings die Eigenschaft von *teja* (Feuer) überwiegt. Er scheidet außerdem nach der Verdauung die brauchbaren Nahrungssäfte von den unbrauchbaren und unterstützt die vier anderen *pittas* in unserem Körper.

RANJAKAPITTA heißt die Hitze, die dem Nahrungssaft, der in Leber und Milz aus eigenem Feuer verdaut wird, Farbe verleiht, so daß er rot wird. Dieser *pitta* hat seinen Hauptsitz in der Leber und in der Milz und ist leuchtend rot. Nach der Ayurveda-Lehre sind Leber und Milz Sitz des Blutes. Wie jeder andere normale Stoff, der den Körper nährt (*dhatu*), beschreibt auch das Blut einen Kreislauf im Körper. Zusammenfassend und knapp kann man sagen, daß *ranjakapitta* dem *rasa*, also dem Nahrungssaft, die rote Farbe verleiht.

SADHAKAPITTA hat seinen Sitz im Herzen, ist wegen seiner besonderen Wirkungsweise der feinste aller *pittas* und unterstützt die Normalfunktion von Verstand und Gedächtnis. Durch diese Funktion des *sadhakapitta* werden die Wünsche und Sehnsüchte des Menschen erfüllt, doch vertreibt er die *tamas*.

ALOCAKAPITTA hat seinen Sitz in den Pupillen und verhilft zu normaler Sehkraft.

BHRAJAKAPITTA (das, was glänzt) hat seinen Sitz in der Haut. Er gibt der Haut die normale Tönung. Außerdem nimmt er jede ölige oder andere Substanz auf, die in die Haut einmassiert wird. Er gewährleistet eine normale Haut. In der Hauptsache aber sorgt er für strahlendes Aussehen und Schönheit.

Es muß hier darauf hingewiesen werden, daß jeder der fünf beschriebenen *pittas,* auch wenn sie unterschiedlich lokalisiert sind und unterschiedlich wirken, doch unter dem Allgemeinbegriff „*pitta*" einzuordnen sind. Daher treffen alle Eigenschaften, die für *pitta* allgemein gelten, auch auf jede dieser fünf speziellen Arten zu. Die drei *dosas* sind eben auch als sichtbare Stoffe (*dravya*) zu verstehen, wie bereits weiter oben gesagt, und zu ihnen gehören selbstverständlich auch die fünf *pittas.*

Die fünf Arten von kapha

Nach den altindischen Texten sind die Haupteigenschaften von *kapha* die folgenden: Klebrigkeit, Ernährung, Verbindung der Gelenke, Festigkeit des Körpers, Erhaltung der sexuellen Kraft, Stärke, Nachsicht, Geduld und Enthaltsamkeit.

Die Körpereigenschaften von *kapha* sind die folgenden: bewegungslos, klebrig, schleimig, schwer, süß, träge, kalt, weich, weiß. *Tamas* dominiert. Und im Körper ist es in der Menge von sechs *anjali* vorhanden.

KLEDAKAKAPHA: Wenn wir Nahrung zu uns genommen haben und diese den Magen erreicht, findet sich dort ein *kapha*, der *kledakakapha* (der, der anfeuchtet). Er feuchtet die Nahrung an und zerteilt sie anschließend in kleine Stücke. Er wird im Magen als schaumige Flüssigkeit abgesondert. Von allen fünf Arten ist dieser *kapha* der wichtigste, und er ernährt die anderen vier *kaphas* wegen seiner besonders feuchten Beschaffenheit.

AVLAMBAKAKAPHA (der, der etwas unterstützt) hat seinen Sitz in der Brust und bewahrt das Herz durch seine abkühlende Wirkung vor übermäßiger Hitze. Er verleiht dem Herzen besondere Kraft. Er wirkt zusammen mit dem *rasa dhatu* auf das Herz.

BODHAKAKAPHA (der, der für die Wahrnehmung sorgt) befeuchtet alles, was mit der Zunge in Berührung kommt und vermittelt den Geschmack der verschiedenen Stoffe. Der *bodhakakapha* hat seinen Sitz in dem Raum zwischen Zungenwurzel und Schlund. Er befeuchtet die Speisen bevor sie durch die Speiseröhre in den Magen gelangen. Durch den *bodhakakapha* kennen wir den Geschmack von Speisen, und er spielt auch eine Rolle bei der Entstehung von Appetit und Gelüsten. Wenn wir Speisen sehen, die wir lieber als andere Speisen essen, dann bildet sich dieser *kapha* in Überfluß.

TARPAKAKAPHA (das, was befriedigt) kühlt die

Sinnesorgane (Gehör, Gesicht etc.) und hat seinen Sitz im Kopf. Er übt eine beruhigende Wirkung aus und sorgt dafür, daß die Sinne funktionieren.

SLESAKAKAPHA (das, was verbindet) hat seinen Sitz in den Gelenken und verleiht ihnen Festigkeit. Durch seine klebrige Eigenschaft verhindert der *slesakakapha* das Entstehen von zu großer Hitze in den Gelenken und schützt sie so. Er macht die Bewegungen geschmeidig und trägt dazu bei, daß die Knochen mühelos bewegt werden können, ohne daß der Körper an Festigkeit verliert.

Man kann daraus sehen, daß die Gelehrten des Ayurveda durchaus vertraut mit den verschiedenen Wirkungen und Vorgängen im Körper waren. Jeden Vorgang schrieben sie einem bestimmten Typ der Tridosa zu. Zum Beispiel hat der Leser erfahren, daß das Herz (*hridaya*) der Sitz von *pranavayu*, *sadhakapitta* und *avlambakakapha* ist. Und es ist gleichermaßen der Sitz von *rasa dhatu*. Nun, es wäre der Mühe wert, die Wirkungsweisen genau zu untersuchen und den einzelnen dosa-Typen die entsprechenden modernen Namen zuzuordnen. Einige Autoren haben dies tatsächlich versucht. Einige von ihnen zum Beispiel erklären, *ranjakapitta* ist nichts anderes als Hämoglobin, also roter Blutfarbstoff; einige wieder halten *pacakapitta* für nichts weiter als eine Mischung der Verdauungssäfte wie Magensäure, Galle und Sekret der Bauspeicheldrüse; einige bezeichnen *bodhakakapha* als Speichel etc.; einige wieder bezeichnen *tarpakakapha* als Gehirnflüssigkeit; andere halten *pranavayu* für Sauerstoff. Auf diese Weise wurde der Versuch unternommen, jede Angabe mit modernen Begriffen verständlich zu machen. Aber wir fürchten, daß dies nutzlose Bemühungen bleiben, wenn sich nicht eine Gruppe Mediziner daranmacht, den Ayurveda gründlich zu studieren und zu verstehen und erst dann die gebräuchliche moderne Terminologie einsetzt. Was bisher geschehen ist, war eher eine zufällige Benennung der einzelnen dosas.

Die verschiedenen Arten von agnis

Die Hauptaufgabe von *agni* ist, die Speisen mit Hilfe von *vayu* zu verdauen. Im Ayurveda werden dreizehn Arten von *agni* unterschieden, sieben *dhatu agnis* (d. h. *agnis* der sieben *dhatus* des Körpers), fünf *bhuta agnis* (d. h. *agnis* der fünf *bhutas* des Körpers) und ein *jathara agni*, das Verdauungsfeuer im Magen. Von allen dreizehn ist der *jathara agni* der wichtigste. Der *jathara agni*, enthalten im *pacakapitta*, ist gleichzeitig die Wurzel aller *agnis* des Körpers. Er sorgt für die gleichmäßige Körperwärme. Er erhält die Gesundheit und die Stärke und sorgt für die Weiterentwicklung. Er vermehrt die Körperenergie, und der Körper erhält durch ihn ein strahlend gesundes Aussehen. Wird dieses Feuer eingedämmt, erlischt das Leben; wird es auf einer normalen Stufe gehalten, lebt der Mensch lange und gesund. Wird dieser *agni* gestört, erkrankt der Mensch; daher wurde *agni* auch als Ursache für Gesundheit und Krankheit gleichermaßen beschrieben.

Agni ist eine bestimmte Erscheinungsform von *pitta* und ist an jeder Stelle des Körpers vorhanden. Daher findet in jedem Körperteil ein ständiger und ununterbrochener Prozeß der Verdauung statt. Weil die *dhatus* ständig verdaut bzw. umgewandelt werden, fallen entsprechend Abfallprodukte im Körper an. Sie entstammen in erster Linie der Nahrung. Nahrung dient als Brennstoff für das Verdauungsfeuer und für die Erhaltung der Körperwärme. CARAKA riet in seinem Werk, die Körperwärme durch eine regelmäßige und angemessene Brennstoffzufuhr in Form von Speisen gleichbleibend zu erhalten; und SUSRUTA nennt die Nahrung „den Garanten für Stärke und Vitalität“. Selbst die Samen- und die Eizellen, deren Verschmelzung neues Leben erzeugt, entsteht letztlich aus Nahrung. Nahrung ist dabei die eigentliche Ursache von Entstehung und Erhaltung des normalen Lebens. Die Qualität der Speisen sollte deswegen gut sein;

sie sollten alle *rasas* (Geschmacksrichtungen) enthalten, und sie sollten sorgfältig verdaut werden. Denn, werden die Speisen nicht gut verdaut, kann der Körper nicht ernährt werden. „Unverdaute Nahrung besitzt keinen Nährwert", wie CARAKA sagt. Die Verdauung ist nötig, um die Nahrung so zu verändern, daß sie dazu dienen kann, vom Körper aufgesogen und aufgenommen zu werden.

Es gibt sechs Faktoren, die in den Ayurveda-Texten als Hilfsfunktionen bei der Verdauung genannt werden: 1. *pacakapitta* oder *agni* (Feuer); 2. *samanavayu*; 3. Feuchtigkeit; 4. *kledakakapha*, der die Klebrigkeit bewirkt; 5. Zeit und 6. eine angemessene Verbindung aller fünf zuerst genannten Faktoren.

Vayu zieht die Speisen hinunter in den Magen, schafft sie in die Nähe von *agni* und entzündet zugleich *agni* (das Verdauungsfeuer); die Feuchtigkeit zerstört die harte Konsistenz der Nahrung; *kapha* glättet durch seine schleimige Eigenschaft die Nahrung; Zeit ist nötig, um den Vorgang der Verdauung zu vollenden; eine Verbindung aller dieser Wirkstoffe ist nötig, um die Endprodukte aus der Verdauung zu erhalten, welche wiederum durch ihre Ernährung der einzelnen Bestandteile des Körpers für einen normalen Entwicklungsprozeß sorgen.

Es gibt vier Arten von Speisen: 1. *asita* — Nahrung wie Reis, Korn, Brot etc.; 2. *pita* oder Flüssigkeit — Wasser, Milch; 3. *lidha* oder halb-festes wie Curry; 4. *khadita* oder festes wie Früchte etc.

Die unterschiedlichen Arten von Speisen — alle sind *pancabhautika* — werden zunächst vom Verdauungsfeuer im Magen und dann von den jeweiligen speziellen Verdauungsfeuern, wie sie den fünf Grundbestandteilen des Körpers zugeordnet sind, verdaut (*panca-bhutagnis*). Daher wird der der Erde zugehörende oder feste Anteil von *parthivaagni* verdaut; der dem Wasser zugehörende oder flüssige von *apyaagni*, der dem Feuer zugehörende oder heiße Teil von *taijasaagni*, der der Luft zugehörende oder gasförmige Teil von *vayavyaagni* und der dem Äther zugehörende Teil von *nabhasaagni*. Der *parthiva*-Anteil der Speisen wird für die Ernährung der Muskeln, Knochen und anderer fester Teile des Körpers verwendet. Der *apya*-Teil ernährt Chylus, Lymphe, Blut und andere flüssige Teile des Körpers etc.

Die Rolle der Tridosa

Wir wollen uns nun mit der Wirkung der Tridosa auf unsere Ernährung befassen. Unsere Speisen haben sechs Geschmacksrichtungen, die *rasas* heißen: süß, sauer, salzig, scharf, bitter, zusammenziehend, gegenüber den vier Geschmacksrichtungen, die die moderne Physiologie unterscheidet. Die Nahrung, die wir essen, wird zunächst vom *bodhaka* bzw. vom *kledakakapha* im Mund bzw. im oberen Teil des *amasaya* verdaut. Dieser Vorgang heißt „*madhuravipaka*" (besonderer Vorgang der Verdauung von süßen Stoffen), da *kapha* selbst süß ist. Dann setzt die Wirkung von *pitta* auf den Nahrungssaft ein, die „*amlavipaka*" heißt, wobei „*amla*" die Eigenschaft von *pitta* bezeichnet. Nach der Aufnahme der feinen Teile des Nahrungssaftes wird der grobere Abfall in den Dickdarm geleitet, wo er von *agni* ausgetrocknet wird. Das wird „*katuvipaka*" genannt. Alle diese Vorgänge heißen „*vipakas*" und sind Verdauungsvorgänge, die jeweils in einem bestimmten Bereich stattfinden.

Diese Vorgänge können, je nach Beschaffenheit der Nahrung, die wir zu uns nehmen, Veränderungen erfahren. Essen wir zum Beispiel Mahlzeiten, die sehr süß sind (*madhura anna*), so findet im Mund und Magen der Verdauungsvorgang *madhuravipaka* statt, der durch den süßen Geschmack der Speisen angeregt wird und eine Überproduktion von *kapha* zur Folge hat. Enthält aber unsere

Nahrung ein Übermaß an *amla* (sauer) *rasa,* findet der normale Verdauungsvorgang für Süße im Mund und im Magen statt; dort kommt der Nahrungssaft in Berührung mit *pitta,* und es beginnt ein Vorgang, der *„amlavipaka"* genannt wird und auf Grund des übermäßig sauren Geschmacks im Essen angeregt wird. Auf ähnliche Weise wird eine besonders bittere Mahlzeit von *vayu* und der natürlichen Verdauungstätigkeit im Dickdarm verarbeitet, und durch das Übermaß an bitterem Geschmack wird *katuvipaka* angeregt.

Rasas (Geschmacksrichtungen)

Es ist leicht verständlich, daß, ist bei einer Speise eine Geschmacksrichtung vorherrschend, einer der *vipakas* — *madhura, amla* oder *katu* — auch besonders angeregt wird. Der Ayurveda empfiehlt deshalb eine ausgeglichene Ernährung, die alle Geschmacksrichtungen enthält und daher auch die drei *vipakas* in gleichem Maße anregt.

Wir haben weiter oben gehört, daß jede Körperbeschaffenheit auch eine Vorliebe für eine bestimmte Geschmacksrichtung hat: die *vatika*-Konstitution bevorzugt süße, saure und salzige Gerichte, die *kaphaja*-Konstitution dagegen eher bittere usw. Geschmacksrichtungen. Das ist eine ganz natürliche Vorliebe, die auf den Wirkungen verschiedener *rasas* auf die *dosas* beruht. Jeder *rasa* übt auf einen *dosa* eine bestimmte Wirkung aus, und das ist ein sehr interessantes Thema. Die *rasa*-Lehre überhaupt nimmt einen wichtigen Platz innerhalb der Heilkunde des Ayurveda ein. Die altindischen Gelehrten haben bei ihren Beschreibungen der einzelnen Heildrogen ebenfalls angegeben, welche Haupt-*rasas* jeweils in der Droge, in dem Kraut oder in dem Mittel vorhanden sind. Die *rasa*-Lehre läßt sich auf Nahrungsmittel anwenden, und wir können diese in vier verschiedene Kategorien aufteilen: *dhanya* (alle Getreide und Gewürze), Gemüse, Früchte und Fleisch. Weiter unten werden wir jeden Bestandteil der Nahrung anführen und den jeweiligen vorherrschenden *rasa* angeben. Es ist keineswegs schwierig, herauszufinden, auf welche Weise die Gelehrten des Ayurveda das Vorhandensein eines bestimmten *raşa* in einem Nahrungsmittel festgelegt haben. *Rasa* bedeutet Geschmack. Sechs Arten von Geschmacksrichtungen hat man unterschieden. CAKRAPANI, der weise Kommentator von CARAKAS Werken, hat geschrieben, daß für gewöhnlich der Geschmack eines Nahrungsmittels durch Schmecken und durch die Zunge bestimmt wurde (SUSRUTA erwähnt, daß verschiedene Geschmacksempfindungen an der Zungenspitze, in der Mitte und am Ende der Zunge vorherrschen). Man hat den *rasa* jedoch auch auf Grund der Reaktion eines Nahrungsmittels und auf Grund der Wirkung auf die Konstitution definiert. So wie die Lehre von *vayu, pitta* und *kapha* die Grundlage für die Körperkonstitution darstellt, so ist die *rasa*-Lehre die Grundlage für Ernährungsvorschriften und Heilmittel. In Kapitel zehn wird der Leser mehr darüber erfahren.

„Wahre Größe liegt im Kleinen“ — dieser Grundsatz Aristoteles gilt gleichermaßen für die Gesundheit des Körpers wie für die geistige und moralische Lauterkeit. Die drei *dosas* gewährleisten den normalen Gesundheitszustand, wenn sie sich im Gleichgewicht befinden; aus dem Gleichgewicht gebracht, entsteht durch sie ein Zustand, den wir Krankheit nennen. Um dies genauer zu verstehen, werden wir uns ausführlicher mit Physiologie beschäftigen müssen.

Unser Körper heißt *sarira* und besteht aus den fünf Grundstoffen Erde, Wasser, Feuer, Äther und Luft; und wenn diese Grundbestandteile mit der Seele verbunden werden, heißt er *purusa*. Es gibt andere Theorien, die das Wesen des *purusa* beschreiben; daß *purusa* aus sechs Faktoren, nämlich den genannten fünf Grundstoffen und der

Seele, besteht, ist der wichtigste Lehrsatz, der von SUSRUTA aufgestellt wurde. „Der *purusa* ist der Gegenstand der medizinischen Behandlung", schrieb er. Das trifft genauso auf das Tierreich zu, und entsprechend kann man von einem Löwen oder von einem Hund sagen, daß er ebenfalls aus sechs Bestandteilen, den fünf Grundstoffen und der Seele, besteht. Die Frage erhebt sich nun, ob auch die Tiere nach den Richtlinien des Ayurveda behandelt werden können. Und die Antwort ist, daß es für die Tiere spezielle Werke wie den Gaja Ayurveda (Ayurveda-Behandlung für Elefanten), den Aswa Ayurveda etc. gibt; doch wir wollen uns hier allein auf den Menschen beschränken.

Dhatus (Bestandteile des Körpers)

Es gibt sieben Bestandteile des Körpers: *rasa, rakta, mamsa, meda, asthi, majja* und *sukra*. Einige Autoren bezeichnen sie auch als „Elemente des Körpers", doch wir wollen sie Bestandteile des Körpers nennen, da sie allgemein *„dhatus"* heißen, und diese erhalten den Körper. Die Tridosas, die für eine normale Gesundheit sorgen, wenn sie selbst in einem normalen Zustand sind, werden bisweilen auch „Tri-*dhatus*" genannt; doch gewöhnlich bezeichnet *„dhatu"* einen der sieben Bestandteile, die wir weiter oben aufgezählt haben.

Jeder *dhatu* erfüllt eine bestimmte Funktion im Körper. *Rasa dhatu,* der aus dem Nahrungssaft entsteht, hat eine bestimmte nährende Wirkung. Er fließt durch die verschiedenen Kanäle des Körpers und speist das Blut. Auf die Sinne wirkt er beruhigend; überhaupt übt er auf den gesamten Körper beruhigend und erzeugt ein Gefühl der Zufriedenheit. Diese Wirkungen heißen *preenanama* und *tusti.*

Rakta dhatu, der aus dem *rasa dhatu* entsteht, wird

als *jivanam* oder Leben bezeichnet. Er erhält die normalen Lebensfunktionen und sorgt für die natürliche Gesichtsfarbe. Er nährt das Muskelgewebe und fördert die Lebenskraft.

Mamsa dhatu bedeckt die Knochen, trägt zur Stärkung des Körpers bei und nährt den *meda*.

Meda dhatu kühlt den Körper. Er verursacht die Schweißabsonderung und das fettige Aussehen der Haut, trägt bei zur Festigkeit und Versorgung der Knochen.

Asthi dhatu hält den Körper aufrecht und speist das Knochenmark.

Majja dhatu trägt dazu bei, daß der Körper feucht und klebrig und stark ist, füllt die Poren und Höhlungen in den Knochen aus und nährt den Samen.

Sukra dhatu verursacht Bewegung und vermittelt das Gefühl der Zufriedenheit. Seine Wirkung zeigt sich in der Körperkraft und der Befruchtung; weiter besitzt er die Fähigkeit, während des Geschlechtsaktes ausgestoßen zu werden.

Es gibt daneben noch andere, weniger bedeutende Bestandteile; einer zum Beispiel ist bei einer Frau zu finden, wenn sich nach der Entbindung aus dem Nahrungssaft Milch für den Säugling entwickelt und in den Brüsten gebildet wird, die das Kind nährt; ein anderer dieser untergeordneten Bestandteile verursacht bei der Frau den Beginn der Menstruation im Alter von etwa zwölf Jahren und ebenso das Ende im Alter von ungefähr fünfzig Jahren. Er wird vom *rasa* gebildet.

Dosas, dhatus und *malas* bilden den Körper. Wie gesagt, ist die Anzahl der *dosas* drei: *vayu, pitta* und *kapha;* die der *dhatus* sieben: *rasa, rakta, mamsa, meda, asthi, majja* und *sukra. Mala* sind drei an der Zahl: *mutra, sakrit* und *sweda.* Wir haben ausführlich die *Tridosas,* also die drei (flüssigen) Grundstoffe behandelt, sowie die *saptadhatus* oder die sieben Bestandteile des Körper. Jetzt wollen wir uns den verschiedenen *malas* oder

Körperausscheidungen zuwenden und ihre jeweiligen Funktionen beschreiben.

Malas (Ausscheidungen)

Die Haupt-*malas* sind *mutra* (Urin), *sakrit* (Kot) und *sweda* (Schweiß). Daneben hat man den *malas* auch den Terminus „*kitta*“ oder Abfallprodukt beigegeben. In Sanskrit bedeutet „*kitta*“ „Das, was fort muß“. Und es trifft ja auch zu, daß, nach dem Verdauungsvorgang und nachdem die notwendigen Stoffe aufgesogen und aufgenommen sind, die unverdauten Bestandteile, die aus dem *pakvashaya* oder dem Dickdarm mit Hilfe von *apanavayu* in den Mastdarm befördert und dann ausgeschieden werden, *purisa, vita, mala* oder *sakrit* genannt werden. Normalerweise werden auch die Nebenprodukte der *dhatus* als *kitta* bezeichnet. Im folgenden geben wir die vollständige Aufzählung der *malas*: 1. Das Nebenprodukt von *rasa dhatu* ist *kapha*; 2. Das Nebenprodukt von *rakta dhatu* ist *pitta*; 3. *mutra* (Urin); 4. *sweda* (Schweiß); 5. *purisa sneha* (fettige Ausscheidung des Darms); 6. *mala, vita* oder *purisa* (Kot); 7. *prajanana mala* (Ausfluß an den Genitalien); 8. *kha malas*: Absonderungen der Körperöffnungen wie *karna* (Ohrenschmalz); *twak* (fettiges Sekret der Haut), *nasika* (Nasenschleim), *asya* (Schleim, Speichel), *kesa* (Kopfhaar), *smasahru* (Barthaar), *loma* (Körperhaar), *nakha* (Nägel).

Mala und *sneha* bedeuten einfach ölige oder fettige Sekretion oder Ausscheidung.

Wir haben die Auswirkungen der *malas* auf den menschlichen Körper in Kapitel zwölf beschrieben, und der Leser sei dorthin verwiesen. Obgleich diese *malas* Abfallprodukte oder auch Nebenprodukte sind, die normalerweise vom Körper ausgeschieden werden, besitzen sie doch für das normale Funktionieren des menschlichen

Körpers eine wesentliche Bedeutung. Wächst die Menge der *malas* zu sehr an, so lassen sich negative Wirkungen erkennen; ist aber die Menge der *malas* im Körper zu gering, wird dieser Mangel ebenfalls spürbar. Wie wir in früheren Kapiteln gesehen haben, spielen *vriddhi* (Anwachsen) bzw. *kasya* (Abnehmen) der Tridosas ebenso wie der *dhatus* oder Körperbestandteile eine wesentliche Rolle und können Krankheit oder Unbehagen hervorrufen. Ähnlich üben auch die *malas,* die Körpersekrete oder Abfallprodukte, eine für sie typische Wirkung auf den Körper aus, wenn sie vermehrt oder vermindert auftreten.

Wir werden sehen, daß nach der Ayurveda-Lehre die *dosa,* die *dhatus* und die *malas* gleichermaßen den Körper bilden und daß sie, wird ihr Normalzustand gestört, selbst Störungen im Körper hervorrufen. Den *dosas* kommt bei der Bildung des Körpers die wichtigste Aufgabe zu, und daher wird auf sie auch das größte Gewicht gelegt; es folgen in der Bewertung die *dhatus* und schließlich die *malas*; deshalb heißt die Lehre von dieser „Dreiheit" auch *dosa-dhatu-mala vignana,* also Lehre von den Tridosas, den Körperbestandteilen und den verschiedenen Körperausscheidungen.

Diese *malas* sind ebenfalls *pancabhautika,* und für die Wiederherstellung ihres normalen Zustandes wird eine bestimmte Behandlung vorgeschlagen.

Purisa oder *sakrit* (Kot), die Reste der verdauten Nahrung im *pakvasaya,* also dem Dickdarm, werden von der Hitze des Verdauungsfeuers ausgetrocknet und zu Klumpen geformt. Dann tritt *katu* oder der scharfe *vipaka* (Verdauungstätigkeit in diesem bestimmten Teil des Darms) ein, und es entsteht *vayu.* Die Anschauung über die Bildung von *mutra,* d. h. Urin, wie sie im Ayurveda vertreten wird, stimmt nicht mit der der modernen Medizin überein. Doch würde man sich die Mühe machen, den Ayurveda in diesem Punkt genauer zu studieren, könnte man der heutigen Medizin einiges Neues hinzufügen. In den Kapiteln, die die Gelbsucht behandeln, haben die Gelehrten des Ayurveda den Stuhl als lehmfarben beschrieben (*tilpistanibham,* d. h. eine Farbe, vergleichbar der, die Lehm annimmt, wenn er zerrieben und zu einem Brei verarbeitet ist). Sie wußten Bescheid über die Verstopfung der *pittavaha srotas* oder der Kanäle, die *pitta* in den Verdauungstrakt transportieren, und schlugen Behandlungsmethoden vor, um diese *pittavaha srotas* oder Gallenwege zu öffnen. Von daher wird deutlich, daß sie wußten, daß Urin nicht unmittelbar von *pakvasaya,* also dem Dickdarm abgesondert wird. Wenn jedoch zwei unterschiedliche Meinungen existieren, so mag dies anregend sein, und wer sich eingehender damit beschäftigt, wird finden, daß es sich lohnt. Wir können nur hoffen, daß Wissenschaftler diesen Anregungen einmal nachgehen.

Große Verwirrung und einiges an Mißverständnissen sind durch die wörtliche Übersetzung des Begriffs *„dosa"* als „Fehler" oder „Flüssigkeit" entstanden, wie es einige englische Autoren getan haben, die die Ayurveda-Lehre verständlich machen wollten. Es wirkt geradezu erheiternd, wenn man die Tridosas als die „drei Fehler" bezeichnet, denn wir haben gesehen, daß die Tridosas den Körper erhalten. Nie und nimmer kann man behaupten, daß drei Fehler den Körper erhalten oder daß eine Störung von Fehlern Krankheiten hervorrufen könnte. Versuchen wir, den wirklichen Sachverhalt zu verstehen.

Vayu, pitta und *kapha* werden normalerweise Tridosas genannt; jeweils einer davon heißt *dosa.* Wir sollten sie eigentlich Tri-*dhatus* nennen, bzw. jedes für sich *dhatu,* wenn wir sagen, daß sie die auslösenden Faktoren für die Bildung des Körpers darstellen und daß ihr Gleichgewicht normale Gesundheit garantiert. Ihre Benennung als Tri-*dhatus* bzw. als *dhatu* ist in den Texten des Ayurveda zwar ebenfalls zu finden, doch, da sich der altindische

Arzt mit dem anomalen Zustand der Gesundheit beschäftigt hat, war es nötig, die auslösenden Faktoren von den verschiedensten Seiten aus zu betrachten und zu erkennen. Behandelt ein Arzt einen *vyadhi* oder *roga*, also eine Krankheit, sieht er sich unmittelbar mit dem anomalen oder gereizten Zustand bzw. der gestörten Harmonie von *vayu*, *pitta* und *kapha* gegenüber. Und in dieser speziellen Situation, in der die Tri-*dhatus* gestört sind, werden sie eben *dosas* genannt. Der Grund für diese Benennung ergibt sich, weil einer, zwei oder alle drei, werden sie gestört, die sieben *dhatus* oder Grundstoffe des Körpers, *rasa*, *rakta*, *mamsa*, *asthi*, *meda*, *majja* und *sukra*, stören oder angreifen. Bei einer derartigen Verbindung aber heißen die *dhatus* oder Grundstoffe des Körpers nun *dusyas* (die, die verdorben sind). Ein fähiger Arzt muß herausfinden, welcher der Tridosas vorherrscht und daher wiederum einen oder mehrere der sieben *dhatus* gestört hat. Er muß also gleichzeitig die Tridosas und die sieben *dhatus* berücksichtigen. Der Zustand, in dem *vayu*, *pitta* und *kapha dosas* sind, ist normalerweise auch der, mit dem der Arzt konfrontiert wird. Daher wurde die Benennung *dosas* als gängig eingeführt. Doch gleich zu Beginn der Ayurveda-Texte heißt es, um keinerlei Mißverständnisse aufkommen zu lassen, daß das Gleichgewicht der *dosas* Gesundheit und das gestörte Gleichgewicht der *dosas* Krankheit bedeutet. Damit haben die Verfasser der Texte die beiden unterschiedlichen Funktionen der Tridosas deutlich gemacht als die der Harmonie oder Disharmonie, als die des Gleichgewichts oder des gestörten Gleichgewichts.

Wir haben bereits erklärt, daß Urin, Schweiß und Kot drei Nebenprodukte sind, die von dem Körper ausgeschieden werden, und Körperabsonderungen oder *malas* heißen. Hier wiederum finden wir Hinweise, daß *vayu*, *pitta und kapha* ebenfalls als *malas* bezeichnet werden können. Es ist daher nötig, den Begriff „*malas*“ noch einmal und diesmal differenzierter in seinem Gebrauch zu erklären.

Wie bereits weiter oben ausgeführt, spielen *vayu, pitta* und *kapha* eine Rolle bei der Bildung der Grundbestandteile des Körpers zum Zeitpunkt der Empfängnis, wenn Samen und Fötus zusammentreffen und die Seele in den Körper eintritt. Und zu diesem Zeitpunkt haben *vayu, pitta* und *kapha* Eigenschaften, die *dhatus* heißen, und sie entstehen ganz natürlich aus den fünf *mahabhutas*. Nach der Geburt dann werden diese *dhatus* durch Ernährungs- oder andere Faktoren gestört und greifen die sieben Körperbestandteile an. Jetzt heißen sie *dosas*. Ist der Vorgang der Nahrungsaufnahme und -verarbeitung innerhalb des Körpers abgeschlossen, werden die unreinen Substanzen ausgeschieden: *kapha* in Form von Nasenschleim, *pitta* in Form von Erbrochenem und *vayu* in Form von Gasen. In diesem Zustand werden die drei, *vayu, pitta* und *kapha, malas* genannt, da sie gestört und verdorben sind und die sieben Grundbestandteile des Körpers angegriffen haben. Der aufmerksame Leser wird nunmehr in der Lage sein, die unterschiedliche Benennung *dosas, dhatus* und *malas* zu verstehen, die gleichermaßen *vayu, pitta* und *kapha* bzw. ihren verschiedenen Erscheinungsformen zukommen:

1. Wenn *vayu, pitta* und *kapha* den Körper erhalten und versorgen, können wir sie *dhatus* nennen, denn die wörtliche Übersetzung des Begriffs „*dhatu*" ist *dharanat dhatava*.
2. Wenn *vayu, pitta* und *kapha* gestört werden, greifen sie die sieben Grundbestandteile des Körpers an, die man gewöhnlich *dhatus* nennt. Sie verwandeln diese *dhatus* in *dusyas*, auch *dosas* genannt. In dieser Erscheinungsform werden *vayu, pitta* und *kapha dusyas* genannt (die wörtliche Übersetzung von *dusya* ist *dusanat dosa*).

Wichtig: Da sich der Arzt häufiger mit dieser Erscheinungsform zu beschäftigen hat, wird für gewöhnlich auch in den Ayurveda-Texten *vayu, pitta* und *kapha* als *dosas* aufgeführt.

3. Wenn *vayu, pitta* und *kapha* in Form von Körperabsonderungen — weder Kot, noch Schweiß, noch Urin — ausgeschieden werden, heißen sie *malas,* da sie die Körpersubstanzen vergiften können. Der Leser sollte sich diese Unterscheidung der *malas* gut einprägen.

Gründe für eine Störung des vayu

Jede Maßlosigkeit, sei es bei Bewegung, Nahrungsaufnahme, Sport oder anderem regt *vayu* an. Ein Ringkampf mit jemandem, der stärker ist, übermäßige Kampflust oder übertriebene körperliche oder geistige Anstrengung, Maßlosigkeit im sexuellen Genuß oder Vergeudung von *dhatu,* übertriebenes Lernen, zu viel sprechen oder zu laut sprechen, große Furcht, Gram oder Begierde, lange Strecken gehen oder laufen, großer Druck, Stress oder große Anstrengung, sportliche Übungen wie Hochsprung oder das Herunterspringen von großer Höhe, zu langes Schwimmen oder das Schwimmen gegen die Strömung, spät nachts noch wachen, das Tragen von schweren Lasten, ausgiebige Ritte auf Pferd oder Elefant oder die Benutzung von Wagen, zu langes Fasten, aber auch übermäßiges Essen oder unregelmäßiges Essen und — die wichtigsten Ursachen überhaupt — die Unterdrückung von natürlichen Bedürfnissen wie Winde entlassen, Urin, Kot etc. auszuscheiden. Das sind Dinge, die gewöhnlich *vayu* anregen, so daß er anschwillt. Oder die Einnahme von Nahrungsmitteln, die bitter, scharf oder trocken oder sehr leicht sind oder getrocknetes Fleisch oder übermäßiger Reisgenuß verursachen eine Vermehrung von *vayu.* Weiter wird *vayu* in der kalten, regenreichen Jahreszeit, besonders aber bei wolkigem und stürmischem Wetter, angeregt. Für gewöhnlich wird *vayu* in den Abend- oder Nachtstunden angegriffen, wenn der Zeitpunkt heranrückt, daß die Verdauungstätigkeit beendet wird. Weiter wird *vayu* im Alter angeregt und vermehrt. Es heißt, daß *vayu* dann anschwillt, wenn die Körperelemente, d. h. *dhatus,* in Quantität und Qualität reduziert werden (dieser Zustand wird als *dhatu kshaya* bezeichnet). Sind die Kanäle des Körpers verstopft (dieser Zustand heißt „*srotorodha*", so wird dadurch ebenfalls *vayu* zum Anschwellen angeregt.

Durch einen vermehrten *vayu* werden Steifheit, rauhe Haut, Ausschlag, Nervosität, Blähungen, Schüttelfrost, Schmerzen, Heiserkeit, Taubheit, Gähnen, Trockenheit, Durst, Niedergeschlagenheit und andere Symptome verursacht. Von den genannten ist der Schmerz das wichtigste, da es keinen Schmerz gibt, der nicht seine Ursache in einem vermehrten *vayu* hat. Das gehört zu den Grundlagen des Ayurveda. Der gelehrte Ayurveda-Arzt unterschied jedoch bei der Ursache eines übermäßig vorhandenen *vayu* zwischen dem Verlust von Körperelementen und der Verstopfung von Körperkanälen.

Gründe für eine Störung des pitta

Durch Ärger, Kummer, körperliche Anstrengung, Furcht, ungenügende Verdauung, Säurebildung, unnatürlichen Geschlechtsverkehr, durch die Aufnahme von übermäßig bitteren, sauren, salzigen und trockenen Stoffen, bei zu großem Genuß von Senf, Sesam- oder Leinöl, Fisch, Hammelfleisch und Strünken von grünblättrigem Gemüse, Wein, Quark und Molke etc. und durch zu langes Verweilen in Sonne und Hitze wird *pitta* gewöhnlich angeregt und schwillt an. Weiter wird er im Sommer und Herbst, zur Mittags- und zur Mitternachtsstunde angeregt, ferner während des Verdauungsvorgangs und im mittleren Lebensalter. Übler Geruch, Ohnmacht, Schweißausbrüche, Rastlosigkeit, Durst, Verlangen nach kalten Dingen, Blässe, Delirium etc. sind zu beobachten, wenn *pitta* angeregt ist und anschwillt.

Gründe für eine Störung des kapha

Kapha wird durch völligen oder großen Mangel an körperlicher Betätigung bzw. durch eine überwiegend sitzende Tätigkeit angeregt, ebenso durch Schlafen während des Tages, durch übermäßigen Genuß süßer, saurer und salziger Nahrungsmittel, fettigen oder ungewöhnlich schweren Speisen oder zu viel Genuß von Milch, Quark, Zucker, Fett, Molke, süßen Früchten, Fleisch von Meerestieren etc. . Außerdem wird er von allem im Winter und im Frühjahr angeregt, außerdem am Vormittag und unmittelbar nach den Mahlzeiten und in der Kindheit.

Die Symptome für ein Anschwellen des *kapha* sind ein Gefühl der Schwere und der Benommenheit, Juckreiz, blasse Hautfarbe, Schläfrigkeit etc.

Man beachte, daß bei der Aufzählung der Wirkungen eines gestörten *dosas* jeweils zwei verschiedene Möglichkeiten angeführt wurden: 1. körperliche Übungen oder Ernährung und 2. natürliche Faktoren wie Jahreszeiten oder Tageszeit oder Alter. Die unter erstens zusammengefaßten Gründe können durch geänderte Ernährungsweise oder körperliche Betätigung geheilt werden; die unter zweitens aber können weder durch die Ernährungsweise noch durch körperliche Übungen beseitigt werden.

Der gestörte *dosa* macht sich durch Krankheitssymptome bemerkbar noch bevor er selbst negativ auf die Körperfunktionen einwirkt. Die Symptome eines gestörten *vayu* sind im Groben beschrieben worden. Zu ihnen gehören Durst, Schüttelfrost oder Zittern, ein Gefühl des Ausgetrocknet-seins, Rauheit der Haut, Rötung der Haut und verschiedenartige Schmerzen. Der Leser mag sich an dieser Stelle daran erinnern, daß wir *vayu* in fünf Arten unterteilt haben. Der angeregte *pranavayu* ruft Schluckauf, Asthma, Husten etc. hervor. Der angeregte *udanavayu* verursacht Erkrankungen des Ohrs, der Nase und des Halses. Der angegriffene *vyanavayu* bewirkt Krankheiten im ganzen Körper, besonders aber in den Kreislaufsystemen. Der angeregte *apanavayu* verursacht Erkrankungen in Blase und Harnröhre und im Dickdarm (Verstopfung, Blähungen etc.)

Ein gestörter *pitta* ruft ein Gefühl der Hitze hervor, steigert überhaupt die Körpertemperatur, verursacht Schweißausbrüche, Überproduktion an Säuren, Durst, Nervosität, Pickel, gerötete Augen, scharfen Geruch, Beginn der Auflösung, Mattigkeit, Hysterie, etc.

Die fünf unterschiedlichen Arten von *pitta* rufen, werden sie gestört, folgende Symptome hervor:

Pacakapitta verursacht Verdauungsstörungen, Hitzeempfinden, übersteigerte Aktivität, das Gefühl von Hitze in der Brust und im Bauch und Durst. Ein gestörter *ranjakapitta* macht sich in Leber und Milz bemerkbar und erzeugt *raktapitta* überall dort, wo Blut austritt — sei es an der Nase, dem Ohr, dem Hals oder dem Unterleib (Harnröhre, After oder Vagina). Ein gestörter *sadhakapitta* zerstört das Vorstellungsvermögen und verursacht Schlagfluß, Apathie etc. Ein gestörter *alocakapitta* zerstört und vermindert die Sehkraft, und ein gestörter *bhrajakapitta* verursacht Hautkrankheiten und verfärbt die Haut.

Ein gestörter *kapha* verursacht Schweregefühl, Benommenheit, Empfindungslosigkeit, Blässe, Juckreiz, ein Gefühl des Altseins und der Gebrechlichkeit, einen süßlichen Geschmack im Mund, Übelkeit und Abneigung gegenüber Speisen.

Ein gestörter *kledakkapha* verursacht Verdauungsstörungen, eine Weißfärbung von Urin und Kot. Ein gestörter *bhodakakapha* greift den Geschmackssinn an. Ein gestörter *tarpaka* bewirkt den Verlust des Gedächtnisses und eine Verschlechterung der Sinneswahrnehmungen. Ein gestörter *slesakakapha* verursacht schwere Gelenke so wie auch ein gestörter *avlambakakapha.*

Es gibt drei verschiedene Möglichkeiten, wie das Gleichgewicht der *dosas* gestört werden kann. Eine ist die Verminderung (Reduktion) oder *ksaya.* Wir können den Begriff mit „Abnehmen“ oder „Schwund“ eines, zweier oder aller drei *dosas* übersetzen. Die zweite ist das Anwachsen oder *vriddhi,* wobei einer, zwei oder alle drei *dosas* übermäßig vorhanden sind. Das geschieht ebenfalls in zwei Formen: eine heißt *prakopa* oder Beschleunigung; die zweite heißt *caya* oder Anhäufung. Die dritte Möglichkeit ist *prasara.* Hierbei verläßt der *dosa* seinen natürlichen Sitz und nimmt den Sitz eines oder zweier anderer *dosas* ein, oder er wird von einem anderen *dosa* vollständig überlagert. Es gibt ganz typische Zeichen dafür, wenn ein *dosa* derartig abnimmt, angeregt wird oder sich ausdehnt.

Das Abnehmen von *vayu* ist von folgenden Symptomen begleitet: Unruhe, Bewußtlosigkeit, Mattigkeit. Ein Übermaß an *vayu* hat Heiserkeit, Abmagerung, Nachdunkeln der Haut, das Verlangen nach Wärme, die Empfindung eines pochenden Schmerzes, Verstopfung, Schlaflosigkeit und Schwäche zur Folge.

Das Abnehmen von *pitta* ruft ungesundes Aussehen und Sinken der Körperwärme hervor, ein Übermaß an *pitta* dagegen wird begleitet von Hitzegefühl, dem Wunsch nach kalten Dingen, einer gelblichen Hautfärbung, gelben Augen, gelblich verfärbtem Kot und Urin, ungenügendem Schlaf, Anfällen von Ohnmacht und Minderung der Sinnestätigkeiten.

Die Abnahme von *kapha* erzeugt Trockenheit, das Gefühl, im Innern zu verbrennen, eine Empfindung von Leere im Magen und in anderen Hohlräumen des Körpers, Schwäche der Gelenke, Durst, Mattigkeit und Schlaflosigkeit. Ein angeregter *kapha* aber bewirkt schwere Glieder, Kältegefühl, Benommenheit, Schlafsucht, Gelenkschwäche und blasses Aussehen.

Das ist ganz knapp das Wesen der Tridosa-Lehre.

Die Körperkonstitutionen

Die Lehre von den Körperkonstitutionen, wie der Ayurveda sie vermittelt, stellt den ältesten und noch immer gültigen Versuch dar, die menschliche Person typologisch zu fassen. Danach ist jeder Mensch ein völlig anderer Patient; und selbst wenn eine Gruppe Menschen unter derselben Krankheit leidet, wird der Ayurveda-Arzt jeden einzelnen untersuchen und sich von jedem einzelnen eine eigene Meinung bilden. Das sind die Maßnahmen, die die Lehre des Ayurveda vorschreibt. In den früheren Kapiteln haben wir bereits nachdrücklich betont, welch großer Wert auf die Bestimmung der verschiedenen Körperkonstitutionen und die Besonderheiten in der Persönlichkeit gelegt wurde, und wir hoffen, daß der Leser sich noch an den Grundgedanken über den Körperbau erinnert. Wir haben schon über *dehaprakriti* gesprochen, der von der Geburt an bis zum Tod unveränderlich besteht und auch durch Drogen nicht verändert werden kann. Wir haben ferner erwähnt, daß Faktoren wie Rassenzugehörigkeit, Heimatland, Jahreszeiten etc. einen Einfluß auf die Konstitution haben können. Doch spielen diese Faktoren nur eine unwichtige Rolle. Dagegen sind Lebensgewohnheiten, Ernährung, Appetit, Kleidung, Benehmen, Gesundheit, Krankheiten und geistige Faktoren, die sich unterschiedlich auf die verschiedenen

Konstitutionstypen auswirken, wesentlich wichtiger. Wenn wir sagen, daß eine ganz bestimmte Person einen ganz bestimmten Konstitutionstyp repräsentiert, so zum Beispiel Herr X eine Konstitution vom Typ *kapha* hat, meinen wir damit, daß er eine Konstitution aufweist, bei der der *kapha dosa* vorherrscht. Trotzdem spielen auch hier die beiden anderen *(vata* und *pitta) dosas* eine Rolle, denn alles besteht aus den fünf Grundbestandteilen Erde, Wasser, Feuer, Äther und Luft. Wenn auch in jedem Ding oder Körper ein ganz bestimmter Bestandteil hauptsächlich wirkt. Nehmen wir ein Beispiel: Der menschliche Körper besteht aus den fünf Grundbestandteilen, doch ist er trotzdem in der Hauptsache aus Erde. Ist daher der *prithivabhuta* stärker vertreten als die anderen Stoffe, nennen wir diesen Gegenstand *parthiva* (erdig). Dieser selbe Gegenstand enthält aber ebenfalls die anderen vier Grundstoffe. Jeder der fünf Bestandteile setzt sich seinerseits aus fünf Hauptelementen zusammen. Für sich genommen scheint jeder einzelne der fünf Grundbestandteile gesondert zu bestehen, doch untersuchen wir sie genauer, stellen wir fest, daß alles, was existiert, ohne Unterschied aus fünf Grundbestandteilen zusammengesetzt ist. Ähnlich wie auch bei den drei *dosas:* bei der Zeugung, wenn Samen- und Eizelle verschmelzen, übernimmt der *dosa,* der zu diesem Zeitpunkt am stärksten vertreten ist, die Bildung des *prakriti;* die beiden übrigen *dosas* aber tragen ebenso dazu bei, den Körper zu formen. Wenn wir demnach von einem bestimmten Konstitutionstyp sprechen, bei dem ein bestimmter *dosa* vorherrscht, sollte doch nicht vergessen werden, daß, obgleich ein bestimmter *dosa* bei der Herausbildung des Konstitutionstypus am deutlichsten vorhanden ist, die zwei anderen *dosas* trotzdem auch anwesend sind.

Wir wollen den Sachverhalt noch deutlicher machen. Wenn wir von einer bestimmten Person sagen, sie ist *vataprakriti,* ist es selbstverständlich, daß zwar *vata* dominiert, doch ebenso *pitta* und *kapha* vorhanden sind — *pitta* in geringerer Menge, *kapha* in der geringsten Menge; oder *kapha* in geringerer Menge und dafür *pitta* in der geringsten Menge. Entsprechend verhält es sich mit *kaphaprakriti:* jeder der beiden anderen *dosas* ist in geringerer Menge vorhanden.

Manchmal sind zwei gleich starke *dosas* vorhanden. In diesem Fall sprechen wir von einer Misch-Konstitution *(dwandwaja).* Nehmen wir an, *vayu* und *kapha* dominieren, dann gehört der betreffende Mensch zu *vata kapha prakriti.* Entsprechend gibt es den *vata kaphaja, vata pittaja oder pitta kaphaja prakriti.* Bisweilen, wenn alle drei *dosas* gleichermaßen vertreten sind, sprechen wir von einer Tridosa-Konstitution.

Schließlich gibt es noch den Fall, daß alle drei *dosas* gleichermaßen in ihrer natürlichen Quantität vorhanden sind und keiner von ihnen dominiert. Der Konstitutionstyp, der daraus entsteht, heißt *samaprakriti,* doch ist er überaus selten. Vielleicht ist er der gesündeste von allen anderen Konstitutionstypen, denn bei ihm sind die *dosas,* die an seiner Herausbildung beteiligt sind, alle in ihrem natürlichen und normalen Zustand. Wir können ihn als übermenschliche Persönlichkeit bezeichnen. Für gewöhnlich jedoch herrscht in jedem Menschen ein *dosa* vor, so daß eine *vataja, pittaja* oder *kaphaja* Persönlichkeit entsteht oder eine, die aus zwei dominierenden *dosas* gebildet wird. Die Aufteilung der Konstitutionstypen in diese Kategorien mag simpel erscheinen, doch die Beschäftigung mit einer ganz bestimmten Person und seinem Typ macht die Sache interessant und aufschlußreich als Beitrag zum Studium der menschlichen Natur. Die Gelehrten haben auf Grund ihrer genauen Beobachtungen die Merkmale der verschiedenen Konstitutionstypen in allen Einzelheiten beschrieben. Weiter haben sie die Eigenschaften der *dosas vata, pitta* und *kapha* einzeln aufgezählt, wie wir bereits an anderer Stelle ausgeführt haben. Die besondere

Eigenschaft jedes *dosa* bewirkt auch besondere Merkmale in der jeweiligen Körperbeschaffenheit. Ein Beispiel: Bewegung ist, wie wir gehört haben, eine Eigenschaft von *vata.* Daher wird ein *vataprakriti*-Mensch agiler sein in allem, was er tut. Eine Körpereigenschaft von *kapha* ist, wie oben gesagt, daß er sich sehr träge bewegt. Ein *kaphaprakriti*-Mensch wird daher in allem, was er tut, ebenfalls sehr langsam sein. Betrachtet man die einzelnen Eigenschaften jedes der *dosa,* so hat man gleichzeitig die entsprechenden Merkmale der unterschiedlichen Konstitutionstypen. Ihre Beobachtung ist nicht nur sehr detailliert sondern auch erstaunlich zutreffend wiedergegeben.

Wir haben dem Leser hiermit eine allgemeine Informationsgrundlage zu den verschiedenen Konstitutionstypen des menschlichen Körpers gegeben. Weiter unten werden wir ausführlichere Beschreibungen aus den altindischen Texten hinzufügen. Das intensive Studium dieses Problems wird dem Arzt während der Behandlung eines Patienten das Gefühl von einer aufregenden Erfahrung vermitteln. Die Gelehrten des Ayurveda haben vorausgesetzt, daß nicht jeder Arzt über die Fähigkeit der Intuition und der genauen Beobachtung verfügen kann, und haben daher ihre eigenen Beobachtungen mit großer Ausführlichkeit beschrieben, damit auch ein nur mittelmäßiger Arzt davon profitiert.

Nähere Einzelheiten zu jedem der *prakriti* findet der Leser in Kapitel zwölf.

HYGIENE

> „Der, der genau die Gesundheitsvorschriften einhält, wie sie hier niedergeschrieben sind, wird nicht hundert Jahre eines gesunden Lebens beraubt werden."
>
> CAKARA

In den Ayurveda-Texten ist die Kunst, gesund zu bleiben und lange zu leben, ausführlich beschrieben. Und wenn wir diese Vorschriften, wie sie von den altindischen Gelehrten festgelegt wurden, befolgen, werden wir gesund sein und lange leben. Die allgemeinen Anweisungen für Ernährung und für andere lebenswichtige Dinge werden in den Ayurveda-Texten ausführlich im Kapitel über die Hygienevorschriften aufgestellt. Überhaupt wird großer Wert auf diesen Punkt der Lebensführung gelegt. Allgemein kann man sagen, daß die Gelehrten des Ayurveda größeres Gewicht legen auf die Vorbeugung vor Krankheiten durch ein normales, gesundes Leben. Folgende Punkte sollen daher beachtet werden, damit man gesund bleibt:

> „Ein kluger Mann soll nicht nur Nahrung von angemessener Qualität essen, sondern auch eine spezielle Diät befolgen. Und die Art der Diät wird immer bestimmt von dem jeweiligen Verdauungsfeuer und dem Appetit. Sie wird definiert als ‚die angemessene Nahrungsmenge, die, wenn sie aufgenommen wird, in angemessener Zeit verdaut werden kann, ohne die Gesundheit zu beeinträchtigen'.
>
> Grüne Bohnen, Wachteln, Rebhühner, Antilope, Kaninchen, Wapitihirsch, Sambar, Winterreis, ‚sechzigtägiger' Reis (*sastika*-Reis) — das sind alles leichte Nahrungsmittel, doch sollten sie in Maßen gegessen werden.
>
> Zuckerrohrsaft, Backwerk, Milch, schwarze Bohnen, Fleisch von Meeres- und Sumpftieren und ähnliche Nahrungsmittel sollten ebenfalls in Maßen gegessen werden.
>
> In den schweren Nahrungsmitteln sind die Eigenschaften von Erde und Wasser vorhanden. Leichte Nahrung regt das Verdauungsfeuer auf Grund der ihr innewohnenden Eigenschaften an. Sie ist am wenigsten schädlich, auch wenn sie im Übermaß

genossen wird. Schwere Nahrung wirkt von Natur aus nicht anregend auf das Verdauungsfeuer, doch kann es durch schwere und harte körperliche Übungen angefacht werden.

Die Art der Nahrungsmittel richtet sich daher nach der Stärke des jeweiligen Verdauungsfeuers. Doch auch die jeweilige Menge eines Nahrungsmittels ist wichtig. Es ist vorgeschrieben, daß die schweren Nahrungsmittel ein Drittel oder die Hälfte der Mahlzeit ausmachen sollen, während die leichten Nahrungsmittel nicht im Übermaß genossen werden sollen."

Auch auf regelmäßige Mahlzeiten wurde großer Wert gelegt. Und unregelmäßige Ernährung soll zu Erkrankungen beitragen. Die Diätvorschriften dienen freilich nicht nur dazu, die Gesundheit zu erhalten, sondern wirken positiv auch auf die Vitalität, das gesunde Aussehen, die normale Gesundheit und das Leben. Getrocknetes Fleisch und getrocknetes Gemüse sind schwer und sollen nicht regelmäßig gegessen werden. *Sastika*- oder *sali*-Reis[16], Fleisch eines mageren Tieres verwenden. Geronnene Milch, Sahne, Käse, Schweinefleisch, Rind- und Büffelfleisch, Fisch Quark, schwarze Bohnen und Gerste sollen nicht regelmäßig gegessen werden. *Sastika*- oder *sali* Reis[16], grüne Bohnen, Steinsalz, Myrobalanen, Gerste, Regenwasser, Milch, Butter, Wildpret und Honig — das sind Nahrungsmittel, die man regelmäßig essen kann.

Es heißt: „Das sollte die tägliche Nahrung bilden, das nicht allein den Zustand des Wohlbefindens aufrecht erhält, sondern das auch als Vorbeugung gegen zukünftige Krankheiten dienen kann."

Diät und Ernährungsweise in bezug auf die Jahreszeiten werden ebenfalls aufgestellt. In Indien wird das Jahr gewöhnlich in drei Abschnitte geteilt: Winter, Sommer und Regenzeit (Monsun). Jede dieser drei Jahreszeiten ist wiederum untergliedert: Winter in *sisira* und *hemanta;*

Sommer in *vasantha* und *grisma;* Regenzeit oder Monsun in *varsa* und *sarada.* CARAKA hat in dem Kapitel *sutrasthana* von den Jahreszeiten gesprochen und folgende Diätvorschriften aufgestellt:

„*Jahreszeitliche Übereinstimmung* — Die jahreszeitlich bestimmten diätischen Regeln, die von jemandem befolgt werden, der weiß, daß die Übereinstimmung von Jahreszeit, Lebensgewohnheiten und Ernährungsweise seine Kraft und sein Wohlbefinden stärken.

Unterteilung des Jahres in Jahreszeiten — Das Jahr besteht, wie schon gesagt, aus sechs Abschnitten, wenn man es entsprechend der Jahrezeiten aufteilt. Von diesen Abschnitten stellen die drei Jahrezeiten von der taureichen Jahreszeit bis zum Sommer die nördliche Bahn der Sonne und ihre ‚Periode der Absorption' dar; die drei Jahreszeiten von der Regenzeit bis zum Winter bezeichnen die südliche Bahn der Sonne und ihre ‚Periode der Befreiung'.

Jahreszeitlich bedingte Charakteristika — Während der Periode der Befreiung sind die herrschenden Winde nicht übermäßig trocken; anders verhält es sich während der Periode der Absorption. Während jener Periode vergrößert der Mond mit unablässiger Kraft die Erde, indem er sie mit seinen kalten Strahlen überflutet und beständig nährt; daher ist die Periode der Befreiung durch das Vorherrschen des Elements Wasser gekennzeichnet. Auf der anderen Seite ist die Periode der Absorption durch das Vorherrschen des Elements Feuer gekennzeichnet.

So werden Sonne, Wind und Mond, die gleichermaßen von der Zeit, ihrer eigenen Natur und ihrem Bewegungsradius beherrscht werden, als die auslösenden Faktoren für die sichtbare Ausprägung der Jahreszeiten, der Konstituenten und der körperlichen Kraft bezeichnet.

Die abschwächende Wirkung der Periode der Absorption: Während der ersten Periode absorbiert die Sonne mit ihren heißen Strahlen die Feuchtigkeit aus der Erde, und scharfe, trockene Winde dörren sie noch weiter aus; so verursachen Sonne und Winde eine zunehmende Trockenheit, beschleunigen die jeweilige Bildung der drei trockenen Geschmacksrichtungen Bitterkeit, Schärfe und den strengen, alles zusammenziehenden Geschmack und führen zu einer ständigen und allmählichen Abnahme der Stärke des Menschen.

Die stärkende Wirkung der Periode der Befreiung: Von der Jahreszeit des großen Regens an bis zum Herbst und Winter wird die Sonne, die ihr Gesicht dem Süden zugewandt hat, ihres Glanzes durch die sich gegenseitig verstärkende Einwirkung der Jahreszeit, der Sonnenbahn, der Wolken und des Regens beraubt. Der Mond bleibt unvermindert mächtig, die Sonnenhitze wurde durch den Niedergang des Regens gelöscht, und die Geschmacksrichtungen sauer, salzig, und süß nehmen in der aufgezählten Reihenfolge zu. Während dieser Zeit nimmt die Stärke des Menschen ebenfalls zu.

Die Entwicklungen während der beiden Jahreszeiten — Jeweils zu Beginn und zum Ende der Sonnenperiode der Befreiung und der Absorption ist die Körperkraft der Menschen am geringsten; in der Mitte dieser Perioden ist sie mäßig; man muß jedoch wissen, daß am Ende der ersteren und zu Beginn der letzteren Periode die Körperkraft am größten ist."

Diätvorschriften

Winter: In der kalten Jahreszeit oder dem Winter wird das Verdauungsfeuer von kräftigen Menschen, das von der kalten Luft auf allen Seiten eingeschlossen ist, ungeheuer angefacht und ist in der Lage, sowohl große Mengen als auch schwere Nahrungsmittel zu verdauen.

Wird einem derartig starken Verdauungsfeuer nicht ausreichend Brennstoff zugeführt, verzehrt es die Körpersäfte, und so wird *vata*, der kalte Eigenschaften besitzt, in der kalten Jahreszeit angeregt.

Feuchte Jahreszeit: Daher sollte man in der Zeit des Schneefalls, d. h. im Winter, fette, saure und salzige Brühen aus dem Fleisch von fetten Wasser- und Sumpftieren zu sich nehmen.

Man sollte am Spieß gebratenes Fleisch von Grabe- und Wühltieren und von Raubvögeln und Raubtieren zu sich nehmen; nach den Mahlzeiten: geistige Getränke und Honig.

Derjenige, der regelmäßig im Winter Milch, zubereiteten Saft aus gepreßtem Zuckerrohr, Tierfette, Öl, Winterreis und warmes Wasser genießt, verhindert, daß seine Lebenserwartung sinkt. Man sollte sich im Winter häufig Salben bedienen, ferner Ölmassagen, Einölen des Kopfes vornehmen; man sollte sich häufig in der Saune, in der Sonne, in warmen Kellern und warmen Innenräumen aufhalten.

In der kalten Jahreszeit sollte man verdeckte Wagen, Betten und Sitze benutzen, und weiter Sitze, die mit dicken Decken und Hirsch- oder Tigerfellen, mit Seidenpolstern, groben oder buntgemusterten Decken überzogen sind.

Vom Beginn des Winters an sollte man ständig warme und dicke Kleidung tragen und sollte den Körper mit einem dicken Teig aus Aloeholz einreiben. Man sollte mit einer fülligen, leidenschaftlichen Frau, die volle Formen hat und sich mit Paste aus Aloeholz gesalbt hat, ins Bett legen und die Nacht in ihren Umarmungen verbringen. Im Winter ist es erlaubt, sich dem sexuellen Vergnügen nach Herzenslust hinzugeben.

Beim Herannahen der kalten Jahreszeit sollte man auf alle Nahrung und auf alle Getränkte verzichten, die leicht sind und *vata* reizen; man sollte Zugluft meiden, ferner Einschränkungen der Ernährung und beruhigende, verdünnte Getränke.

Winter und die feuchte Jahreszeit sind ihrer Natur nach sehr ähnlich; doch gibt es in der feuchten Jahreszeit ein entscheidendes wenn auch nur unbedeutendes Charakteristikum: nämlich die Trockenheit, die aus der Sonnenperiode der Absorption entstanden ist, und die Kälte, die aus Wolken, Wind und Regen entstanden ist.

Daher müssen die Diätvorschriften für den Winter auch in der feuchten Jahreszeit vollständig befolgt werden. Und die Regeln, die sich auf eine zugfreie und warme Wohnung beziehen, müssen sogar in der feuchten Jahreszeit noch strenger befolgt werden. Man sollte keine Nahrung und keine Getränke zu sich nehmen, die scharf, bitter, zusammenziehend, anregend für *vata,* leicht und kalt sind.

Frühjahr: Der angesammelte *kapha* wird im Frühjahr durch die heißen Strahlen der Sonne verflüssigt, beeinflußt die Körpertemperatur und verursacht so viele Krankheiten.

Daher sollten im Frühjahr Reinigungskuren wie Verabreichen von Brechmitteln u. dgl. durchgeführt werden, und man sollte schwere, saure, fette und süße Speisen meiden wie auch den Tagesschlaf. Beim Herannahen des Frühjahrs sollte man mit körperlicher Bewegung, Trokkenmassagen und Rauchen beginnen, ferner Gurgelwasser und Salben verwenden und sich häufig mit lauwarmem Wasser waschen.

Man sollte seinen Körper mit Sandelholzpaste einreiben, Mahlzeiten aus Gerste oder Weizen, aus Fleisch vom Wapitihirsch, vom Kaninchen, Antilope, Rebhühnern und Wachteln zu sich nehmen.

Man sollte geistige Getränke oder Honigwein trinken und sich an der Lieblichkeit und Jugend der Frauen und an den Wäldern erfreuen.

Sommer: Im Sommer leckt die Sonne alle fettigen Bestandteile der Erde auf. Daher sind während dieser Jahreszeit Speisen und Getränke, die süß, kühl, flüssig und fett sind, der Gesundheit zuträglich. Wenn man nur kalte, angenehme Getränke, die mit Zucker versetzt sind, zu sich nimmt und daneben Fleisch von Wildpret, Butter, Milch und *sali*-Reis, kann man sich vor den Auswirkungen dieser Jahreszeit schützen.

Man sollte wenig oder gar keinen Wein trinken oder aber ihn reichlich mit Wasser vermischen. Weiter sollte man auf alle Nahrungsmittel verzichten, die salzig, sauer, scharf und heiß sind, und körperliche Anstrengungen meiden.

Man sollte sich mit (kühlender) Sandelsalbe einreiben, tagsüber in dem kühlen Teil des Hauses und nachts auf der Terasse schlafen, die von den Mondstrahlen gekühlt wird und jedem Windhauch zugängig ist.

Man sollte sich mit Perlen und Edelsteinen geschmückt auf dem Ruhebett niederlassen, sich mit Fächern Kühlung zufächeln und von sanften Händen liebkosen lassen, die in Sandelwasser gekühlt wurden.

Im Sommer sollte man sich des Beischlafs enthalten und die Kühle des Waldes, des Wassers und der Blumen aufsuchen.

Regenzeit: Der Körper ist während der Periode der Absorption durch die Einwirkung der Sonne ausgelaugt worden, und das Verdauungsfeuer ist ebenfalls geschwächt. Beim Herannahen der Regenzeit wird das Verdauungsfeuer bereits von den verderblichen Einwirkungen *vatas* und anderer Faktoren beeinträchtigt und beherrscht. Diese Faktoren wiederum werden, finden sie ein geschwächtes Verdauungsfeuer vor, weiter angeregt und werden außerdem noch von der Wirkung der feuchtheißen Ausdünstung der Erde, dem herabstürzenden Regen und der Neigung des Wassers vor allem in der Regenzeit zur Säurebildung unterstützt. Daher gilt als Grundregel für die Regenzeit die Mäßigung.

Speziell sollte man während dieser Jahreszeit wässrige medizinische Getränke, Tagesschlaf, Kälte, Flußwasser, körperliche Anstrengung, Sonnenhitze, Beischlaf meiden. Man sollte in der Regel Nahrungsmittel und Getränke zu sich nehmen, die ausgewogen und bekömmlich sind und die man am besten zusammen mit Honig genießt.

An sehr kalten Tagen, die stürmisch und regenreich sind, sollte man auch in dieser Jahreszeit fette Speisen zu sich nehmen, die sauer oder salzig sind, damit *vata* dadurch eine Erleichterung verschafft wird.

Um das Verdauungsfeuer zu erhalten, sollte man alte Gerste, Weizen und *sali*-Reis zusammen mit Wildpret und gut gewürzten Wildsuppen essen.

Man sollte eine geringe Menge an Honiglikör oder Regenwasser, Brunnenwasser oder Seewasser zu sich nehmen, das vorher abgekocht und anschließend abgekühlt wurde.

In der Regenperiode sollte man Bürstenmassagen, Trockenmassagen und Bäder nehmen, ferner sollte man Riechwässer benutzen, Kränze sowie helle und saubere Kleidung tragen und in speziellen Regenhäusern wohnen, in Häusern also, die trocken sind.

Herbst: Wenn der Körper, der sich an die Kälte der Regenzeit gewöhnt hat, plötzlich von den Sonnenstrahlen der Herbstsonne aufgewärmt wird, wird für gewöhnlich die Anhäufung von *pitta* gefördert. In dieser Jahreszeit sollte man Speisen und Getränke mäßig und nur bei großem Hunger bzw. Durst zu sich nehmen, die süß, leicht, kühlend, leicht bitter sind und *pitta* verringern. Zu Beginn des Herbstes sollte man das Fleisch von Rebhühnern, Wachteln, Wildschafen, Wapitihirschen und Hasen zu sich nehmen, ferner *sali*-Reis, Gerste und Weizen.

Wenn die Regenwolken verschwunden sind, sollte man Getränke aus zerlassener Butter, versetzt mit bitteren

Heilmitteln, genießen, damit das Blut gereinigt und erneuert wird. Man sollte Sonnenbestrahlung meiden.

In dieser Jahreszeit sollte man Tierfette, Öle, Frost, Fleisch von Wasser- und Sumpftieren, alkalihaltige Stoffe, Quark, Tagesschlaf und Ostwinde meiden.

So sind die Jahreszeiten und ihre Beziehungen zu Lebensgewohnheiten und Ernährung in den Ayurveda-Texten beschrieben worden. Wird die Übereinstimmung aller drei Faktoren zu einer Erkenntnis, die in Fleisch und Blut übergegangen ist, kann man von einer tatsächlich erreichten Übereinstimmung sprechen. Diejenigen, die das Prinzip der Übereinstimmung dieser Faktoren kennen, halten es für sehr wünschenswert, auch die diätischen und Verhaltensregeln zu kennen, die mit den Bedingungen der entsprechenden Umwelt nicht übereinstimmen und daher die in dieser geographischen Gegend am häufigsten auftretenden Krankheiten herrvorrufen.

In den Zeiten der altindischen Autoren wurden die Zähne mit einem grünen Zweig gereinigt, der an dem oberen Ende zerfasert war und einen zusammenziehenden, scharfen und bitteren Geschmack hatte. Die Zähne sollten damit zweimal pro Tag gereinigt werden, ohne das Zahnfleisch zu verletzen. Die Reinigung der Zähne beseitigte Ausscheidungen des Mundes und ferner Unreinheiten auf der Zunge, den Zähnen und im Mund generell und regte gleichzeitig den Appetit an.

Der Zungenschaber sollte keine scharfe Kante haben. Er sollte gebogen sein und aus Gold, Silber, Kupfer, Zinn oder Messing bestehen. Der Belag, der sich an der Zungenwurzel bildet und die Atemwege beeinträchtigt, ist auch der Grund für Mundkrankheiten. Daher sollte die Zunge täglich gründlich geschabt und gereinigt werden. Weiter heißt es in den Texten, daß jemand, der wert legt auf reinen, würzigen und wohlriechenden Atem, ständig Muskatnuß, eine bestimmte Malvenart, Betelnuß, Gewürznelken, frische Betelblätter, Kampfer, Kardamon im Mund haben sollte.

Verschiedene ölhaltige Gurgelwasser verleihen dem Kiefer und der Stimme Festigkeit, dem Gesicht ein gesundes, volles Aussehen, dem Gaumen große Empfindsamkeit und einen guten Appetit. Daher wurde dergleichen ebenfalls zur Anwendung empfohlen. Ferner heißt es, daß jemand, der derartige Gurgelessenzen verwendet, nie unter einem trockenen Hals leidet oder aufgesprungene Lippen hat. Die Zahnwurzeln sitzen fest, die Zähne schmerzen nicht, und die Berührung mit Säuren verursacht in den Zähnen nicht mehr das schmerzhafte Ziehen. Selbst die härtesten Nahrungsmittel kann man zerkauen.

Weiter wurde die Verwendung von verschiedenen Haarölen vorgeschrieben sowie deren genaue Zusammensetzung verzeichnet. Werden diese Haaröle täglich verwendet, so hat man keine Kopfschmerzen, ist geschützt vor Haarausfall und Ergrauen der Haare. Bei täglicher Anwendung wird ferner eine Stärkung der Schädelknochen erreicht, das Haar sitzt fest in der Kopfhaut, fällt gut und ist tiefschwarz. Einölen des Kopfes schärft die Sinnesorgane, die Gesichtshaut wird schön, und man wird gut schlafen und sich glücklich fühlen.

Entsprechend werden Waschungen mit Ölen, Ganzkörpermassagen und das Einträufeln von Öl in die Ohrmuscheln empfohlen. Dadurch wird *vata dosa*, sollte er angeregt sein, unterdrückt, und sein Normalzustand wird gewährleistet. *Vata* ist das dominierende Element im Tastsinn. Der Tastsinn aber hat seinen Sitz in der Haut. Daher ist die Massage das hautstärkende Mittel schlechthin und sollte jeden Tag angewandt werden.

Einölen der Füße beseitigt Rauheit der Haut, Steifheit der Gelenke, Trockenheit und Einschlafen der Füße; weiter sorgt diese Behandlung für Schönheit und Stärke, für die Festigkeit der Beine und für glänzende Augen, und eine Störung des *vata* wird dadurch gemildert. Körpermassagen vertreiben Schweiß, Schweregefühl, Erschlaffung der Haut, Juckreiz, Schmutz, Appetitlosigkeit und unangenehmen Geruch.

Besonders betont wird hier die Notwendigkeit, regelmäßig zu baden und saubere Kleidung anzulegen. Es heißt wörtlich: „Ein Bad reinigt, regt die Lebenskräfte an und ist günstig für ein langes Leben, vertreibt Müdigkeit, Schweiß und Schmutz, ist der Stärkung des Körpers zuträglich und wirkt überhaupt im höchsten Grad belebend. Das Tragen von sauberen Kleidern macht anziehend, fördert das Ansehen, verlängert das Leben, hält Unglück fern, macht fröhlich, ziert, macht den Träger gesellschaftsfähig und bringt ihm Lob ein."

Vom Gebrauch von Wohlgerüchen und Kränzen heißt es, daß dies der Männlichkeit förderlich ist, Duft verbreitet, das Leben verlängert, zuträglich der Stärke und einem wohlgenährten Aussehen ist, gut Laune hervorruft und Unglück abwendet.

Das Tragen von Edelsteinen und Schmuckstücken bringt Wohlhabenheit und Glück, verlängert das Leben, verscheucht Sorgen, macht fröhlich, anziehend und wirkt stärkend auf die Lebenskraft. Häufige Waschungen der Füße und der Ausscheidungsöffnungen schärft die Intelligenz, wirkt reinigend, verlängert das Leben und vertreibt Unglück und Verfehlungen. Das Schneiden der Kopf- und Barthaare, der Nägel etc. fördert das wohlgenährte Aussehen und die Potenz, verlängert das Leben, dient der Reinlichkeit und ist dem guten Aussehen förderlich.

Ebenso werden in den Texten die Vorteile beschrieben, die das Tragen von Schuhen, das Mitsichführen eines Schirms oder eines Stockes etc. haben. Es heißt, daß jeder angemessene Lebensbedingungen haben sollte, die mit den Religionsvorschriften vereinbar sind, und sich dem Frieden und der Studien widmen sollte. Bei einem solchen Lebenswandel erreicht man Glück und Zufriedenheit.

In den Texten werden alle Fragen, die die Nahrungsmenge, die Art der Speisen, die Quantität an leichten und schweren Anteilen bei Gerichten, das Einträufeln von Öl in die Ohrmuscheln, das Salben, das Einölen der Füße, Körpermassagen, Bäder, das Tragen von sauberen Kleidern, der Gebrauch von Riechwässern, Schmuck etc. betreffen, genauestens behandelt.

Aus den eben zitierten Textstellen des Ayurveda wird deutlich, daß die altindischen Gelehrten großen Wert auf die Sauberkeit des Körpers und die Einhaltung der allgemeinen Hygienevorschriften legten. Wir werden in dem Kapitel über die allgemeine Hygiene sehen, daß der Ayurveda auch hier deren Wichtigkeit ausführlich beschreibt und betont. Ebenso wie die allgemeinen Vorschriften für Ernährung, Kleidung, Bäder, Massagen, tägliche Pflichten, das frühe Aufstehen und das Zubettgehen zur angemessenen Zeit detailliert ausgeführt werden. Dieser Abschnitt heißt *dinacharya*, was tägliche Pflichten bedeutet. Weiter gibt es ein Kapitel über *ratricharya*, in dem die Vorzüge normaler Schlafgewohnheiten beschrieben werden. Die Maßnahmen, die einen guten Schlaf garantieren, werden aufgezählt, die Gründe für Schlaflosigkeit sowie deren Heilung werden gegeben. In diesem Kapitel werden ferner Probleme des ehelichen Zusammenlebens behandelt. Der normale, der Gesundheit zuträgliche Beischlaf und die entsprechenden Vorschriften werden genannt. Dieser spezielle Abschnitt beschäftigt sich demnach mit dem Problem der Sexualhygiene. Man meint gewöhnlich, daß die Sexologie heute große Fortschritte gemacht hat, doch, würde man die altindischen Texte über Sexologie sorgfältig lesen, so wäre man erstaunt über das große Wissen dieser Gelehrten des Ayurveda. Im Ayurveda selbst gibt es zwar nur die ganz allgemeinen Vorschriften und Regeln, doch kannte man bereits in altindischer Zeit gesonderte Abhandlungen über das Sexualleben. Dazu gehören folgende Schriften:

„Kama Sutra", „Ananga Ranga", „Panca Sayaka", „Kelikutuhalam", „Kama Kalpa" und andere mehr.

Zu dem Thema der Hygiene gehört unbedingt, so meinen wir, daß auch die verschiedenen Krankheiten aufgezählt werden, die durch Unterdrückung der körperlichen Bedürfnisse entstehen können. Aus Nachlässigkeit oder aus Notwendigkeit in bestimmten Situationen unterdrükken nämlich viele Leute ihre natürlichen Bedürfnisse ohne freilich zu erkennen, welche Gefahren damit verbunden sind.

Folgende Erkrankungen entstehen durch Unterdrückung oder Zurückhalten von Urin, Kot, Samen, Winden, Erbrechen, Niesen, Aufstoßen, Gähnen, Hunger, Durst, Tränen, Schlaf und tiefem Durchatmen nach einer körperlichen Anstrengung:

Das Zurückhalten von Urin verursacht: Schmerzen in der Blasen- und Genitalzone, Dysurie, Kopfschmerzen, Verkrampfungen des Körpers und Anschwellen des Unterleibs.

Das Zurückhalten von Kot verursacht: Kolik, Kopfschmerzen, Blähungen, Verstopfung, Wadenkrämpfe und Anschwellungen des Unterleibs.

Das Zurückhalten von Samen verursacht: Schmerzen in Penis und Hoden, Schmerzen im ganzen Körper, Herzschmerzen und Harnverhalten.

Das Zurückhalten von Winden verursacht: Verstopfung, Harnverhaltung und Blähungen, Anschwellungen des Unterleibs, Schmerzen, Erschöpfungszustand und andere Störungen im Unterleib, die von *vata* hervorgerufen werden.

Das Unterdrücken von Brechreiz verursacht Pruritus, Jucken, Appetitlosigkeit, Pickel, Blutarmut, Fieber, Entzündungen der Haut, Übelkeit und akute, sich rasch ausbreitende Krankheiten; das Zurückhalten von Niesen verursacht Steifheit im Nacken, Kopfschmerzen, Gesichtslähmung, Migräne und Schwächung der Sinnesorgane;

das Unterdrücken von Aufstoßen verursacht Schluckauf, Atemnot, Appetitlosigkeit, Zittern und eine Beeinträchtigung der Herz- und Lungentätigkeit; das Unterdrücken von Gähnen verursacht krampfartige Verkrümmung des Körpers, Zuckungen, krampfartiges Zusammenziehen, Gefühllosigkeit, Zittern und Schüttelfrost; das Unterdrücken von Hungergefühl verursacht Abmagerung, Schwäche, Verfärbung (der Haut), Körperschmerzen, Appetitlosigkeit und Schwindelgefühl; die Unterdrükkung von Durst verursacht Trockenheit in Hals und Mund, Taubheit, Erschöpfungszustand, Niedergeschlagenheit und Herzschmerzen; das Unterdrücken von Tränen verursacht Schnupfen, Augenleiden, Herzstörungen, Appetitlosigkeit und Schwindelgefühl; die Unterdrückung des Schlafbedürfnisses verursacht Gähnen, Schmerzen im Körper, Benommenheit, Kopfleiden und schwere Augenlider; das Unterdrücken von tiefem Ein- und Ausatmen verursacht Herzstörungen und Benommenheit.

Zwar werden in den altindischen Texten Heilmittel gegen die ebengenannten Leiden aufgeführt, doch haben die Ayurveda-Ärzte die Unterdrückung der natürlichen Bedürfnisse allgemein abgelehnt. Daneben haben sie jedoch auch Situationen und Fälle aufgezählt, bei denen es nötig ist, Zurückhaltung zu üben.

Maßlosigkeit bei körperlicher Betätigung, Lachen, Reden, Gehen, Geschlechtsverkehr und spätes Aufbleiben in der Nacht sind, selbst wenn man sich bereits daran gewöhnt hat, dennoch schädlich für den Körper.

Die Texte empfehlen, daß man ausgewogene Gewohnheiten annehmen und die schädlichen langsam abbauen soll. Auf diese Weise, so heißt es, wird jemand, der den schlechten Lebensgewohnheiten verfallen ist, nicht rückfällig werden, und die positiven Gewohnheiten, werden sie allmählich eingeübt, können feste Wurzeln schlagen.

Die Texte ermahnen weiter zu einer moralischen und ehrlichen Lebensführung und machen dabei keinen Unterschied, ob es sich um einen Geschäftsmann oder um einen Diener handelt. Sehr streng sind die Vorschriften, die die moralischen Pflichten betreffen. Dazu zur Erläuterung ein Zitat.

CARAKA schreibt: „Das wird die heilige Wissenschaft des Lebens genannt, in welcher das Gute und das Schlechte des Lebens niedergeschrieben ist, das glückliche und das unglückliche Leben, das, was zuträglich und das, was abträglich dem Leben bzw. der Lebensdauer ist. Das Leben desjenigen Mannes wird gut genannt, der allen Kreaturen Gutes wünscht, der anderer Leute Gut nicht begehrt, der die Wahrheit spricht, der den Frieden liebt, der mit Bedacht handelt, der nicht nachlässig ist, der allen drei Dingen — Tugenden, Reichtum, Freude — zugetan ist, ohne aber einem davon zu erlauben, mit den beiden übrigen in Konflikt zu geraten, der denjenigen, die Verehrung verdienen, Verehrung zollt und selbst eine Neigung zur Gelehrsamkeit hat; der die Gesellschaft Älterer schätzt, frei von Kummer, Leidenschaft und Begierden, Ärger, Neid, Stolz und Überheblichkeit ist; der ständig Mildtätigkeit übt, immer Einfachheit, Wissen und Ruhe schätzt, der begabt mit geistiger Einsicht ist, gradlinig in seinen Gedanken, das Gute für die Welt wünscht und mit Verständnis und Erinnerungsvermögen ausgestattet ist. Das Leben aber, das entgegen die Natur ist, wird nicht gut genannt."

Das Leben eines derartigen Menschen muß glücklich genannt werden, wenn er weder von körperlichen noch von geistigen Krankheiten befallen ist, mit Jugend, Stärke, Lebenskraft, Ansehen, Unternehmungsgeist, Offenheit ausgezeichnet ist und vielfältige und schöne Vorteile besitzt, die einem guten Leben entwachsen, wenn seine Bemühungen von Erfolg gekrönt sind und er planen kann, wie immer er möchte. Ein Leben, das genau gegensätzlich dazu verläuft, wird — so die altindischen Texte — unglücklich genannt.

Im Ayurveda wird die Bedeutung von *sadvritta* oder die Beachtung der guten Sitten hervorgehoben, da sie dem Menschen körperliche, geistige, moralische, soziale und seelische Gesundheit verleiht. Der Ayurveda ist eine Branche der Veden, also des „heiligen Wissens". Diese Verbindung mit dem heiligen Wissen (*veda*) liefert der Ayurveda-Lehre das nötige Grundwissen, wie es aus den heiligen Texten herauszulesen ist. Einige Grundsätze für ein sittliches Leben lauten folgendermaßen: „Ständiges Mitleid, Entsagung, Kontrolle über die eigenen Taten, über Reden und Denken, Verwendung des eigenen Wissens und der Weisheit für das Wohl und den Nutzen der anderen. Das umfaßt den gesamten *sadvritta.*" (Asthanga Hridaya, Sut. Kap. 2)

„Der Weise sollte die Anwandlungen von Kummer, Angst, Ärger, Eitelkeit, Frechheit, Eifersucht, zu großer Zuneigung und Bosheit unter Kontrolle halten. Man sollte dem Drang zu allen Körperhandlungen, die anderen Menschen Schaden zufügen, unter Kontrolle haben, wie zum Beispiel Ehebruch, Diebstahl und jemandem Schmerzen zufügen etc." (Caraka Sut. 7)

Derjenige, der sich selbst in der gesamten Welt und die gesamte Welt in sich erkennt, der diese und die andere Welt betrachtet, dessen Friede hat seine Wurzeln im Wissen, und er geht nicht unter. Die Ayurveda-Lehre vertraut darauf, daß *sadvritta* einen Menschen nüchtern, edel und ehrlich macht. Und diese Eigenschaften wieder befreien ihn von körperlichen und seelischen Störungen.

Es gibt viele andere Vorschriften in den Texten, die letztlich alle auf Regeln für gutes Verhalten hinauslaufen, damit ein Mensch sich nicht in schädliche Gewohnheiten verliert, die nur Unglück, Streit, Elend etc. zur Folge haben. Werden die Vorschriften aber befolgt, so führen diese zu einem glücklichen Leben, denn der Mensch ist dann frei von Krankheiten, die aus der Mißachtung dieser Vorschriften entstehen, und er wird lange leben.

CARAKA vergleicht in Kapitel drei seiner *vimanasthana* unseren Körper mit einem Wagen. Ein gut gepflegter Wagen, so sagt er, ist lange Zeit zu gebrauchen. Ebenso sollte unser Körper gut gepflegt werden. Der moderne Durchschnittsmensch leidet unter Stress. Und wenn wir die Gründe der Anspannung genauer betrachten, so werden wir sehen, daß die Menschen für ihren Körper und ihren Geist nicht gut sorgen. Hans Selye hat ein Buch über Stress geschrieben, aus dem hervorgeht, daß Stress heute zu einer Krankheit geworden ist.

„Die Regierung kann ein Haus zur Verfügung stellen, ein Zuhause aber wird sie nie und nimmer daraus machen können", heißt es. Entsprechend abgewandelt kann man sagen, daß die Medizin zwar allgemeine Vorschriften für einen Durchschnittsmenschen aufstellen kann, doch ihre praktische Befolgung liegt ganz allein beim einzelnen. Heutzutage haben wir enorme Fortschritte auf dem Gebiet der Heilung gemacht, der Hygiene aber wird im allgemeinen dabei wenig Beachtung geschenkt. Es ist gang und gäbe, daß ein Mann viel Mühe darauf verwendet, sein Auto gut in Schuß zu halten. Er bringt es regelmäßig zur Inspektion, er achtet darauf, daß das Benzin sauber und frei von Verunreinigungen ist, er fährt nicht gern über holprige Straßen, weil dadurch die Stoßdämpfer kaputt gehen könnten, er läßt den Motor regelmäßig warten und von Zeit zu Zeit gründlich überprüfen. Dazu kommt das regelmäßige Waschen und Polieren. Doch leider hat ein derartiger Zeitgenosse, der sich so um sein Auto bemüht, dann kaum noch Zeit für seinen eigenen Motor, den Körper. Unser Körper ist eine bemerkenswerte Maschine, zerbrechlich, kompliziert und fein und wird von der Natur in Gang gehalten, so daß der Mensch keine widernatürlichen Lebensgewohnheiten annehmen sollte, die seinen Körper aus dem Gleichgewicht bringen.

Es trifft natürlich zu, daß die altindischen Gelehrten

alle Vorschriften so niedergeschrieben haben, wie es angemessen für ihre Zeit war. Doch auch wir können uns im gleichen Maße an diese Regeln und Vorschriften halten und gesund bleiben, wenn wir dabei nur das Grundprinzip des Ayurveda im Auge behalten: die Tridosas, die sieben Körperbestandteile und die drei Körperausscheidungen.

Ernährung

Die drei *dosas* (die drei Grundelemente des Körpers), die *saptadhatus* (die sieben Grundbestandteile, die den Körper ernähren) und die *malas* (Körperausscheidungen) sind die Grundfaktoren, aus denen der Körper gebildet ist. Sie gemeinsam erhalten und nähren den Körper.

Der *rasa dhatu* wird von dem Nahrungssaft (*ahara rasa*) gespeist; der *rakta dhatu* (Bestandteil des Blutes) wird von dem subtilsten und wichtigsten Teil des *rasa* genährt; der *mamsa dhatu* (Fleisch) wird von dem subtilsten und wichtigsten Teil des *rakta dhatu* genährt; der *meda* (Fett) wird von dem subtilsten und wichtigsten Teil des *mamsa dhatu* genährt; der *asthi* (Knochen) wird von dem subtilsten und wichtigsten Teil des *meda* genährt; der *majja dhatu* wird von dem subtilsten und wichtigsten Teil, des *asthi dhatu* genährt; und der *sukra dhatu* (Samen) wird von dem wichtigsten und subtilsten Teil des *majja dhatu* genährt; *ojas* (Lebenskraft) wird von dem subtilsten und wichtigsten Teil des *sukra dhatu* ernährt.

Verschiedene Theorien wurden aufgestellt, um in Form von Vergleichen den Vorgang zu erklären, durch den die sieben *dhatus* entstehen und ernährt werden. Drei davon wollen wir näher ausführen.

1. Der Milch-Quark-Vergleich, nach dem der gesamte

rasa dhatu durch den Verdauungsprozeß in Blut verwandelt wird. Worauf wieder das Blut vollständig in Fleisch verwandelt wird etc., ebenso wie die Milch als ganzes (und nicht in Teilen) in geronnene Milch (Quark) verwandelt wird, die geronnene Milch ihrerseits als Ganzes in Butter und diese ebenfalls als Ganzes in *ghee*[17] verwandelt wird.

Kommentatoren der Ayurveda-Texte erkennen die Richtigkeit dieses Vergleichs teilweise an und erklären, daß die unterschiedlichen Entwicklungsstufen von *rasa* zu *rakta* und *rakta* zu *mamsa* etc. in dieser Form zwar akzeptiert werden können, daß aber die Vorstellung, der gesamte Nahrungssaft verwandelt sich als Ganzes in Blut und das gesamte Blut dann wiederum in Fleisch etc. nicht akzeptiert werden kann. (Dies wird *ksira dadhinayaya*).

2. Der Vergleich von den Tauben in dem Taubenschlag. Diejenigen, die sich dieses Vergleichs bedienen, verdeutlichen den Vorgang damit, daß sie erklären, der Nahrungssaft muß die verschiedenen Körperteile mit Hilfe unterschiedlicher Kanäle erreichen und nährt sie durch seine spezifischen Nähreigenschaften. So wie die Tauben verschiedener Herkunft, die auf verschiedenen Flugrouten geflogen kommen und zu verschiedenen Zeitpunkten im Taubenschlag eintreffen, so erreicht auch der Nahrungssaft, der sich auf verschiedenen Bahnen den Körperteilen bzw. den Grundbestandteilen des Körpers nähert, diese zu unterschiedlichen Zeitpunkten. Der *rasa dhatu* ist von allen der nächste. Daher ernährt der Nahrungssaft ihn zuerst. Blut, Fleisch und die übrigen Grundbestandteile sitzen jeweils tiefer und tiefer im Körper, so daß der Nahrungssaft sie nur über längere und längere Kanäle erreichen kann, so daß es am längsten dauert, *sukra dhatu,* der an letzter Stelle steht, zu versorgen. Diesem Vergleich haben die Kommentatoren größere Bedeutung beigemessen, da sie die Meinung vertreten, daß der Nahrungssaft oder *rasa dhatu* der Hauptnährstoff aller

sieben Grundbestandteile des Körpers darstellt. (Das wird *khale kapot nyaya* genannt.)

3. Theorie von den Bewässerungskanälen. Nach dieser Ansicht fließt der *rasa dhatu* zuerst zum *rakta dhatu.* Er verbindet sich mit diesem und nährt ihn mit einem blutähnlichen Stoff. Nachdem das Blut mit den nötigen Substanzen versorgt ist, fließt der *rasa* zum *mamsa dhatu* und versorgt ihn auf gleiche Art und Weise. Nachdem der *mamsa dhatu* mit den nötigen Substanzen versorgt ist, fließt der *rasa* weiter zum *meda dhatu* und versorgt ihn auf ähnliche Weise; und so weiter. So wie ein Fluß in die Verbindungskanäle zwischen den Feldern geleitet wird und jedes der Reihe nach bewässert, so fließt der *rasa* von einem *dhatu* zum nächsten und versorgt sie der Reihe nach. (Das wird *kedarkaulyanyaya* genannt.)

Dies ist wohl zugleich die akzeptabelste Theorie. CAKRADATTA und SIV DASA gaben ihr ebenfalls den Vorrang, um zu erklären, wie der Vorgang der Ernährung innerhalb des Körpers abläuft.

Bei der Herausbildung des Körpers während der Empfängnis spielen *vayu, pitta* und *kapha* (die drei Körperelemente) eine Rolle, wenn die Verbindung von Samen- und Eizelle mit der Seele stattfindet und so der Embryo entsteht. *Vayu, pitta* und *kapha* vermehren und entwikkeln sich weiter durch den Nahrungssaft, den sie aus der von der Mutter aufgenommenen Speisen erhalten. Nach der Geburt werden *vayu, pitta* und *kapha* von der Milch ernährt und später ein Leben lang von den verschiedenen Nahrungsmitteln. Diese Nahrungsmittel, wie wir bereits angeführt haben, bestehen ebenfalls aus den fünf Grundelementen Erde, Wasser, Feuer, Äther und Luft.

Wir sind an andere Stelle auf die im Magen, im Zwölffingerdarm und im Dickdarm stattfindenden normalen Verdauungsvorgänge eingegangen, die *madhura, amla* und *katu* genannte werden und *kapha* bzw. *pitta* bzw. *vayu* produzieren. Diese Produkte von *kapha, pitta* und *vayu* versorgen ihrerseits die ursprünglichen Körperelemente *kapha, pitta* und *vayu.* Man ersieht daraus, daß die Tridosas, die als die Körperelemente bezeichnet werden, und die Garanten für die Gesundheit sind, ebenfalls regelmäßig mit Nährstoffen versorgt werden. Hinzu kommt noch, daß auch die Luft, die wir atmen, sich im Körper unmittelbar mit dem *prana* und dem *udanavayu* mischt und ebenfalls alle übrigen *vayus* ernährt.

Der klare, frische *pitta,* der im Zwölffingerdarm während des zweiten Verdauungsvorgangs gebildet wird, versorgt auf direktem Weg den *paçakapitta.* Und der *pacakapitta* wiederum, der seinen Sitz im Zwölffingerdarm hat, ernährt alle anderen *pittas* mit seiner Eigenwärme. *Pitta* entsteht als *mala* (Abfallprodukt) während der Verdauung des Blutes. Wann immer *pitta* produziert wird, versorgt er den ursprünglichen *pitta* an seinem eigenen Platz.

Nach der allgemeinen Verdauung der Speisen wird der Nahrungssaft noch einmal, diesmal von seinem eigenen *agni,* der *rasa agni* genannt wird, verdaut und in seinen Endzustand umgewandelt, der *rasa dhatu* heißt. Er wird wiederum in drei Teile unterteilt. Der subtilste Teil dient dem nächstfolgenden Körperkonstituenten, also dem Blut oder *rakta dhatu,* als Nahrung. Der normale Teil von *rasa* versorgt seinen eigenen Konstituenten, den *rasa dhatu.* Der dritte Anteil ist das Nebenprodukt *kapha mala. Kapha,* so ersieht man daraus, wird zweifach produziert: einmal wenn die normale „süße" Verdauung im Magen stattfindet, bei der die Nahrung verdaut wird, und zum anderen, wenn *rasa dhatu* verdaut wird.

Auf entsprechende Weise wird auch *rakta dhatu,* der Blut-Bestandteil des Körpers, in drei Teile unterteilt. Der subtilste Teil trägt zur Produktion des folgenden Körperbestandteils, *mamsa dhatu,* bei. Der normale Anteil an *rakta* oder Blut nährt seinen eigenen Körperkonstituenten, Blut nämlich, und das Nebenprodukt ist *pitta.* Daraus erkennt man, daß *pitta* ebenfalls zweifach im Körper produziert wird: einmal während des normalen zweiten Verdauungsvorgangs, der im Zwölffingerdarm stattfindet, und zum anderen wenn das Blut vor der Bildung von *rakta dhatu* von dem eigenen *agni* verdaut wird und *pitta* als Nebenprodukt abfällt.

Auf ähnliche Weise hat jeder der sieben *dhatus* des Körpers einen eigenen *agni* oder eine eigene Möglichkeit der Verdauung, und von der Verdauung der Nahrung an beginnt die gesonderte Verdauung jeder dieser sieben Körperbestandteile. Der Begriff *agni* heißt, wird er in Verbindung mit *dhatu* angewandt (in der Bedeutung: der *agni* des *dhatu*) *dhatu agni.* Es gibt demnach sieben *dhatu agni.* Darüberhinaus enthält der Nahrungssaft ebenfalls fünf Arten von wichtigen und notwendigen Stoffen wie Erde, Wasser, Feuer, Äther und Luft. Nach der Verdauung, die mit Hilfe des Verdauungsfeuers stattfindet, wird der einzelne *agni* der Verdauungskraft aufgesogen und nährt nun seinerseits dieses Feuer als Hauptbestandteil des Körpers.

Man wird sich erinnern, daß, als sich die Bildung des Körpers im Mutterleib vollzog, die Tridosa zusammen mit dem Samen und der Eizelle und der Seele den Embryo erzeugt haben. Die fünf Grundbestandteile des Körpers werden, beginnend von der Geburt, bis zum Lebensende durch die fünf Grundelemente, die in der Nahrung enthalten sind, genährt. Diese fünf Grundelemente der Nahrung wiederum werden, nachdem sie durch ihre speziellen *agni* aus dem Nahrungssaft entstanden sind, zur Nahrung für die fünf Grundbestandteile des Körpers.

Doch der Haupt-*agni* für die Verdauung ist *pacaka-pitta,* der seinen Sitz im Zwölffingerdarm hat und der die Nahrung, die sieben *dhatu agnis* und die fünf *bhuta agnis* verdaut. In den Texten wird daher von dreizehn *agnis* gesprochen, die im Blut vorhanden sind, um den

Verdauungsvorgang der Nahrungsmittel, der sieben *dhatus* und der fünf *bhutas* durchzuführen.

Diese *agnis* wiederum weisen vier unterschiedliche Formen je nach ihrer Funktion auf. Die erste Form ist *manda* (langsam); diese hat ihre Ursache in einem Übergewicht des *kapha.* Die zweite ist *tiksana* (scharf); sie hat ihre Ursache in einem Übergewicht des *pitta.* Die dritte ist *visama* (unbeständig); sie hat ihre Ursache in einem Übergewicht des *vayu.* Die vierte Form heißt *sama* (normal); sie hat ihre Ursache in einer normal proportionierten Wirkung aller *dosas.*

Pitta hat eine Eigenschaft, die *tiksana* heißt; das bedeutet, daß die Aktivität gesteigert ist. Ist er im Übermaß vorhanden, oder dominiert er, so wird die Tätigkeit von *agni* ebenfalls angeregt sein. *Kapha* hat die Eigenschaft des *manda*; das bedeutet langsam. Wenn er im Übermaß vorhanden ist, regt er die Tätigkeit an, die dann *manda agni* genannt wird. *Vayu* ist veränderlich. Wird er mit *pitta* verbunden, so verursacht er *tiksana agni,* wird er mit *kapha* verbunden, so verursacht er *manda agni* oder langsamen Appetit. Auf diese Weise erzeugt er verschiedene Formen von Appetit. Man erinnert sich an die Ausführungen über die Körperkonstituenten *kapha, pitta* und *vata.* Wir haben dort gezeigt, daß die Nahrungsmittel ähnlich reagieren, also die Tätigkeit verlangsamen, beschleunigen bzw. variabel machen.

Die vier Zustandsformen von *agni* bewirken vier Arten von Verdauungsmöglichkeiten: übermäßig, schwach, unregelmäßig und *sama* (regelmäßig), je nachdem ob *vata, pitta* oder *kapha* dominieren und der Normalzustand der *dosas* besteht. Ist es nötig, das Verdauungssystem zu entschlacken, muß dem *vata*-Typ ein starkes Abführmittel eingegeben werden; bei einem *pitta*-Typ wird ein milderes Mittel guten Erfolg haben; und bei einem *kapha*-Typ wird man das Mittel mit der ausgewogensten Wirkung, also weder zu stark noch zu schwach, geben.

NAHRUNGSMITTEL

„Nicht auf Smaragden, sondern auf die Kochkunst laßt uns unser Reich gründen." CARMICHAEL

„Wenn die Ernährung rein ist, wird der Geist rein sein, und wenn der Geist rein ist, wird der Verstand ebenfalls rein sein." MANU

„Eine gut durchdachte Ernährung trägt am meisten dazu bei, das Leben zu verlängern." BACON

In den altindischen Werken des CARAKA, SUSRUTA, VAGBHATA etc. finden wir abgeschlossene Kapitel, die sich mit den verschiedenen Nahrungsmitteln und Getränken und ihrer Wirkung auf den Körper beschäftigen. Die Untersuchungen gründen sich auf die *rasas, veeryas, vipakas, prabhayas* und *gunas* (wir haben diese Begriffe in späteren Kapiteln erklärt) der entsprechenden Nahrungsmittel und nicht auf deren Protein-, Fett-, Kohlehydrat- oder Stärkegehalt. Ein weiterer bedeutender Faktor ist, daß vegetarische ebenso wie nicht-vegetarische Nahrungsmittel behandelt werden. Es gibt also ein Kapitel über die Vorteile von Hammel- und anderem Fleisch verschiedener Tiere und deren Einteilung in Wassertiere, *jangala-* (eigtl. bergige Gegend) Tiere etc. Ganz offensichtlich haben die Autoren daran gedacht, daß ein Arzt Patienten jeder Rassenzugehörigkeit, jeder Sozialordnung oder Gegend behandeln wird, ohne einen Unterschied zwischen Vegetarier und Nicht-Vegetarier zu machen, auch wenn er selbst ein strenger Vegetarier sein mag. Sie müssen sich ebenso bestimmter Krankheiten bewußt gewesen sein — Auszehrung, Schwindsucht, Tuberkulose —, bei denen die Ernährung des *mamsa dhatu* oder Fleisch durch den Genuß von verschiedenen Nahrungsmitteln — Gemüse wie Fleisch — unterstützt und gefördert wird. Wir können hier nicht alle Einzelheiten wiedergeben, die in den Texten beschrieben sind, daher wollen wir nur einen kurzen Überblick geben.

Zu Beginn schreibt CARAKA: „Wasser befeuchtet, Salz verflüssigt, Alkali verdaut und Honig baut auf, Ghee (Butter) bewirkt Fettigkeit, Milch gibt Leben, Fleisch bewirkt Stärke, Fleischbrühe nährt, Wein bewirkt greisenhaften Verfall, Traubenwein regt die Verdauung an, Sirup bewirkt die Anhäufung von schädlichen *dhatus*, Quark oder geronnene Milch erzeugt Ödeme (Wassersucht) und grüner Pinyaka erzeugt Niedergeschlagenheit. Eine Suppe aus schwarzen Bohnen beschleunigt die Ausscheidung. Die alkalihaltigen Substanzen schaden den Augen und dem Samen; alle Substanzen, die einen sauren, herben Geschmack haben — außer dem Granatapfel und den Myrobalen — sind Anreger für den *pitta.* Alle Substanzen von süßem Geschmack, außer Honig, altem *sali*-Reis, *sastika*-Reis, Gerste und Weizen regen im allgemeinen den *kapha* an. Alle Substanzen mit bitterem Geschmack, außer den Schößlingen einer bestimmten Weidenart, Guduchi und dem wilden Schlangenkürbis, und alle Substanzen mit scharfem Geschmack, außer langen Pfefferschoten und Ingwer, regen den *vata* an und gelten als Anaphrodisiaka."

Nach CARAKA verlängert eine vernünftige Diät das Leben. Weiter erklärt er dann, daß die Gelehrten die Meinung vertreten, daß alle Nahrungsmittel und Getränke, die angenehme Farbe, Geruch und Geschmack haben und sich angenehm anfühlen, werden sie regelmäßig genossen, das Leben aller Lebewesen, die man auch Kreaturen nennt, erhalten.

Im folgenden zählen wir die Eigenschaften verschiedener wichtiger Nahrungsmittel auf, wie wir es den altindischen Texten entnehmen können.

Dhanya (Getreide und Hülsenfrüchte)

WEIZEN ist süß, kalt, das Verdauungsprodukt süß, nahrhaft, stärkend, sättigend und wird von den Gelehrten als „König der Getreide" gerühmt. Alle Texte gleichermaßen betonen den hohen Nährwert von Weizen für den Körper. Es gibt viele verschiedene Weizensorten, doch nicht alle besitzen die gleiche Bedeutung für die Ernährung. Dennoch ist es selbstverständlich, daß Weizen allgemein den Hauptbestandteil der Ernährung ausmacht. Vielfältig sind die Zubereitungsweisen und Verwendungsmöglichkeiten von Weizenmehl, und diese haben wiederum unterschiedliche Bedeutung für die Ernährung. Alle aber vermehren die *dhatus*. Weizen gilt auf Grund seiner Eigenschaften als wertvolles Nahrungsmittel und heißt auch *balya*, *brinhan*, Starkmacher, *sukravardhan* und *jeevanam*.

In Indien wird Weizen vor allem im Norden und in den mittleren Regionen verwendet, während im Süden und Osten Reis der Hauptbestandteil der Ernährung ausmacht. Unserer Meinung nach sind Weizen und Reis zwei wichtige Bestandteile einer angemessenen Ernährung. Es ist falsch, zu meinen, Reis würde Gase erzeugen und Fettleibigkeit fördern. Denn die Bevölkerung von Südindien besteht fast ausschließlich aus Reisessern, und wir können nicht feststellen, daß sie dick oder fett wären. Trotzdem stellen Reis und Weizen, werden sie im Übermaß genossen, für die Verdauungssysteme eine große Belastung dar.

CAWAL (Reis). Es wird eine Unmenge verschiedener Sorten aufgezählt: roter Reis, großkörniger Reis, *kalama*, *sastika*-Reis etc. Die guten Reissorten wirken kühlend, sind süß im Geschmack und das Verdauungsprodukt ist leicht *vata*-anregend. Es bildet sich nur wenig aber kompakter Stuhl. Die guten Reissorten sind fett, stärkend, samenbildend und harntreibend. Von ihnen ist der beste der rote Reis. Er ist fettig und wirkt krankheitsheilend.

Der nächste beste ist dann der großkörnige Reis, dann folgt *kalama* etc. *Sastika*-Reis wirkt kühlend, ist fett, nicht schwer, süß, wirkt krankheitsheilend und ausgleichend. Von *sastika*-Reis wiederum ist die weiße Sorte die beste, und die dunklere Sorte folgt darauf.

UDADA (schwarze Bohnen) ist ein hervorragendes Aphrodisiakum, wirkt lindernd auf *vata,* ist fett, heiß, süß, schwer, stärkend. *Udada* fördert den Stuhlgang und verleiht Männlichkeit.

MUNGA- (grüne) Bohnen gilt als die beste Hülsenfruchtsorte. Sie sind herb-süß im Geschmack, trocken, kühlend, scharf für die Verdauung, leicht, durchsichtig und wirkt lindernd auf *kapha* und *pitta.*

BAJARI (Hirse) ist heiß, trocken, erregt *pitta,* ist aber ebenso ein sehr gutes Stärkungsmittel, gibt Kraft, verbessert das Aussehen und gehört zu den wertvollen Nahrungsmitteln.

Gewürze

JEERAKA (Kümmel) ist leicht, trocken, der *rasa* scharf, der *veerya* heiß und der *vipaka* scharf. Er läßt *kapha* und *vata* abnehmen, vermehrt *pitta.* Er läßt Schwellungen abklingen und wirkt schmerzstillend. Er regt den Appetit an und die Verdauung, vertreibt Blähungen, lindert Schmerzen, wirkt zusammenziehend und vernichtet Würmer. Er wirkt anregend und reinigt das Blut. Daneben ist er harntreibend. Besonders wichtig ist er bei der Behandlungen von Schwellungen des Uterus, und er vermehrt die Milchproduktion in der Brust. Ist er heiß, dient er der Verjüngung und wirkt auch bei Hauterkrankungen. Er ist ein guter Harntreiber und wird vor allem bei Erkrankungen von *kapha* und *vata* angewandt.

SCHWARZER PFEFFER wirkt anregend auf die Verdauung, den Appetit, auf *vayu* und ist *kaphahara* und vermehrt gleichzeitig *pitta.* Er ist leicht, der *rasa* scharf, der *veerya* heiß und der *vipaka* scharf. Das Verdauungsprodukt ist scharf. Das Verdauungsprodukt des schwarzen Pfeffers ist schwer, nicht sehr heiß und süß. Er ist einer der wichtigsten Gewürzbestandteile und wurde auch für Heilmittel in der Ayurveda-Medizin verwendet. In den altindischen Texten gibt es eine Menge Hinweise auf den Gebrauch von schwarzem Pfeffer. Die drei wirksamsten Heildrogen *sunthi* (Ingwer), *marica* (schwarzer Pfeffer) und Pfeffer bilden eine Einheit, die *trikatu* genannt wird. Wer an chronischer Erkältung leidet oder an Verstopfung, weil nur ein geringes Verdauungsfeuer vorhanden ist und die Verdauung deshalb ungenügend durchgeführt wird, sollte schwarzen Pfeffer verwenden. Die Verdauung wird dadurch angeregt und die Bildung von *kapha* unterbunden. Er wirkt anregend, befreit von Schleim, wirkt harntreibend, und in geringen Dosen verabreicht, ist das Verdauungsprodukt scharf. Gewöhnlich ist schwarzer Pfeffer den Menschen vom *vata* und *kapha prakriti* zuträglicher.

SUNTHI (Ingwer). Bei trockenem, frischen Ingwer ist der *rasa* scharf, der *veerya* heiß, der *vipaka* scharf. Er ist fett, leicht und hell, schwer.

SENFSAMEN: Der *rasa* ist bitter und scharf, der *veerya* heiß und der *vipaka* scharf. Sie vermehren *pitta* und verursachen das Entstehen von *rasa pitta.* Sie regen den Appetit an, sind für *vayu,* und *kapha* nützlich, wirken bei Würmern und Halskrankheiten. Sie werden in der Medizin sehr häufig verwendet.

METHI (Griechisches Heu): Er ist *vatahara* und ein stärkendes Mittel. Er ist heiß.

HING (Asafötida): Der *rasa* ist scharf, der *veerya* heiß, der *vipaka* scharf. Er ist leicht, fett und *sara.* Er wirkt positiv auf *kapha* und *vata* und vermehrt *pitta.* Er ist anregend, schmerzstillend, wirksam bei Koliken, Magenverstimmungen, Würmern und Schwellungen. Er gehört zu den wichtigsten Bestandteilen der indischen Hausarzneimittel, die in ländlichen Gegenden Anwendung finden und bisweilen erstaunliche Wirkungen haben, wenn sie nach Vorschrift und sorgfältig verwendet werden. Heutzutage wird den Asafötida andere Stoffe beigemengt, doch sollte man sie ausschließlich in reiner Form verwenden, damit man entsprechende Ergebnisse erhält.

COTHAMIR (Korinander) ist leicht, fett und zusammenziehend; der *veerya* ist heiß, der *vipaka* süß. Für gewöhnlich reduziert er alle drei *dosas*: Da er fett und heiß ist, reduziert er *vata*; da er zusammenziehend wirkt, bitter und süß ist, reduziert er *pitta*; und da er bitter, scharf und heiß ist, reduziert er *kapha*. Grüner frischer Koriander ist kalt *(sita)*, reduziert vor allem *pitta*, Getrockneter Koriander ist ein wichtiger Bestandteil von Gewürzmischungen. Außerdem gehört er zu einem der wichtigsten Hausmittel, wie sie von der Landbevölkerung Indiens verwendet werden. Frischer Koriander lindert Brennen. Er ist harntreibend, *kaphaghna*, verdauungsfördernd, zusammenziehend und appetitanregend. Koriander wird im allgemeinen zusammen mit Kümmel verwendet.

ROTE CHILLIES. Ein starkes, örtlich wirkendes Reizmittel, fördert die Magentätigkeit und stärkt. Chillies strömen einen starken Geruch aus, schmecken scharf und brennen. Sie gehören zu den Zutaten für verschiedene Curry-Gerichte, Chutneys und eingelegtes Gemüse. Sie sind heiß, das Verdauungsprodukt ist scharf, sie wirken anregend, appetitfördernd, vermehren *pitta* und beseitigen Verdauungsstörungen. Sie sind gut bei *kapha dosa*. Aber sie sind nicht gut für jemanden, der von hitzigem Temperament ist oder der an Bluterbrechen oder an Blutspeien leidet.

KURKUMA oder indischer Safran ist trocken, leicht, der *rasa* scharf, *veerya* heiß und der *vipaka* scharf. Da er heiß ist, reduziert er *kapha* und *vata*, und da er bitter ist, reduziert er *pitta*. Er wird in der Medizin sowohl innerlich wie äußerlich angewandt. Er wirkt schmerzstillend und appetitanregend, kuriert Blähungen und gilt als Wurmmittel. Er verleiht ein gesundes Aussehen. Er ist *kaphahara*. Er ist sehr gut bei Störungen der Gebärmutter, und da er bitter ist, läutert er die Muttermilch.

KNOBLAUCH ist fett, scharf, *picchila* (schleimig), schwer und *sara*. Er enthält alle fünf *rasas* (außer *amla* oder dem sauren), doch hauptsächlich sind scharf und süß vorhanden. Seine Wurzel ist scharf, die Blätter bitter, der Stengel zusammenziehend, die Samen süß; *vipaka* ist scharf, *veerya* heiß. Da er sehr scharf und bitter ist, reduziert er *kapha*, da er fett und *picchila* ist, schwer und heiß, reduziert er *vata*, und da er heiß ist, vermehrt er *rakta* und *pitta*. Er wirkt anregend, verdauungsfördernd, appetitanregend, hilft bei Blähungen und Würmern. Er ist außerdem harntreibend, gehört zu den Expektorantien und ist gut für den Hals. Er wird für viele Heilmittel verwendet, besonders aber gilt er als Verjüngungsmittel. Knoblauch sollte einer Schwangeren nicht gegeben werden, ebensowenig jemandem, der Blut erbricht oder speit, der Durchfall und Blasenleiden hat oder unter Schwellungen oder Erbrechen leidet. Nach der Verabreichung von Knoblauch sollte körperliche Anstrengung, der Genuß von süßen Speisen, von Milch, *gur*[18], sowie Hitze, Sonnenlicht, Wasser etc. gemieden werden. Knoblauch wird ebenfalls in Hausmitteln erfolgreich angewandt und gilt als eines der wichtigsten Heilmittel überhaupt.

KOKUM (eine Mangobaum-Art) ist sauer, zusammenziehend und trocken, heiß, scharf, verdauungs- und appetitanregend und verursacht *pitta*. Öl aus *Kokum*-Samen hilft bei Ekzemen und Dermatophytose.

DALCINI (Zimt) ist scharf, süß, leicht, trocken, bitter, heiß, verursacht *pitta*, reinigt den Hals und ist *kaphahara*. Er wirkt bei Schluckauf, *vayu*, Husten, Stirnhöhlenentzündungen, Hämorrhoiden und Würmern. Er ist schmerzstillend und -beruhigend. Er wird bei der Herstellung einer Reihe von Zahnputzmitteln verwendet und gehört zu den wichtigsten Gewürzen. Wird er regelmäßig genommen, hält er den Mund rein und beseitigt schlechten Geschmack. Er ist ebenfalls gut für die Zähne. *Dalcini*-Öl lindert Zahnschmerzen, wenn es in den angegriffenen Zahn geträufelt wird.

ALCI (Kardamom) ist leicht, trocken, der *rasa* süß und scharf, *veerya* kalt, *vipaka* süß. Reduziert alle drei *dosas*. Wegen seines speziellen *rasa* reduziert er *kapha*, wegen des *vipaka* reduziert er *vata*, wegen des *veerya* reduziert er *pitta*. Er ist gut für das Herz, gehört zu den Expektorantien, wirkt harntreibend und lindert Brennen. Er ist ein Stärkungsmittel, das für sehr viele Aphrodisiaka verwendet wird. Er hilft bei Erbrechen, kuriert Husten und ist überhaupt ein wichtiger Bestandteil der Hustenmittel.

LAVANGA (Gewürznelken) sind bitter, appetitanregend, scharf, heiß, der *vipaka* süß, verjüngend, reduzieren *vayu*, *pitta* und *kapha*. Sie helfen bei Auszehrung, Husten, Kolik, Asthma, Schluckauf, unreinem Blut und Schwellungen. Nelkenöl wird ebenfalls in angegriffene Zähne geträufelt, um die Schmerzen zu lindern. Es wird in der Medizin sowohl innerlich wie äußerlich angewandt.

PHUDINA (Minze) ist süß, schwer, appetitanregend, gut für das Herz. Im allgemeinen gibt man sie bei Hustenbeschwerden, Cholera, bei Sprue, Diarrhöe, chronischem Fieber und Würmern. Für viele Heildrogen der Ayurveda-Medizin wird sie verwendet, wenn eine stimulierende Wirkung erzielt werden soll. Besonders aber wird sie bei Koliken verschrieben. Destilliertes *phudina*-Wasser wird bei Magenbeschwerden gegeben, und die Minze ist einer der wichtigsten Bestandteile in Abführmitteln.

IMLI (Tamarinde) ist schwer, der *vipaka* sauer, der

veerya heiß. Die Früchte, Samen, Blätter und Blüten werden gleichermaßen in der Medizin verwendet. Weiter wird *imli* bei der Zubereitung von Currys verwendet, um einen sauren Geschmack zu erreichen. Unreif ist *imli* besonders sauer und reduziert *vata* und vermehrt *kapha* und *pitta;* doch ist er reif, so reduziert er wegen seiner heißen und trockenen Eigenschaften *kapha,* und wegen seiner *sita* und sauren Eigenschaften reduziert er *vata.* Süße Tamarinde reduziert *pitta* ebenfalls. Sie regt den Appetit an, löscht den Durst, wirkt verdauungsfördernd, anregend auf die Leberfunktion und ist gut für das Herz. Sie ist harntreibend. Die pulvrisierten Samen haben, werden sie mit Milch eingenommen, die Wirkung eines Aphrodisiakums. Sie verursachen, daß der Samenerguß verzögert wird; doch eine übertriebene Anwendung von Tamarinde führt zu Verdauungsstörungen.

KESAR (Safran) ist aromatisch, bitter, fett und fördert das gesunde Aussehen. Er wird bei Augenerkrankungen verwendet, bei *vayu, kapha,* Brechreiz, Würmern und Schluckauf. Er wirkt anregend und findet in Heildrogen wie in Aphrodisika und Verjüngungsmitteln Anwendung. In Indien wird er, aufgekocht in Milch, für die Bereitung eines speziellen *dudhapaka* verwendet, der süß, nahrhaft, schmackhaft und delikat ist und *pitta* und *vata* reduziert, *kapha* aber vermehrt. Er gilt als Verjüngungsmittel. *Kesar* in reiner Form ist kaum zu bekommen. Er wird, nachdem er eingefärbt und eingeweicht wurde, für Heilmittel verwendet, die bei Erkältung, Husten und Diarrhöe helfen. Er wird sowohl innerlich wie äußerlich angewendet.

Getränke

MILCH ist im allgemeinen nahrhaft, beruhigend, stärkend und appetitanregend. Die Kuhmilch gilt als so hervorragend, daß sie heilig ist. Sie ist leicht, zusammenziehend, süß, kalt und bildet den Kot. Sie wirkt verjüngend, nährt und verleiht ganz allgemein Stärke. Sie fördert die Langlebigkeit und reduziert die Elemente von *rakta* und *pitta.* Sie ist gut gegen Herzkrankheiten und macht Gifte unschädlich. Sie wirkt bei Auszehrung und Schwindsucht. Man kann sie ferner bei Husten, Fieber und blutiger Diarrhöe verabreichen. Sie reduziert alle drei *dosas.*

Büffelmich ist fett, kalt, verursacht Körperwinde, Schlaf und ein Gefühl der Schwere. Sie bildet Samen, vertreibt Erschöpfung, vermehrt die Stärke, ruft aber Husten hervor, obgleich sie allgemein lebensbewahrend wirkt.

Die Muttermilch gibt einem Kind Leben, nährt die sieben Körperbestandteile und stärkt. Sie heilt Augenkrankheiten, reduziert *rasa* und *pitta* und führt dem Körper Fett zu. In den Texten heißt es, daß Muttermilch das beste für ein neugeborenes Kind darstellt und daß, ist keine vorhanden, eine *dhatri* (Amme) genommen werden soll. Ist auch diese nicht vorhanden, ist Ziegenmilch der beste Ersatz; erst an vierter Stelle folgt dann Kuhmilch. Kuh- oder Ziegenmilch sollten gekocht und gereinigt werden. Büffelmilch gilt im allgemeinen als zu schwer für den Säugling. Man muß sie daher zunächst verdünnen und mit einer entsprechenden Menge Wasser leichter verträglich machen. Sie kann dann in Verbindung mit *vayavidanga* (Embelia ribes) gegeben werden, der leicht ist und Appetit anregt. Sie wirkt bei Blähungen, das Verdauungsprodukt ist scharf, und sie reduziert *kapha* und *vayu.* Für Kinder ist sie sehr gut, da sie Wurmkrankheiten verhindert. Daher gibt man in Indien gewöhnlich *vayavidanga* in Milch und Wasser, kocht es auf und füttert es dem Kind. Eine stillende Mutter sollte darauf achten, keine scharfen, sauren, salzigen, herben und alkalireichen Speisen zu sich zu nehmen, damit die Muttermilch, die aus ihrem eigenen *rasa dhatu* produziert wird, nicht schädlich für das Kind ist. Milch, die morgens von der Kuh oder einem anderen Tier abgesondert wird, ist sehr kalt, da die Tiere während der Nacht keine Bewegung haben. Diese Milch verursacht Müdigkeit und Schlafbedürfnis. Sie ist dick und verursacht *kapha*. Milch, die am Abend, wenn die Tiere ausreichend Bewegung gehabt haben, gemolken wird, reduziert *kapha* und *vayu*. Sie ist ebenfalls gut bei *pitta* und sollte nach dem Abendessen getrunken werden. Ziegenmilch jedoch sollte vorzüglich am Morgen getrunken werden, weil sie dann *vata* und *pitta* reduziert.

Milch ist gut für diejenigen, die abgemagert und schwach sind oder von einem chronischen Fieber genesen sind, ferner für die, die ein starkes Verdauungsfeuer haben, die keine Müdigkeit empfinden und die, die an Auszehrung leiden. Milch sollte nie zusammen mit Salz oder mit sauren Nahrungsmitteln genommen werden, da sie sonst Hauterkrankungen, ja sogar Lepra, hervorrufen könnte.

QUARK aus Kuhmilch ist fett, sauer, süß, zusammenziehend, schwer, heiß, reduziert *vata*, regt die Bildung von Muskelfleisch und Samen an, regt den Appetit an, stärkt und vermehrt *kapha*, regt *rakta* und *pitta* an und erzeugt Wassersucht. Das Verdauungsprodukt ist süß. Quark aus Ziegenmilch ist heiß, sehr gut bei *vayu* und Auszehrung, Hämorrhoiden, Asthma und Husten. Er vermehrt das Verdauungsfeuer und ist süß. Er gilt als stärkendes Mittel und reduziert *rakta* und *pitta*.

Quark aus Büffelmilch ist schwer, dick, süß, erzeugt Blutkrankheiten, vermehrt *kapha* und ruft Entzündungen im Körper hervor. Interessant ist, daß in den Texten die Eigenschaften von Quark je nach Jahreszeiten unterschiedlich beschrieben werden. Während der Jahreszeiten *sharada, grishma* und *vasantha*[19] sollte man Quark nicht essen, da er dann *vataja* anregt desgleichen andere *dosas*. Weiter sollte man Quark nicht zum Abendessen oder vor dem Zubettgehen zu sich nehmen, und es wird empfohlen, Quark mit Butter und Zucker zu essen. Vor allem diejenigen, die Fieber, Hämoptysis oder Lepra haben, sollten Quark meiden. Patienten, die unter Schluckauf, Milzschwellungen, Diarrhöe, Ruhr etc. leiden, sollten Quark mit Salz essen.

BUTTERMILCH aus Kuhmilch reduziert alle drei *dosas* und ist am besten geeignet, über lange Zeiträume als regelmäßiger Bestandteil der Ernährung zu dienen. Sie regt den Appetit an, wirkt stärkend und ist sehr gut für das Herz. Wer unter Hämorrhoiden und Magenbeschwerden leidet, kann sie ohne Bedenken trinken.

Buttermilch aus Büffelmilch verursacht *kapha,* ist dick und führt zu Schwellungen. Sie ist gut für Patienten, die unter einer Vergrößerung der Milz leiden, oder unter Hämorrhoiden, Ruhr, Sprue und Diarrhöe.

Buttermilch aus Ziegenmilch ist sehr leicht, doch fett, und sie reduziert alle drei *dosas.* Außerdem gilt sie als wirkungsvoll bei Unterleibstumoren, Hämorrhoiden, Ruhr, Schmerzen im Unterleib und Anämie.

Drei Arten von Buttermilch werden in den altindischen Texten genannt:

1. Buttermilch oder Molke, die nach dem Buttern und der Entnahme der gesamten Butter übrig bleibt;
2. Buttermilch, bei der nach dem Buttern nur ein Teil der Butter entnommen wurde; und
3. Buttermilch, die noch die gesamte Butter enthält.

Alle drei Arten sind leicht, können gleichermaßen angewendet werden und reduzieren die Tridosa. Doch die zuerst genannte Art ist zugleich die am wenigsten nahrhafte, während die letzte die nahrhafteste ist. Dabei sollte man allerdings beachten, daß Buttermilch, die noch alle Butter enthält, schwer ist, dick und *kapha* verursacht. Sie ist nur für Menschen zu empfehlen, die dünn und abgemagert sind.

Wir möchten ausdrücklich betonen, daß der Ayurveda

die Eigenschaften von Buttermilch detailliert wiedergibt. Das entscheidende ist, daß die Buttermilch stets durch sachgemäßes Buttern und nach der Quarkproduktion gewonnen wird. Das Verdauungsprodukt der Buttermilch wird vom Körper leicht und unproblematisch aufgenommen. In den altindischen Texten finden sich viele verschiedene Rezepte mit Buttermilch als Grundbestandteil: bei einem Übermaß an *pitta* wird süße Buttermilch mit Zucker empfohlen; bei einem Übermaß an *kapha* wiederum Buttermilch mit Ingwer oder schwarzem Pfeffer oder schwarzen Chillies.

Butter und ghee

FRISCHE BUTTER ist zusammenziehend, stärkt den Körper, vermehrt den Appetit und beseitigt Anorexie. Außerdem wird sie häufig bei Schwindsucht, Auszehrung, Appetitlosigkeit, Gesichtslähmung, Milzvergrößerung, bei Sprue und Hämorrhoiden verabreicht. Sie ist weiter gut für die Augen. Sie ist kalt, fett und vermehrt den Samen; sie verleiht Leben und stärkt. Butter, die unmittelbar aus Milch gewonnen wird, ist kalt, zusammenziehend, wirkt bei vermehrtem *rakta* und *pitta,* beseitigt Augenleiden, stärkt das Gedächtnis, verlängert das Leben, vermehrt das Verdauungsfeuer, den Samen, *oja, kapha* und das Muskelfleisch. Weiter beseitigt Butter *vata, pitta,* chronische Vergiftungserscheinungen, Gehirnstörungen, Schwellungen und Lethargie.

GHEE, hergestellt aus Kuhmilch, ist süß, stärkend, ein Aphrodisiakum, beseitigt den vermehrten *vayu, pitta* und *kapha,* ist gut für die Augen, hat eine stärkende Wirkund und verbessert das Gedächtnis. Von allen Arten *ghee* gilt der Kuhmilch-*ghee* als der beste. *Ghee,* bereitet aus Ziegenmilch, regt den Appetit an und stärkt, ist ebenfalls gut für die Augen und kann den Patienten empfohlen werden, die an Husten, Auszehrung oder Schwindsucht leiden. Selbst das Verdauungsprodukt vertreibt noch *kapha*.

Ghee, hergestellt aus Büffelmilch, reduziert *vayu* und *pitta*, ist sehr kalt, süß, schwer, verursacht Verstopfung, verleiht Stärke und verlängert das Leben, heißt es in den Texten. Alter *ghee* vermehrt den Appetit und wird bei zahlreichen Erkrankungen der Augen und Ohren verschrieben, ebenso wie bei Hämorroiden, Erkrankungen der Genitalien, Fisteln etc. Frischer *ghee* hilft bei einem Verfall der Kräfte, wenn die *dhatus* oder Nährsäfte für den Körper zu schwach sind, oder auch bei Erschöpfungszuständen, dem vermehrten *rakta* und *pitta*, bei Erkrankungen der Augen, bei Anämie, Auszehrung und Schwindsucht.

Für die verschiedenen Arten von Milch, Buttermilch, Quark und *ghee* werden in den Texten also Anwendungsmöglichkeiten angeführt. Wir haben hier nur eine knappe Zusammenfassung geben können. Interessierte Leser können sich in den Kapiteln über Ernährung und Diätik der Caraka Samhita oder anderer zusammenfassender (englischer) Darstellungen der Ayurveda-Lehre genauer zu dem Thema informieren. CARAKA hat beont, daß es keinen Stoff auf der Welt gibt, den man nicht für medizinische Zwecke verwenden könnte. Deshalb haben die altindischen Gelehrten des Ayurveda die Eigenschaften jeder Substanz sowie deren Bedeutung für das menschliche Leben aufgezählt. Und der Leser wird überrascht sein, daß selbst Urin von Kühen, Pferden, Kamelen, Büffeln, Menschen etc. in die Liste der für Medikamente wichtigen Stoffe aufgenommen wurde. Dabei werden heutzutage bestimmte Medikamente tatsächlich aus Urin und dgl. gewonnen.

Öle

TIL (*gingili*-Öl) auch als Sesamöl bekannt, ist schwer, fett, zusammenziehend, süß. Es ist ein *kesya* (Mittel, um die Haare zu kräftigen). Da es schwer ist, fett, süß und heiß, reduziert es *vata, kapha* und *pitta*, und da es *yogavahi* ist, nimmt es die *gunas* und Eigenschaften der Heildrogen an, mit denen es verwendet wird, wobei seine spezifischen Eigenschaften nicht in den Vordergrund treten. In den Ayurveda-Texten werden eine große Anzahl von Rezepten genannt, bei denen *til*-Öl als Träger dient. Besonders aber wird es bei Haarausfall oder bei anderen Haarproblemen als das wirksamste Gegenmittel empfohlen. Im Winter wird es in Indien bevorzugt verwendet. Es wird innerlich wie äußerlich angewandt, dem Essen beigegeben oder zum Braten verwendet.

GELBES SARSON-ÖL ist appetitanregend, scharf, bitter, zusammenziehend, heiß, vermehrt *pitta* und *rakta*. Es wirkt bei Asthma, *kapha, vayu*, Würmern, Hauterkrankungen, Ohrenschmerzen, Furunkeln. Im Norden von Indien wird *sarson*-Öl zum Kochen verwendet so wie im Westen Indiens das *til*-Öl. Vor allem bei der Herstellung von Sirup wird er verwendet, der dadurch seinen angenehmen Geschmack erhält und lange aufbewahrt werden kann.

RIZINUSÖL ist dick, süß, wirkt abführend. Es lindert Schmerzen in der Brust, der Hüfte, dem Rücken etc. und beseitigt Verstopfung. Es ist gut bei einem gestörten *vayu* und vor allem, wenn die Aufwärtsbewegung des *apanavayu* Störungen verursacht.

Honig

Im Ayurveda werden acht Arten von Honig beschrieben. Die Bienen gewinnen den Honig aus verschiedenen

Blüten und zu unterschiedlichen Jahreszeiten. Entsprechend sind die Eigenschaften der Baumblüten, aus denen der Honig gewonnen wird, verschieden. Daher lassen sich auch beim Honig verschiedene Eigenschaften unterscheiden; trotzdem gilt Honig allgemein als bestes Mittel gegen einen vermehrten *kapha*. Er wird ebenso als Träger für verschiedene Heildrogen benutzt, damit diese sich besser einnehmen lassen. Honig ist *yogavahi*, d. h. er hat seine eigene, ganz spezifische Wirkungsweise. Daneben aber vermag er die Eigenschaften der Heildrogen, mit denen er vermischt wird, ebenfalls aufzunehmen. Ferner haben alter Honig und frischer Honig ebenfalls unterschiedliche Eigenschaften: Frischer Honig ist süß, zusammenziehend, leicht und kalt. Er regt den Appetit an und ist gut für die *lekhana*-Wirkung im Körper.

Wein

Guter Wein, der mäßig genossen wird, hat folgende Eigenschaften: „Junger Wein ist gewöhnlich schwer und reizt die Körperkanäle, wirkt verdauungsfördernd, anregend, ist leicht und appetitfördernd. Wein macht lustig, ist angenehm, stärkend und befreit von Furcht, Kummer und Erschöpfung. Er verleiht Mut, Männlichkeit, geistige Erregtheit, Befriedigung, Körperfülle und Lebenskraft." Wird er von tugendhaften Menschen auf die rechte Art genossen, so hat er eine Wirkung, die der des Nektars vergleichbar ist. Wird er allerdings im Übermaß getrunken, verfällt der Mensch schlechten Gewohnheiten. Schlechter Wein, so heißt es in den Texten, verdirbt die Leber und alle anderen Körperorganismen. Durch seine vergiftende Wirkung verliert der Mensch das Bewußtsein, er beginnt wirr zu sprechen, wird unbeliebt bei den Mitmenschen und büßt seine moralischen Grundsätze ein. Ein derartiger Mensch muß verurteilt werden, heißt es.

Weißes Zuckerrohr ist fett, nahrhaft, stärkend, verleiht dem Menschen neues Leben. Es ist süß, vertreibt Erschöpfung und kühlt den *pitta dosa* ab. Schwarzes Zuckerrohr ist süß, noch nahrhafter und beseitigt Brennen. Maschinell ausgepreßter Saft ist schwer, vermehrt den Samen und *kapha*. Er ist ebenfalls kalt und verursacht nach seiner Verdauung ein Brennen. Er hat die Wirkung eines Stärkungsmittels. Er fördert das gesunde Aussehen und, bei regelmäßigem Genuß, reduziert er *pitta* und *rakta dosa*. Wird Zuckerrohr mit den Zähnen zerbissen und gekaut, verstärkt es den Appetit, nährt alle *dhatus*, die wiederum die Körperkraft und *kapha* vermehren, vertreibt Müdigkeit und Beschwerden von *rakta* und *pitta* und lindert Brechreiz und Durst. Wird der Saft von Zuckerrohr lange Zeit in einem Gefäß aufbewahrt, ist er nicht mehr zum Trinken geeignet. Er wird dann sauer und verringert *vata;* ist sehr schwer und vermehrt *kapha* und *pitta*. Außerdem macht er Durst und verursacht Diarrhöe und Dysurie. *Gur*, hergestellt aus dem Saft des Zuckerrohres, ist ein Stärkungsmittel, vermehrt den Samen, ist schwer, fett, zerstört *vata* und reinigt den Urin. Je älter der *gur* desto wirksamer ist er — zum Beispiel bei Tumoren, Furunkeln und Appetitlosigkeit. *Gur*, nach Anweisungen mit Heildrogen vermischt und Patienten verabreicht, die an Schwindsucht, Husten, Auszehrung, Anämie und Magerkeit leiden, ist sehr wirksam.

Gur kann ebenfalls Patienten gegeben werden, die an Hämorrhoiden, Gelbsucht, Auszehrung, Erkrankungen des Blasentrakts, Unterleibsgeschwulsten, Anämie und einer Störung des *vayu*, *pitta* und *rakta* leiden. Bei zu starkem Husten sollte *gur* nicht gegeben werden. Zusammen mit *tulsi*-Samen (Basilikum) stellt *gur* ein vorzügliches Mittel für die Verabreichung von Heilmitteln dar.

Der Zucker, der aus *gur* gewonnen wird, ist süß, weiß,

vertreibt *vata* und *pitta,* ist leicht kalt, vermehrt Kraft und Samen und fördert den Appetit. Gewöhnlich ist Zucker bei den *dosas vayu* und *pitta* wirksam. Er ist kalt, fett, verleiht Stärke, ist schmackhaft, gut für die Augen, verursacht aber ebenfalls *kapha.*

Khadisakkar ist sehr süß, eine gute Nahrung für die *dhatus,* vermehrt den Samen, zerstört *pitta,* vermehrt die Stärke und verleiht ein Gefühl der Zufriedenheit.

Früchte

AMRAPHALA (Mangofrüchte) sind im unreifen Zustand leicht, trocken, zusammenziehend, kalt, und das Verdauungsprodukt ist scharf. Doch wenn die Früchte reif sind, sind sie süß, kalt, und das Verdauungsprodukt ist süß. Die süße Frucht wird gewöhnlich bei Störungen von *vayu* und *pitta* verwendet. Sie ist ein Stärkungsmittel, nahrhaft, *sukravardhaka, rasa-* und *raktavardhaka.* Mango ist die wichtigste und die beste von allen Früchten. Die unreife Frucht eignet sich zum Einlegen in Essig *(acar),* doch wenn unreife Früchte im Übermaß gegessen werden, verursachen sie Verdauungsstörungen, Verunreinigungen im Blut, Verstopfung und andere Störungen, die durch übermäßigen Gebrauch der *amla* (sauren) Geschmacksrichtung hervorgerufen werden. Von Mangos gibt es eine ganze Reihe verschiedener Sorten. Doch die süße, reife Frucht ist das beste Stärkungsmittel und, wird sie in der angemessenen Menge gegessen, kuriert Krankheiten. Wenn sie Gase erzeugt, dann sollte man sie mit Ingwerpulver und *ghee* essen, damit keine schädlichen Nebenwirkungen auftreten.

NARANGI (Orange) ist süß, regt den Appetit an, ist kalt, stärkt, verjüngt und vermehrt das Verdauungsfeuer. Sie ist gut für die Haare, gegen Koliken, Würmer, Verdauungsstörungen, Husten, *vayu, pitta,* Auszehrung,

Anorexia, Erbrechen, Übelkeit und Schwindelgefühl. Es gibt zwei Sorten Orangen: süße und saure. Davon ist die süße Art die beste, während die saure gemieden werden sollte. Sirup aus Orangen löscht den Durst und lindert Brennen.

MUSAMBI (Zitrusfrüchte) sind süß, kalt und das Verdauungsprodukt ist süß. Ihr Saft ist das beste und nahrhafteste Getränk nach einer Krankheit. Sie reduzieren *pitta*. Sie helfen bei Anämie, Verstopfung, Magenverstimmung, chronischer Diarrhöe, Stomatitis, Appetitlosigkeit, Anorexien, chronischem Fieber, Auszehrung, Erbrechen, Koliken und Verunreinigungen des Blutes. Für die, die unter häufigen Anfällen von Schüttelfrost leiden, sind Zitrusfrüchte nicht geeignet.

APFEL. Der Apfel ist süß, mild, schmackhaft, stärkend und enthält Eisen. Er bildet den Kot und verleiht ein frisches, rotwangiges Aussehen. Er wirkt verdauungsfördernd und appetitanregend. Er reduziert *pitta* und *vayu*. Er hilft bei Ruhr und chronischer Diarrhöe. Kandierte Äpfel werden bei Anämie oder ähnlichen Erkrankungen gegeben. Der Apfel ist sehr gut bei Verdauungsstörungen.

JAMBU (Malabarapfel — Eugenia jambos). Davon gibt es zwei Sorten: kleine und große. Der *jambu* fördert die Verdauung, heilt Anämie und wirkt blutbildend. Am besten ist er für Diabetiker geeignet. Man kann den frisch gepreßten Saft verwenden, und aus *jambu* stellt man Essig her. Pulvrisierte Samen des *jambu* wirken hervorragend bei Ruhr und chronischer Diarrhöe, vor allem aber bei blutigem Durchfall. Das Pulver sollte Diabetikern eingegeben werden. Es vermindert den Blut- und Harnzuckergehalt.

ANANAS wirkt, wenn sie reif ist, durstlöschend und fördert den Fluß der Nahrungssäfte im Körper. Ist sie unreif, ist sie schwer und verursacht *pitta* und *kapha*. Sie gilt als appetitanregend und *sramahara*.

PHANAS (Jackbaumfrucht) ist kalt, fett, verleiht ein Gefühl der Zufriedenheit, vermehrt die *dhatus*, erzeugt *kapha*. Die Jackbaumfrucht gilt als Stärkungsmittel, als Verjüngungsmittel und ist schwer verdaulich. Sie hilft bei Enmaptisis, Verdauungsstörungen, die durch den Genuß von Jackbaumfrüchten verursacht wurden, können mit Kokosnußfleisch kuriert werden.

BANANEN (*pisang*) sind stärkend, süß, kalt, zusammenziehend, schwer, wirken verjüngend, gehören zu den Aphrodisiaka, sind *sukravardha* und verleihen Kräfte. Sie vermehren das Muskelfleisch, verbessern das Aussehen und regen den Appetit an. In großen Mengen sind sie schwer verdaulich und verursachen *kapha*. Sie löschen den Durst, vertreiben die Schwermut, reduziert *pitta* und helfen bei Blutverunreinigungen. Wer unter Dyspepsie, Obesitas oder Diabetis leidet, sollte keine *pisangs* essen.

CARICA PAPAYA ist süß, schwer, appetitanregend, reduziert *pitta*, beseitigt Verstopfung und ist besonders gut für Leber und Milz. Im Übermaß genossen verursacht die *papaya*-Frucht allerdings *vayu*. Sie ist ein guter *pacan* und ein Abführmittel. Aus *papaya* gewonnenes Pepsin ist bekannt für die Behandlung von Magenverstimmungen und -beschwerden.

AMRUT (Guaras) ist süß, verdauungsfördernd und kalt, doch ein übermäßiger Genuß verursacht Diarrhöe und Ruhr. Die Samen sind schädlich.

FALSA (Asiatica grewia) ist süß, wohlschmeckend, kalt, zusammenziehend, reduziert *vayu* und *pitta*, hilft bei Verunreinigungen des Blutes, bei Brennen, Schwellungen und besonders bei Übelkeit, Erbrechen und Hitzschlag und wird gewöhnlich im Sommer genossen, um *pitta* zu reduzieren.

RAYAN (Mimusops hexandra) ist fett, süß, delikat, nahrhaft, wirkt als Fiebermittel, ist harntreibend, *vata samaka* und erregt, im Übermaß genossen, *pitta* und *kapha*.

ANJIR (Feigen) sind schmackhaft, süß, kalt, verdauungsfördernd, appetitanregend, helfen bei Verunreinigungen des Blutes, reduzieren *vayu* und *pitta*. Helfen bei Husten, Auszehrung und Beschwerden in der Brust. Sirup aus *anjir* ist ein hervorragendes Stärkungsmittel für Kleinkinder; er regt den Appetit an.

CICKKU (Breiapfel — Achras sapota) ist süß, stärkend, wohlschmeckend, kalt und nahrhaft. Das Verdauungsprodukt ist süß. *Cickku* ist sehr schwer und enthält ungewöhnlich viel Süße, so daß es nicht für jemanden geeignet ist, dessen Verdauungsfeuer schwach ist. *Cickku* wirkt harntreibend.

MANDELN sind ein sehr gutes Stärkungsmittel, süß, gehören zu den Aphrodisiaka, sind fett und heiß, verursachen *kapha*, reduzieren *vayu* und *pitta* und sind besonders gut für das Gehirn. Das Mandelöl wird maschinell gewonnen.

PISTAZIEN sind heiß, schwer, fett, gehören ebenfalls zu den Aphrodisiaka, sind süß, vermehren die *dhatus*, reinigen das Blut, wirken abführend, reduzieren *kapha* und *vayu*. Sie werden für zahlreiche Süßigkeiten verwendet und stellen eines der wichtigsten Stärkungsmittel überhaupt dar. Das herausgepreßte Öl wird verschiedentlich im *unani*-System verwendet.

TOOTA (weiße Maulbeeren). Die reifen Maulbeeren sind süß, bilden und reinigen das Blut, sind vor allem im Sommer wirksam, reduzieren *rakta* und *pitta*, sind nahrhaft, durstlöschend und reduzieren *vayu* und *pitta* wirkungsvoll.

NASPATI (Birnen) sind schwer, fett, der *rasa* süß, zusammenziehend, der *vipaka* süß und der *veerya* kalt. Sie reduzieren alle drei *dosas*, sind gut für das Herz, reduzieren *rasa* und *pitta*, lindern Brennen, stärken kräftigen und wirken harntreibend; im Übermaß genossen verursachen die Früchte Verdauungsstörungen.

SITAPHAL (Zimtapfel) ist leicht, fett, süß, kalt, der

vipaka süß und reduziert *vayu* und *pitta.* Er ist gut für das Herz, gehört zu den Aphrodisiaka, wirkt harntreibend, lindert Fieber und Brennen und stärkt. Im Übermaß genossen verursacht er Fieber.

KOKOSNUSS. Die Kokosnuß ist schwer, süß, fett, kühl, gut für das Herz, stärkt, reinigt die Blase, verhindert ein Anschwellen von *rakta* und *pitta.* Ist die Kokosnuß reif, verursacht sie Verdauungsstörungen, ist sie unreif, regt sie *kapha* und *vayu* an. Die Kokosnußmilch vermehrt den Samen, wirkt kühlend und ist nahrhaft. Sie stillt den Durst.

DATTELN. Unreife Datteln sind süß, wirken kühlend, sind zusammenziehend, schwer und reinigen das Blut. Sie reduzieren die angeregten und angeschwollenen *dosas.* Reife Datteln sind fett, schmackhaft, vermehren den Samen, sind süß und verhindern ein Anschwellen von *rakta* und *pitta.*

DADIMA (Granatäpfel). Die Frucht ist süß, süß und sauer oder nur sauer. Die süße Frucht ist leicht, zusammenziehend, reduziert alle drei *dosas,* lindert Durst, ist fett, vermehrt den Samen, lindert Brennen, ist gut für den Mund, den Hals und das Herz. Die süß-saure Art regt den Appetit an. Die Frucht wird bei Sprue und Würmern gegeben.

LIMETTE ist scharf und reduziert *pitta.* Betel-Blätter, mit Limette und *supari* genommen, enthält nicht nur wichtige *rasas,* sondern bringt auch das Geschmacksempfinden zurück. Limetten festigen die Zähne, löschen den Durst und wirken bei angeregtem *kapha.* Kampfer etc. und *thambul* verleihen dem Mund Farbe. Die Früchte reinigen den Hals und stärken die Stimme, regen den Appetit an und sind gut für das Herz.

BETEL-BLÄTTER sind ebenfalls gut für das Herz; außerdem sind sie aromatisch und reduzieren *kapha* und *vayu.*

KATHA oder die Früchte des *khadira*-Baums sind gut

für den *kapha* und den *pitta*. Sie reinigen den Hals und helfen bei Erkrankungen des Blutes.

SUPARI ist zusammenziehend, süß, erzeugt hellen Stuhl, mindert das Fett und ist gut für *pitta* und *kapha*. Er ist außerdem ein Wurmmittel.

Gemüse

Bei den Gemüsen unterscheidet man vier Arten: Blätter, Blüten, Früchte und Wurzeln — *patra*, *puspa*, *phala*, bzw. *kanda*. Jede Art hat ihre eigenen, ganz spezifischen Qualitäten. Es gibt leichte und schwere Gemüse. Die leichtesten sind die blättrigen Gemüsesorten, darauf folgen die blumenartigen Gemüse, dann die fruchtartigen und die schwerste Sorte überhaupt ist *kandamula*. Gewöhnlich verursachen Gemüse Verstopfungen. Sie sind schwer, trokken, vergrößern die Kotmenge und vermehren den *vayu dosa*. In den Ayurveda-Texten findet sich eine Aufzählung aller Eigenschaften von einer sehr großen Anzahl verschiedener Gemüsesorten. Viele davon werden im heutigen Indien nicht mehr verwendet. Einige aber wollen wir im folgenden anführen:

PARAWALA ist leicht, trocken, der *rasa* bitter, der *veerya* heiß und der *vipaka* scharf. Er reduziert die Tridosa und zählt zu den besten Gemüsen überhaupt. Er wirkt schmerzstillend, ist gut für die Haare und reinigt Geschwüre. Er regt den Appetit an, wirkt verdauungsfördernd, löscht den Durst, lindert Blähungen, ist gut gegen Würmer und reinigt das Blut. Er ist *kaphahara*. Er ist ein Stärkungsmittel. Die Früchte, die süß sind, werden ebenfalls verwendet.

BITTERGURKE *(karela)* ist leicht, trocken, bitter, heiß und der *vipaka* scharf. Sie reduziert alle drei *dosas*, regt den Appetit an, wirkt verdauungsfördernd, reinigt das Blut, wird bei Fettleibigkeit, Diabetis, Blutverunreinigungen, Dysmenorrhöe, schmerzhafter Regel und leichtem Fieber verschrieben. Sie ist ebenfalls ein Stärkungsmittel.

KARKOTAKI oder KANTOLA ist leicht, fett, der *rasa* bitter, scharf, der *veerya* heiß und der *vipaka* scharf. Er reduziert *kapha* und *vata*. Er ist einer der wichtigsten Gemüsesorten, wirkt appetitanregend, verdauungsfördernd und — wegen seiner fetten Beschaffenheit — als leichtes Abführmittel und wird bei Blähungen gegeben. Er reinigt das Blut und läßt Schwellungen abklingen. Er besitzt *shodhana* Wirkung[20] auf die Gebärmutter und gilt als Stärkungsmittel.

PANDOLA (Schlangenkürbis) ist leicht, fett, der *rasa* süß und bitter, *veerya* kalt, der *vipaka* süß. Er reduziert *vata* und *pitta*, *deepan pacan*[21], lindert Blähungen, verleiht Geschmacksempfinden, reinigt Blut, wirkt bei Fieber und hat eine stärkende Wirkung.

LUFFA (Schwammkürbis) KOSATAKI ist leicht, trokken, scharf, die *rasas* bitter und scharf, *veerya* heiß, *vipaka* scharf. Er reduziert *pitta* und *kapha*, reinigt das Blut, hilft bei Schwellungen, gehört zu den Expektorantien, ist bitter, stärkt und hat positive Wirkung vor allem bei Patienten, die unter Husten, Asthma, Verunreinigungen des Blutes, Schwellungen, Milzschwellungen, Unterleibsgeschwulsten, Anämie und ähnlichen Krankheiten leiden. Die süße Sorte ist kalt, reduziert *pitta* und gilt als Kräftigungsmittel für die Haare. Die bittere Sorte wird verabreicht als auswurffönderndes Mittel, zum Beispiel, um Erbrechen zu verursachen.

MULAKA (Rettich). Vom Rettich gibt es zwei verschiedene Sorten: leichte und schwere. Der *rasa* ist scharf, *veerya* heiß und der *vipaka* scharf. Die leichte Sorte ist *tridosahara*, während die schwere Sorte die Tridosa verursacht. Die schwere Sorte ist dick und lang wie die Stoßzähne eines Elefanten. Im allgemeinen wird die leichte Sorte verwendet. Sie ist *deepan*, *pacan*, lindert Blähungen, regt die Leberfunktion an, hilft bei Schwellungen, zählt wegen ihrer scharfen Eigenschaft zu den Expektorantien, ist gut für den Hals und hilft bei Husten und Asthma. Sie wirkt besonders harntreibend und ist gut geeignet für Patienten, die unter Steinen leiden. Die Samen der Rettichpflanze fördern die Monatsblutung.

KAKADI (Gurke) ist süß, kalt, harntreibend, verdauungsfördernd und appetitanregend. *Kakadi* wird bei Erkrankung der Harnwege, bei Brennen, Erbrechen und Steinen der verschiedensten Art angewandt. Da er kalt ist, fördert er die Ausscheidung von Harn, lindert Brennen und vermindert übermäßige Körperwärme. Die Samen der Gurke bewirken, werden sie mit Zucker und *jeeraka* in Wasser verrührt und dem Patienten mit der entsprechenden Menge Milch eingegeben, die helle Farbe des Urins.

GALKA (ähnelt Weihrauch). Er ist kalt, süß, appetitanregend und wohlschmeckend. Er sollte nur reif verwendet werden. Bei übermäßigem Genuß verursacht er *pitta* und *vayu*.

BRINJAL (Solanum melongana) wird auch Eierfrucht oder Aubergine genannt. Er ist wohlschmeckend, scharf, heiß und der *vipaka* scharf. Er hilft bei *vayu* und *kapha,* regt den Appetit an, vermehrt den Samen, ist leicht und weich. Früchte dieser Pflanze reduzieren *kapha* und *pitta,* während die reife Pflanze *pitta* erzeugt, wie BHAVA MISRA meint. Aus der Aubergine werden sehr viele verschiedene Gerichte zubereitet. RAJA NIJHANTAKAR hat sie sogar als eines der besten Gemüse bezeichnet. Sehr beliebt ist ein Gericht aus Aubergine, *gingili*-Öl und Asafötida. Die Aubergine gilt als appetitanregend, heilsam bei Milzschwellungen, bei *vayu* und *kapha* und auch bei Steinen. Sie sollte stets ungeschält verwendet werden.

ZWIEBELN sind schwer, scharf, fett, der *rasa* ist süß und scharf, der *vipaka* süß, der *veerya* heiß. Wegen ihrer schweren, fetten und heißen Eigenschaften (*gunas*) reduzieren sie *vata*; wegen ihrer schweren, fetten und süßen

Eigenschaften vermehren sie *kapha;* und wegen ihrer heißen, scharfen und bitteren Eigenschaften vermehren sie *pitta.* Sie gelten als Verjüngungsmittel, als Aphrodisiaka, als Anregungs- und Stärkungsmittel, sie werden bei Blähungen gegeben, gehören zu den Expektorantien, wirken harntreibend, vermehren den Samen und fördern die Monatsblutung. Sie kräftigen und werden für viele Medikamente verwendet. Da sie billig sind und dabei sehr anregend wirken, werden sie auch „Moschus der Armen" genannt. Für Menschen, die *pitta prakriti* sind, sind Zwiebeln nicht gut; besonders schlecht sind sie für das Gehirn und die Haare.

TOMATEN. Es gibt zwei Unterscheidungen: reife und unreife Tomaten. Sie reinigen das Blut, heilen Anämie, helfen bei Dyspepsia, Hämorrhoiden, Blutunreinheiten, Skorbut, Leberbeschwerden und chronischem Fieber. Sie fördern die Verdauung und heilen chronische Magenkrankheiten. Nach einer Krankheit ist eine Tomatensuppe sehr nahrhaft. Die Tomate ist schmackhaft, aber allein denen zu empfehlen, denen saurer Geschmack zuträglich ist. Man sollte sie allerdings nicht im Übermaß genießen. In *til*-Öl gebratene Tomaten mit *jeeraka,* schwarzem Pfeffer, Salz, Koriander etc. sind nahrhaft, leicht verdaulich, blutreinigend und stellen eine sehr angemessene Speise dar.

OKRA („Frauen-Finger") sind süß, fett, schwer, wirken verjüngend, gehören zu den Aphrodisiaka und vermehren den Samen. Sie gelten als eines der besten Gemüse und sind ein gutes Stärkungsmittel. Unreife Okra, früh am Morgen auf nüchternen Magen gegessen, kräftigen den Körper. Sie vermehren die Grundbestandteile des Körpers. Weiche, zarte Okra haben die beste Wirkung.

KOHL oder Rosenkohl, gewöhnlich auch *kobi* oder Blumenkohl. Beides sind Arten des wilden Kohls (*coulewort*). Es gibt noch viele andere Sorten. Kohl hilft Patienten, die an chronischem Husten, Bronchitis und Asthma leiden. Kohl wird, gereinigt und roh gegessen, als Wurmmittel empfohlen. Weißkrautsaft soll Warzen heilen. In einigen Landstrichen werden die Kohlblätter gegen Halsschmerzen um den Hals gewickelt. Blumenkohl ist süß, schwer, kalt, wohlschmeckend, reduziert *vayu*, *pitta* und *kapha* und ist besonders bei *pitta prakriti* wirksam.

DUDHI-KÜRBIS, auch süßer *dudhi* genannt. Er ist süß, kalt, fett, nahrhaft, erzeugt *vayu*, stärkt, ist wohlschmeckend, bildet den Stuhl, reduziert *pitta*, ist schwer und erzeugt *kapha*. *Dudhi*-Samen werden ebenfalls verwendet. Sie sind wohlschmeckend, süß und dienen als Schlafmittel.

GRÜNE ERBSEN sind sehr stärkend, wohlschmekkend, verursachen jedoch bei übermäßigem Genuß *vayu*. Man sollte sie mit Knoblauch, Zitrone, Gewürzen und gebraten in *til*-Öl essen, um den *dosa* zu beseitigen, der *vayu* hervorruft. Am besten sind frische Erbsen. Sie sind nicht geeignet für Leute vom *vata*-Typ (*vata prakriti*).

VALAPAPADI (Bohnen). Sie sind sehr wohlschmekkend und regen den Appetit an. Sie verursachen *vayu* und Verstopfung. Wenn sie nur ungenügend verdaut werden, führen sie zu Magenerweiterungen.

GOWAR (Kletterbohnen oder Platterbsen) sind süß, trocken, schwer, abführend, verursachen *kapha*, reduzieren *pitta* und sind nicht geeignet für schwangere Frauen oder *vata prakriti*.

COLAPHALI (Amarant Bohne). Wenn *colaphali* mit Gewürzen gebraten werden, werden sie sehr wohlschmekkend, doch verursachen sie zu viel *vayu*, da sie trocken, zusammenziehend und schwer sind, und *kapha*, Blähungen und *pitta* hervorrufen. Werden sie nicht gut verdaut, verursachen sie Leibschwellungen. Sie wirken stärkend, wenn sie regelmäßig und während des Winters gegessen werden, doch gewöhnlich werden sie als wohlschmeckende Zwischenmahlzeit eingenommen. Für Leute mit einer *vata*-Konstitution (*prakriti*) sind *colaphali* überhaupt nicht geeignet.

GAJARA (Karotten) sind bitter, scharf, regen *rakta* und *pitta* an, fördern den Appetit, schaden den Augen, sind trocken und erzeugen *pitta*. Karottensamen sind heiß und verursachen Fehlgeburten. Sie werden häufig in ländlichen Gegenden verwendet, und sie stellen ein nahrhaftes, leicht verdauliches Nahrungsmittel für die Landbevölkerung dar. Die Karotten, die in der Nähe von Salzwasser gezogen werden, sind süß und wohlschmeckend. Sie wirken harntreibend und helfen bei Erkrankungen der Harnwege.

RATALU (Yamwurzel) ist süß, schwer und stärkend, aber für Leute mit übermäßig starkem *vayu* ist sie nicht gut. Sie ähnelt der Kartoffel, ist aber nicht für Leute geeignet, die ein schwaches Verdauungsfeuer oder Milz- oder Magenbeschwerden haben.

SURANA (Amophophallus) ist scharf, heiß, appetitanregend, leicht, wirkt verdauungsfördernd und regt *rakta* oder das Blut an. Er ist nicht gut für Patienten, die an Hämatemesis und Hämoptysis, Herzkrankheiten oder Blutverunreinigungen leiden. Doch ist er wirksam bei Würmern, Unterleibsgeschwulsten, Asthma, Husten und Erbrechen. In *ghee* gebacken und gewürzt mit *sunthi* (Ingwer) und schwarzem Pfeffer ist er wohlschmeckend und eine gute Diät für Patienten, die unter Hämorrhoiden leiden.

KICHERERBSEN, Linsen, Platterbsen und gewöhnliche Erbsen sind leicht, kühlend, süß, zusammenziehend und stark wasserentziehend. Vor allem Linsen und Saat-Platterbsen (Lathyrus sativus — A. d. Ü.) werden bei *kapha* und *pitta* empfohlen. Mit Vorliebe werden sie als Suppe gekocht. Die Linsen sind zusammenziehend, und die Saat-Platterbse regt *vata* an.

HÜLSENFRÜCHTE allgemein. Alle Arten von Hülsenfrüchten sind süß, kühlend, schwer, zerstören die Kraft und entziehen dem Körper Wasser. Nur starke Leute sollten sie essen und dann immer zusammen mit fetten Nahrungsmitteln. Eine Sorte, *simbi*, ist trocken, zusammenziehend, erregt *vata* im Unterleib und gehört nicht zu den Aphrodisiaka. *Simbi* verursacht langsame und unregelmäßige Verdauung und ist schlecht für die Augen.

Blattgemüse

CLAWLI (Amarantas gangeticus) ist süß, kalt und das Verdauungsprodukt ist süß. Er ist leicht und trocken. Er ist wohlschmeckend, reduziert *kapha*, *vata* und *pitta*, ist verdauungsfördernd, appetitanregend, *purisajanana* und lindert Blähungen. Er ist gut für das Herz, reduziert *rakta* und *pitta* und wirkt harntreibend.

SUA (Dill) ist leicht, trocken, scharf, bitter, heiß, reduziert *vata* und *kapha*. Er wirkt harntreibend, fördert die Monatsblutung und die Produktion von Muttermilch und hilft bei Fieber. Übermäßiger Genuß von *sua* führt zum Verlust des Samen. *Sua* lindert Blähungen, *deepan pacan*, hilft gegen Würmer und wird besonders im Wochenbett gegeben. Er wirkt schmerzstillend und hilft bei Schwellungen. Destilliertes Wasser, das sog. Dill-Wasser wird Kindern gegen Koliken gegeben. *Sua* ist besonders wirksam bei *kapha* und *vata*.

Nicht-Vegetarische Nahrungsmittel

Fleisch von fleischfressenden Tieren, die zur Gruppe der Raubtiere (Reißtiere) gehören, wird für Patienten empfohlen, die an chronischen Hämorrhoiden, Stoffwechselstörungen oder Auszehrung leiden.

Ziegenfleisch hat wenig kühlende Wirkung, ist weder schwer noch fett. Es stört die *dosas* nicht und wirkt, da es den Körperelementen des Menschen entspricht, stärkend.

Hammelfleisch ist schwer, da es kühlend wirkt und süß ist. Außerdem verleiht es Stärke.

Hühnerfleisch ist fett, heiß, gilt als Aphrodisiakum und als kräftigend. Es verleiht der Stimme Festigkeit. Es stärkt, wirkt ausgezeichnet bei *vata* und ist schweißtreibend.

Rebhuhnfleisch kühlt, ist süß und leicht. Es wird bei Störung von *pitta* und *kapha,* Blut und geringem *vata* empfohlen. Das Fleisch von Haustauben ist zusammenziehend im Geschmack, zart, kühlend und heilt Hämothermia.

Sperlingsfleisch ist süß, fett, sehr Kräfte fördernd, vermehrt den Samen und mildert eine Störung von der Tridosa und von *vata.*

Hasenfleisch ist zusammenziehend im Geschmack, hell, trocken, kühl, scharf bei der Verdauung, leicht und süß. Es wird bei einer Störung der Tridosa empfohlen, bei der *vata* verhältnismäßig gering vorhanden ist.

Büffelfleisch ist fett, heiß, süß, gilt als Aphrodisiakum, ist schwer und nahrhaft. Es fördert Festigkeit und Beleibtheit und liefert Energie und guten Schlaf.

Fischfleisch ist im allgemeinen schwer, heiß, süß, stärkend, kräftigend, heilt *vata,* ist fett, gehört zu den Aphrodisiaka und soll, heißt es in den Texten, der Gesundheit sehr förderlich sein. Das Fleisch des *rohita* ist leicht, verdauungsfördernd und verleiht Stärke.

Die Eier vom Schwan, *cakor,* Huhn, Pfau und Sperling sind gut bei schwachem Samen, Husten, Herzbeschwerden und Lungenschäden. Sie sind süß, wirken nichtanregend und verleihen sofort Stärke.

Caraka empfiehlt den Genuß aller *rasas* gleichermaßen und verurteilt das ausschließliche und übermäßige Verwenden nur eines einzigen *rasa.* Entsprechend soll eine einseitige Ernährungsweise, die über längere Zeiträume beibehalten wird, schädlich für den Körper sein. Daher sollte man alle Nahrungsmittel in größeren oder kleineren Mengen gleichermaßen zu sich nehmen und nur auf die verzichten, die dem eigenen Konstitutionstyp nicht zuträglich sind.

„Iß nach gesunden Maßstäben" ist ein Grundsatz, dem zu folgen lohnt. Mit den „gesunden Maßstäben" ist gemeint, daß man schwere Nahrungsmittel in kleineren Mengen und leichte Nahrungsmittel in größeren Mengen essen sollte. Bei der Entscheidung, welche Menge angemessen ist, sollte die Stärke des Verdauungsfeuers mit berücksichtigt werden. Kraft, Gesundheit, langes Leben und die Lebenskraft hängen von der Stärke des Verdauungsfeuers ab, welches brennt, wenn es vom Brennstoff aus der Nahrung und den Getränken angefacht wird, oder aber nur flackert, wenn kein Brennstoff vorhanden ist.

Die obige Unterscheidung von schweren und leichten Nahrungsmitteln ist vor allem für Menschen wichtig, die allgemein schwach, träge, ungesund, von schwacher Gesundheit und dem Luxus verfallen sind. Die Menschen jedoch, die ein starkes Verdauungsfeuer besitzen, die an schwere Nahrung und harte Arbeit gewöhnt sind und die große Mengen Nahrung aufnehmen können, brauchen nicht unbedingt die Unterscheidung zwischen schwerer und leichter Nahrung beachten. Wer auf seinen Körper achtet, sollte sein Verdauungsfeuer immer mit Brennstoff aus zuträglichen Speisen und Getränken nähren und die angemessene Menge und den richtigen Zeitpunkt dafür einhalten.

Es heißt in den Texten: „Der Mensch, dessen Verdauungsfeuer gut gewartet wird, der es mit bekömmlichen Speisen angemessen ernährt, der täglich meditiert, Gutes tut und sein Seelenheil betreibt und der Speisen und Getränke zu sich nimmt, die seiner Konstitution entsprechen, dieser Mensch wird keiner Krankheit zum Opfer fallen, außer es gibt spezielle Gründe dafür. Ein disziplinierter Mensch, der ihm zuträgliche Nahrung ißt, lebt

36 000 Nächte lang, d. h. 100 Jahre und wird gesegnet von den guten Menschen und kennt keine Krankheit."

Wir haben den Leser mit den Eigenschaften verschiedener wichtiger Nahrungsmittel wie Getreide, Gewürze, Früchte, Gemüse etc. vertraut gemacht, die die Ernährung in Indien ausmachen. Diese Eigenschaften treffen natürlich auch für andere Teile der Welt zu. Moderne Produkte wie Brot werden im Ayurveda nicht beschrieben. Wir sind bereits darauf eingegangen, daß der *rasa* oder der Geschmack durch die Prüfung mit der Zunge bestimmt wird, es sollte daher nicht schwierig sein, die Eigenschaften von Nahrungsmitteln, die wir hier nicht aufgeführt haben, herauszufinden.

Bevor wir das Kapitel abschließen, wollen wir noch ein, zwei Worte über Tee und Kaffee verlieren — Getränke, die zum unausweichlichen Bestandteil unseres Lebens geworden sind. Tee und Kaffee gleichermaßen wirken anregend. Sie sind *kasaya* (zusammenziehend), *usna* (heiß), das Verdauungsprodukt ist *katu*. Ihre Bedeutung für die Ernährung verändert sich mit den verschiedenen Arten der Zubereitung, die in jedem Land unterschiedlich ist. Auch steigert die Milchmenge, die dem Kaffee bzw. Tee beigegeben wird, die stärkenden Eigenschaften. Tee und Kaffee sollten ebenfalls nicht im Übermaß getrunken werden. Unserer Meinung nach müssen die Eßgewohnheiten im heutigen Indien geändert und verbessert werden. Aber wir müssen leider bemerken, daß man der Diätik kaum Aufmerksamkeit widmet. Denn es ist eine Tatsache, daß, wie BACON es schon formuliert hat, die Ernährung dazu beitragen kann, das Leben zu verlängern. Daher sollte man diesen Problemen große Bedeutung beimessen: Man sollte alle Nahrungsmittel genau kennen und nur das auswählen, was einem zuträglich ist und bekommt. Leider aber pflegen die Leute nur das zu essen, was ihnen schmeckt und nicht das, was zur Erhaltung ihres Körpers wichtig wäre. Scharf gewürzte, saure, herbe, alkalihaltige und ähnliche Produkte werden zum Beispiel gegessen, süße, bittere oder zusammenziehende dagegen gemieden. Wie oben schon gesagt: Man sollte alle *rasas* in normalen Mengen zu sich nehmen, so daß die Ernährung ausgeglichen ist und man ein gesundes und langes Leben vor sich hat.

Wir haben hier die Grundlage der Diätik, sowie eine Beschreibung verschiedener Nahrungsmittel, Getränke, Weine etc. und ihren Nährgehalt gegeben, wie sie in den altindischen Texten überliefert sind. Für die Aufstellung spezieller Diäten, die den Bedürfnissen des einzelnen, den Umwelt- und anderen Bedingungen gerecht werden, müßte man diese Grundlagen unter Berücksichtigung der neuen Faktoren abändern. Der Autor hat nur eine objektive Beschreibung gegeben, ohne einer bestimmten Ernährungsweise den Vorzug zu geben.

Arzneimittel

Der Ayurveda konnte sich in diesem großen Maß durchsetzen, da er neben der reinen Lehre auch eine sehr weit entwickelte Arzneimittelkunde enthält. Ihre Grundkonzeption, die auf demselben Gedankenfundament aufbaut, wie wir es für das gesamte System der Hindu-Medizin gesehen haben bzw. noch sehen werden, gilt es nun genauer zu verstehen. Dazu gehören folgende Aspekte: *dravyas, gunas, rasas, veeryas, vipakas* und *prabhava*. Wir werden jeden einzelnen gesondert behandeln.

Dravyas

„*Dravya*" wurde definiert als „das, welches in sich Bewegung und Tat (*karma*) und Eigenschaft (*guna*) enthält und das gleichzeitig die Ursache dafür darstellt" (Caraka

Sut. Kap. 1). *Dravya* ist Stoff, Substanz. Stoffe besitzen ihre besonderen Eigenschaften.

Es gibt zwei Arten von *dravyas: karana* und *karya.* Nach dem *Vaisesika* bilden *prithvi* (Erde), *jala* (Wasser), *tejas* (Feuer), *akasa* (Äther), *vayu* (Luft), *atma* (Seele), *mana* (Geist), *kala* (Zeit) und *dik* (Raum) die neun *karana dravyas* oder auch *mula-dravyas.* Die gesamte Welt wird aus einer Mischung dieser neun *dravyas* gebildet. Sieben *dravyas,* also alle *dravyas* mit der Ausnahme von *atma* und *mana,* bilden die *acetana*-Welt; alle neun *dravyas* gemeinsam bilden die *cetana*-Welt. *Cetana dravya* wird wiederum aufgeteilt in *bahir cetana* und *antascetana,* d. h. belebt und unbelebt. „Das, was mit Sinnen ausgestattet ist, heißt belebt, das, was der Sinne ermangelt, heißt unbelebt" (Caraka, Kap. 1, 8.47).

Dhirendranath Ray schreibt dazu: „Es gibt zwei Arten von Eigenschaften: einmal solche, die in einer Vielzahl von Dingen vorhanden sind, und einmal solche, die auf Individuen beschränkt sind. Erstere sind die allgemeinen Eigenschaften (*samanya*), letztere werden unterschieden als unveränderliche (*gunas*) und vorübergehende (*karma*) Eigenschaften. Eine besondere Beziehung stellt das den Dingen ‚anhaftende, angeborene' dar. Von den Beziehungen gibt es zwei Arten: äußere wie eine Verbindung (*samyoga*) oder innerlich wie das Angeborene (*samavaya*). Die erste Art wird als Eigenschaft verstanden, die zweite bildet eine eigene Kategorie.

Eigenschaften und Bewegung oder Tat existieren nur in Verbindung mit Stoffen. Ohne Stoffe gibt es weder Eigenschaften noch Taten. Entsprechend stehen Geist und Körper in Wechselbeziehung. Sie existieren nie absolut bis auf das höchste geistige Prinzip, welches die Existenz an sich (*bhava*) ist, und dem niedrigsten körperlichen Prinzip, welches der *visesa* ist oder das individuelle Charakteristikum, das einem sichtbaren Stoff zugehört und anhaftet. Geist und Körper existieren daher allein durch

Kombination mit Stoffen oder Substanzen. Ohne Stoffe gibt es weder Geist noch Körper. Ähnlich ist *samanya* oder Kombination die enge Verbindung in den untrennbar verbundenen Dingen, d. h.: Teile der Stoffe und die Ganzheit der Stoffe, sowie ihre Wirkungseigenschaft und der Sitz der Wirkungskraft von Geist, Körper und Stoffen, denen sie innewohnen, und äußere Faktoren und ihre letztlich vorhandenen Unterschiede. Ohne Stoffe wäre eine Kombination nicht möglich; *dravya* ist daher ein grundlegendes Realitätsprinzip."

Karma wird von Ray definiert als „das, was allein einem Stoff innewohnt, keine Eigenschaften hat und den unmittelbaren und unabhängigen Grund für Verbindung oder Trennung darstellt. *Karma* hat die Bedeutung von Bewegung. Es bedeutet nicht freiwillige Tat oder Bewegung. Eigenschaften, die weiter existieren, heißen *gunas*, und die, die scheinbar nur existieren heißen *karma*. *Guna* ist ewig. Das ist der Unterschied zwischen den fortbestehenden und den nur funktional existierenden Eigenschaften." (Dh. Ray, Principles of Tridosha, S. 17 f.)

Gunas

Im allgemeinen bedeutet das Wort „*guna*" „bewirkende Eigenschaft". Im folgenden zählen wir die physikalischen Eigenschaften auf, die man als physiologische, pathologische und pharmakologische aufteilen könnte. Auf Grund dieser Eigenschaften hat ein bestimmter Stoff oder eine bestimmte Substanz ihre eigene, ganz spezifische Wirksamkeit. Es gibt zwanzig *gunas*:

1. *guru* (schwer)
2. *laghu* (leicht)
3. *sita* (kalt)
4. *usna* (heiß)
5. *snigdha* (klebrig oder Fett)
6. *ruksa* (trocken)
7. *manda* (langsam, träge)
8. *thikana* (tatkräftig, wirksam)
9. *sthira* (bewegungslos)

10. *sara* (flüssig, bewegt, Cala)
11. *mridu* (weich)
12. *kathina* (hart)
13. *visada* (klar)
14. *piccila* (trüb, dick, schleimig)
15. *slaksna* (glatt)
16. *khara* (rauh)
17. *sthula* (grob, rauh)
18. *suksma* (fein, durchdringend)
19. *sandra* (fest oder dicht)
20. *drava* (wässrig)

Man beachte, daß die zwanzig *gunas* Kontrastpaare bilden: *laghu,* der Gegensatz dazu: *guru*; *sita* und *usna*; *ruksa* und *snigdha* etc.

Wir wollen nun einige Beispiele anführen, um zu zeigen, daß die Gelehrten des Ayurveda unterschiedliche Wirkungsweisen bei verschiedenen Heildrogen gefunden haben, selbst wenn die chemische Analyse auf Grund der physikalischen Eigenschaften die gleichen Resultate ergeben mag. So erweisen sich etwa *moti* (Perle) und *sankha* (Muschel) bei der Analyse im Labor als Verbindungen von Kalziumkarbonat. Trotzdem ist ihre spezifische Wirkung im Körper unterschiedlich. Bei dem ersten herrschen *sita* und *snigdha* der *gunas* vor, bei dem letzteren jedoch *usna* und *ruksa*; und obgleich sie doch chemisch gesehen genau gleich sind, wird *moti* bei Herzbeschwerden verschrieben, ferner, um eine lindernde, kühlende Wirkung zu erzielen; *sankha* aber wird bei Verdauungsstörungen verwendet. Nie jedoch umgekehrt. *Amla,* eine ganz besonders bekannte Heildroge des Ayurveda, wird sehr häufig genommen, da sie die physikalischen Eigenschaften *sita, snigdha,* etc. hat und nicht wegen ihres hohen Vitamin-C-Gehalts. Auch bei der Ernährung geht man von anderen Voraussetzungen aus. Speisen oder Nahrungsmittel allgemein, die für einen bestimmten Konstitutionstyp geeignet oder zuträglich sind, werden je nach ihren *gunas* ausgewählt. Von den Getreidesorten zum Beispiel kann eine bestimmte Art heiß sein, die andere dagegen kalt; einige sind schwer, andere leicht. Entsprechend wurden verschiedene Substanzen auf ihre Eigenschaften untersucht.

Rasas

Es gibt sechs *rasas* (Geschmacksrichtungen): *madhura* (süß), *amla* (sauer), *lavana* (salzig), *katu* (scharf), *tikta* (bitter) und *kasaya* (zusammenziehend). Die Gelehrten des Ayurveda haben jeweils den dominierenden Geschmack eines Stoffes bestimmt. Das wurde *rasa sidhanta* genannt. Die *dravyas* der Ernährung fallen unter die *rasa*-Theorie.

Erde, Wasser, Feuer, Äther und Luft sind die fünf *mahabhutas* oder Grundelemente, die die drei *dosas*, die sieben Körperbestandteile (*dhatus*) und die drei *malas* (oder Körperausscheidungen) produzieren. Diese *dosas*, *dhatus* und *malas* entstehen aus der Verdauung, Verwertung und Ausscheidung der Nahrung, die wir zu uns nchmen. Diese Nahrung besteht ebenfalls aus den fünf *bhutas*. Im allgemeinen sagt man, daß die Nahrung durch die sechs *rasas* bestimmt wird, die in ihr enthalten sind. Die fünf Grundelemente produzieren sechs *rasas*. Und jeder der so entstandenen *rasas* enthält auf Grund seines unterschiedlichen Entstehungsprozesses bestimmte, ihn dominierende *bhutas*:

1. *madhura* oder süß	Wasser + Erde
2. *amla* oder sauer	Wasser + Feuer
3. *katu* oder scharf	Luft + Feuer
4. *tikta* oder bitter	Luft + Äther
5. *lavana* oder salzig	Erde + Feuer
6. *kasaya* oder zusammenziehend	Luft + Erde

Interessant ist ebenfalls, die Beziehung jedes *rasa* oder Geschmacks zu den entsprechenden *dosas* zu kennen:

vayu wird durch rasas vermehrt	*vayu wird durch rasas vermindert*
1. zusammenziehend	süß
2. bitter und	sauer und
3. scharf	salzig
pitta wird durch rasas vermehrt	*pitta wird durch rasas vermindert*
1. bitter	zusammenziehend
2. sauer und	süß und
3. salzig	bitter
kapha wird durch rasas vermehrt	*kapha wird durch rasas vermindert*
1. süß	bitter
2. sauer und	scharf und
3. salzig	zusammenziehend

Für eine Patientenbehandlung entsprechend dem Ayurveda stellen die *dosa*- und die *rasa*-Lehre die wichtigsten Grundlagen überhaupt dar.

Die Wirkungsweisen der rasas

Die sechs *rasas* oder Geschmacksrichtungen haben ihre eigene, für sie typische Wirkung auf den menschlichen Körper. Eine Kombination der *rasas* in angemessenen Dosen wird eine positive Wirkung erzielen, während der Genuß nur eines einzigen *rasas* in größerer Quantität viele Störungen hervorrufen kann, wie man den folgenden Aufzählungen entnehmen kann.

MADHURA RASA oder der süße Geschmack: Er gilt als stärkend. Er ist für den Körper sehr angenehm und vermehrt daher die Körperbestandteile. Er erhält und verbessert die Gesundheit. Er ist angenehm für den Geist und für die fünf Sinnesorgane. Er fördert das gesunde Aussehen. Er zerstört *pitta* und *vayu*. Er löscht Durst und lindert Brennen. Er ist gut für die Haut, die Haare und den Hals. Er verleiht dem Körper Stärke, ist nahrhaft und baut den Körper auf. Er ist fett, kalt und schwer. Er regt die Produktion der Muttermilch an. Er ist gut für die Augen und für das Blut. Er ist gut für magere Kinder und alte Leute. Er ist mild und verleiht den sieben *dhatus* Stärke.

Doch wird er ausschließlich und im Übermaß genossen, dann erzeugt er *kapha dosa,* Fettleibigkeit, Trägheit, Schlafsucht, Schwerfälligkeit, Anorexie, vermehrt das Fleisch, verursacht Atemnot, Husten, Erkältung, Würmer, Verdauungsstörungen, Verstopfung, süßen Geschmack im Mund, Erbrechen, Laryngitis, Elephantiasis, Augenleiden, Tumore, Harnbeschwerden, Kopfschmerzen, Unterleibserkrankungen etc.

AMLA RASA oder der saure Geschmack: Er ist appetitanregend. Er fördert den Appetit, die Absonderungen und die Gesundheit. Er regt den Geist an und stärkt die Organe. Er lindert Blähungen, nährt und ist gut für das Herz. Er vermehrt den Speichelfluß und verursacht die Abwärtsbewegung der Nahrung, er födert die Vedauung und befeuchtet und glättet die Nahrung. Er ist heiß, leicht und fett.

Ausschließlich und im Übermaß genossen, erzeugt *amla rasa* allerdings Durst, vermehrt *pitta* in der Blase, verursacht Entzündungen, Durchfall, Schwellungen bei mageren Leuten, Brennen in Hals, Thorax und Brust, Anämie, verminderte Sehkraft, Bluterkrankheit, Schwindelgefühl, Fieber und Schwarzwerden vor den Augen. Er vermehrt, kurz gesagt, die Blutverunreinigungen, Auflösungserscheinungen im Körper, Eiterbildung und Krankheiten, die auf *kapha* und *pitta* zurückgehen.

LAVANA RASA oder der salzige Geschmack: Er vermehrt den Appetit und fördert die Verdauung. Er bewirkt die Bewegung der *dhatus* von ihrem Sitz zu anderen Teilen des Körpers. Er bewirkt den Fluß von Säften durch den Körper. Er ist schwer, fett und heiß und ein wenig scharf. Er lindert Blähungen. Er erweitert die Körperkanäle, beseitigt Verstopfungen dieser Kanäle und glättet sie. Er vermehrt den Speichelfluß. Er verdünnt *kapha*. Er reinigt die Körperkanäle.

Doch verursacht der alleinige und übermäßige Genuß von *lavana rasa* Schwäche, Impotenz, schädigt die Zähne, bewirkt Kahlheit, Blutunreinheiten, Falten, Bluterkrankheit, einen zu hohen Säuregehalt im Körper, Gicht, Brennen und Jucken, Entzündung, Veränderung des Aussehens etc.

KATU RASA oder der scharfe Geschmack: Er reinigt den Mund, vermehrt den Appetit und bewirkt die Assimilation der verdauten Nahrung. Er verstärkt die Absonderungen aus Nase und Augen. Er regt die Organe an. Er trocknet den Schweiß und die Säfte des Körpers aus. Er lindert Juckreiz. Er heilt Geschwüre, wirkt gegen Würmer und trägt zur Gerinnung des Blutes bei. Er beseitigt Verstopfung der Körperkanäle und öffnet sie. Er vermindert Korpulenz, Trägheit, Husten und ist besonders wirksam bei Krankheiten wie Lepra. Er zerstört ebenfalls die Muttermilch, den Samen und das Fett. Er ist gut gegen Erkrankungen des Mundes. Er zehrt den Körper aus.

Wird er ausschließlich und im Übermaß genossen, verursacht er Impotenz, Schwindelgefühl, Müdigkeit, Magerkeit, Ohnmacht, Schwarzwerden vor den Augen, Brennen im Hals und im Körper, schwindende Stärke, Durst, Zittern, Schmerzen im Körper, Krankheiten, die auf *vata* zurückgehen, Erbrechen, Abnehmen von *sukra dhatu* und Rückenschmerzen.

TIKTA RASA oder der bittere Geschmack: Er regt den Appetit an. Er beseitigt Appetitlosigkeit, Würmer und Gifte. Er hilft bei Brennen, Jucken, Lepra und Durst. Er kräftigt Haut und Muskelfleisch. Er hilft bei Fieber. Er reinigt die Muttermilch, den Hals und hat eine abmagernde Wirkung auf den Körper. Er trocknet das Knochenmark aus, ferner Eiter, Schweiß, Urin, Kot, *pitta* und *kapha.* Er ist rauh, kalt und leicht. Er schärft den Verstand.

Ausschließlich und im Übermaß genossen, verursacht er den Verlust der Kräfte, wirkt abmagernd, ruft Ohnmacht hervor, Schwindelgefühl, Krankheiten, die auf *vata* zurückzuführen sind, Trockenheit im Mund, Kopfschmerzen, Veränderung der Geschmacksempfindung und langsame oder rasche Abnahme der übrigen sechs *dhatus.*

KASAYA RASA oder der zusammenziehende Geschmack: Er vermindert *kapha, pitta* und Blut. Er trocknet die Körpersäfte aus. Er ist schwer, kalt und rauh. Er wirkt ebenfalls abmagernd. Er normalisiert die Haut. Er reinigt das Blut. Er ist an der Aufnahme von Fleisch und Fett beteiligt. Er hilft gut bei Diarrhöe. Er lindert und kühlt.

Ausschließlich und im Übermaß genossen, ruft er Schmerzen in der Brust und dem Herzen hervor, ferner ein trockenes Gefühl im Mund, Flatulenz, Verstopfung der Körperkanäle, Verstopfung des Verdauungsapparats, Veränderung der Hautfarbe, Impotenz; er beeinträchtigt den Bewegungsfluß der Säfte, des Urins, des Kots, bewirkt Abmagerung, Benommenheit, Durst, Krankheiten, die auf einen vermehrten *vata* zurückgehen wie Paralyse, Blutungen, Zucken in den Organen etc.

Veeryas

Medizinische Heildrogen fallen unter die *veerya*-Theorie (Kraft). Es gibt zwei Arten von *veerya: usna* und *sita.* Und sie haben die folgenden Wirkungen:

Usna (heißer) *veerya* hat die Funktion von Verbrennen, Verdauung, Erbrechen, Reinigung, Zerstörung von *vata* und *kapha,* Vermehrung von *pitta,* Zerstörung des Samens und Verursachung eines Zustands der Leichtigkeit innerhalb des Körpers.

Sita (kalter) *veerya* erzeugt Festigkeit, Nahrung, Anwachsen von *vayu* und *kapha*, Schwere, Anwachsen der Stärke, Anschwellen der Flüssigkeiten und ein Gefühl der Zufriedenheit.

Der Leser sollte hier genau unterscheiden zwischen *sita* und *usna gunas* und *sita* und *usna veeryas*, denn sie stellen zwei völlig verchiedene Aspekte dar. *Guna* ist die Eigenschaft, *veerya* die aktive Kraft.

Vipakas

Vipaka ist das Ergebnis einer Umwandlung oder eines Vorgangs, dem ein *dravya* im menschlichen Organismus unterzogen wird. Nach einem Einteilungsschema gibt es zwei Arten von *vipaka*: *laghu* (leicht) und *guru* (schwer). Die *rasas* werden wie folgt in entsprechende *vipakas* umgewandelt.

madhura *lavana* *kasaya*	in *guru*
amla *katu* *tikta*	in *laghu*

Nach einer zweiten Systematisierung gilt folgendes:

madhura rasa	wird zu	*madhuravipaka*
amla rasa	wird zu	*amlavipaka*
katu, tikta und *kasaya*	werden zu	*katuvipaka*

Caraka hat die Wirkung aller *vipakas* so beschrieben:

Madhuravipaka ist schwer, vermehrt Samen, verursacht Husten, reinigt und läutert Urin und Kot.

Amlavipaka zerstört den Samen, reinigt und läutert Urin und Kot, verursacht *pitta* und ist leicht.

Katuvipaka verursacht Verstopfung, vermehrt *vayu*, zerstört den Samen und ist leicht.

Guru vipaka zerstört *vata* und *pitta,* verursacht Husten und reinigt und läutert Kot und Urin.

Laghu vipaka verursacht Verstopfung und *vayu* und zerstört *kapha.*

Die Gelehrten des Ayurveda haben die Wirkung jedes Stoffes, also ob er heiß oder kalt ist, bestimmt und fanden die Verdauungswirkung oder den *vipaka* für jeden *dravya* heraus. (An anderer Stelle sind wir auf die Verdauungsaktivitäten verschiedener Teile des Verdauungstraktes — wie Magen, Zwölffingerdarm und Dickdarm — eingegangen und meinten damit die Verdauungsaktivität, die durch die in den einzelnen Teilen abgesonderten Verdauungssäfte eingeleitet werden. *Vipaka,* mit dem wir uns nun beschäftigen, ist jedoch abhängig von besonderen Eigenschaften der genossenen Nahrungsmittel oder Heildrogen.)

Jeder einzelne Stoff, jede Substanz hat daher einen typischen Geschmack oder *rasa,* eine typische Wirkungskraft oder *veerya* und einen typischen *vipaka* oder besonderen *rasa* nach der Beendigung des Verdauungsvorgangs. Dies wiederum muß in Zusammenhang mit der Tridosa-Lehre gesehen werden: Die charakteristischen *rasas,* die charakteristischen Wirkungskräfte und die charakteristischen *vipakas* mindern oder vermehren einen bestimmten *dosa* oder ein bestimmtes Körpersekret oder einen bestimmten Bestandteil des Körpers. Um ihre Harmonie wiederherzustellen, wird eine Therapie zusammengestellt. Die Autoren des Ayurveda hatten natürlich diese Tridosa-Lehre vor Augen, als sie ihre diätischen und therapeutischen Regeln niederschrieben. Daher werden *hinga* (Asafötida), *jeeraka* (Kümmel), Salz, Pfeffer oder *marica* (schwarzer Pfeffer), *rajika* (Senf) zwar in der Küche verwendet, doch stets unter dem Gesichtspunkt ihrer medizinischen Relevanz. Ähnlich verhält es sich bei Milch, *ghee* oder Butterschmalz, Butter, Buttermilch, Weizen, Reis, Gemüse und anderen Getreidesorten, die ohne Ausnahme entsprechend ihrer *rasas, veeryas* und *vipakas* bestimmt und klassifiziert wurden.

Prabhava

Als letzten Punkt sind die Autoren des Ayurveda auf *prabhava* eingegangen. Sie meinten, daß eine bestimmte Substanz, abgesehen von dem für sie typischen *rasa, veerya* und *vipaka,* noch eine ganz andere Wirkungsweise haben kann. Diese unbekannte, unverständliche und undenkbare typische Wirkung heißt *prabhava.* Zwei Stoffe, die einen ähnlichen *rasa, veerya* und *vipaka* besitzen, können trotzdem verschieden wirken. Der eine etwa kann Verstopfung verursachen, der andere als Abführmittel wirken. Dazu gibt es auch ein Beispiel. Zwei Heildrogen, *citraka* (ceylonesische Bleiwurz) und *danti* (Satropha montana), haben beide *katu rasa* (also einen scharfen Geschmack), *usna veerya* (eine heiße Wirkung) und *katu vipaka* (das ist eine spezielle Reaktion auf Abführmittel nach Beendigung des Verdauungsvorgangs, die scharf ist). Doch *danti* ist *virechana* (abführend) und *citraka* nicht. Diese zusätzliche Wirkung von *danti* ist ein *prabhava,* und daher wird *prabhava* auch *acintya sakti* oder unsichtbare Kraft genannt.

Die Ayurveda-Lehre von *rasa-veerya-vipaka* hat ihre besondere, eigene Grundlage. Und nachdem einmal die *rasas, veeryas* und *vipakas* festgelegt und bestimmt worden waren, haben sie sich natürlich auch nicht mehr geändert, das liegt auf der Hand. *Lassun* (Knoblauch) war auch schon vor 3000 Jahren heiß, ist es heute noch und wird es auch in 2000 Jahren noch sein. Sein *usna veerya* kann nicht geändert werden. Ähnlich verhält es sich mit *palandu* (Zwiebeln): Sie sind *tiksna* und scharf, so weiß man aus jahrhundertelanger Erfahrung. Weizen (*godhum*) besitzt *madhurarasa, sita veerya* und *madhuravipaka,* und so wird es immer sein.

Nun wollen wir die Heilmittel klassifizieren. Nach Caraka sind die Arzneimittel in fünf Arten unterschieden: *vamana* (Brechmittel), *virecana* (Purgir- oder Abführmittel), *asthapana* (Klistiere), *anuvasana* (ölige Klistiere) und *sirovirecana* (Niesmittel). Es gibt freilich noch eine Reihe anderer Einteilungsschemata, doch wir wollen, Caraka folgend, in der anschließenden kurzen Aufstellung die typischen Heilwirkungen einiger Arzneien anhand von Beispiel aufzählen.

JEEVANEEYA (Stärkemittel): Dazu gehören Heildrogen wie *salama* und *vidarikanda*, die gut für die Gesundung sind und vorbeugend dafür sorgen, daß die Gesundheit erhalten bleibt. Sie weisen *prithvi* und *jala mahabhutas* im Übermaß auf. Von allen Mitteln, die dazu gezählt werden, gilt Milch als das beste Stärkungsmittel.

BRINHANA (Kräftigungsmittel) heißen die Mittel, die den Körper nähren. Sie sind schwer, kalt, fein, fett, klebrig etc. Sie besitzen ebenfalls *prithvi* und *jala mahabhutas* im Übermaß. Als Beispiel wird *aswagandha* angegeben.

LEKHANA: Dazu gehören Heildrogen, die die Bestandteile des Körpers sowie seine Sekrete austrocknen, vor allem aber *kapha* und Fett abbauen und überhaupt dazu dienen, den Körper dünn zu machen. Sie enthalten *vayu* und *agni mahabhutas* im Übermaß. Als Beispiele werden Honig, heißes Wasser, Haferflocken, Kurkuma (indischer Safran) etc. angeführt. (Es soll hier darauf hingewiesen werden, daß der Begriff *„lekhana“* in der Chirurgie eine andere Bedeutung hat. Dort bezeichnet man damit das Entfernen von Schorf über einem Geschwür mit Hilfe eines medizinischen Instruments.)

BHEDANA heißen die Mittel, die für die Ausscheidung des angesammelten Kotes und der *dosas* sorgen. Als

Beispiel hierfür werden *kutaki*, Rizinussamen und *nasottara* genannt.

SANDHANA: Die Wirkung dieser Mittel wird bei der Ausheilung von Knochenbrüchen benötigt.

DEEPANA: Die Mittel, die den Appetit anregen, heißen *deepana*, zum Beispiel: Pfeffer. Sie besitzen *agni mahabhuta* im Übermaß. Stoffe, die *ama* (unverdauten Nahrungssaft oder Nahrung) nicht verdauen, aber den Appetit vergrößern, werden ebenfalls *deepana* genannt.

PACANA: *Pacana* heißen Stoffe, die *ama* zwar verdauen, doch weder den Appetit vergrößern noch überhaupt anregen. Ein Mittel, das den Appetit fördert, zur gleichen Zeit aber auch die Verdauung anregt, heißt *deepana pacana*.

BALYA (Stärkungsmittel): Dazu gehören Mittel, die die Körperkraft vermehren. Beispiele: *catavari* oder *aswagandha*.

VARNYA: Dazu gehören Stoffe, die das gesunde Aussehen verbessern und nach einer Krankheit dafür sorgen, daß der Patient wieder gesund aussieht. Beispiele: *candan*, *manjastha*.

HRIDYA: Dazu gehören Mittel, die gut für das Herz und den Geist sind. Mangofrüchte und andere süßen und sauren Dinge, die als wohlschmeckend empfunden werden und von allen Leuten gern gegessen werden, können *hridya* sein, ebenso wie ausgesprochene Heildrogen wie *arjuna*-Rinde oder Bernstein.

KANTHYA oder SWARYA ist gut für die Stimme, festigt sie und hilft im allgemeinen bei Entzündungen von Larynx und Pharynx. Als Beispiel: *yastimadhu*.

TRIPTIGHNA beseitigt das Gefühl der Sättigung und die Abneigung, Speisen zu sich zu nehmen. Beispiele: Ingwer, *guduci* etc.

SUKRAJANANA werden in vier Sorten unterteilt:

1. *Sukravardhana:* Ein Mittel, das die Bildung des Samens fördert und die Quantität vermehrt. Als

Beispiel werden *kauncabbija, vidarikanda, satavari, salama, ghee* aus Kuhmilch genannt. Sie alle können Aphrodisiaka sein oder auch nicht.

2. *Sukra pravartaka* oder *kamotteajaka:* Der *dravya,* der nicht die Samenmenge vermehrt, dafür aber die Libido steigert. Beispiele: *akarkarabha, makaradhwaj,* Moschus etc. Diese Mittel werden bei Frigidität des Mannes oder der Frau verabreicht.

3. Es gibt einige *dravyas,* die die Eigenschaften von denen unter 1 und 2 genannten aufweisen. Diese sind Aphrodisiaka. Beispiele: Milch, *masha (udida).*

4. *Sukra stambhana:* Der *dravya,* der dem Mann die Kraft gibt, die Ejakulation zu verzögern, und die Dauer des Koitus verlängert.

ARSOGHANA heilt Hämorrhoiden. Als Beispiel wird *kutaja* gegeben.

KUSTHAGHNA beseitigt Verunreinigungen des Blutes. Als Beispiel wird *khadira* genannt.

KANDUGHNA lindert Juckreiz. Beipiele: *karanja, nima.*

KRIMIGHNA kuriert sämtliche Symptome, Begleiterscheinungen und Folgeerscheinungen, die von Würmern innerlich oder äußerlich verursacht werden. Beispiel: *vidanga* (Embelia ribes, Wurmmittel).

VISAGHNA beseitigt die verschiedenen Symptome, die durch Gift verursacht werden, sowie die Folgeerscheinungen. Beispiele: KURKUMA (indischer Safran), *candan.*

STANYAJANANA steigert die Produktion von Muttermilch. Beispiel: *satavari.*

STANYASHODHANA reinigt die Muttermilch. Beispiele: *sunthi* (Ingwer), *guduci.*

SNEHOPAGA stärkt, wird er mit *sneha* (*ghee,* Öl etc.) verwendet, die Kraft des *sneha dravya.* Beispiele hierfür: Glyzerin, *vidarikada.*

SWEDOPAGA unterstützt die Wirkung von *swedana.* Als Beispiel: Rizinus, *arka* (Calotropis gigantea).

VAMANOPAGA verstärkt den Brechreiz, wenn sie zusammen mit Brechmitteln verabreicht werden. Beispiele dafür: Honig und Salz.

VIRACANOPAGA sind Heildrogen, die, werden sie zusammen mit *virecana dravya* verwendet, dessen Wirkung verstärken. Beispiel: *draksa* (Trauben).

ASTHAPANOPAGA: Wird *asthapanopaga* mit *asthapna dravya* verwendet, so vermehrt die Heildrogen die Kraft. Beispiel: *bilwa* (Belfrucht).

ANUVASANOPAGA: Wird *anuvasanopaga* mit *anuvasana basti* zusammen verwendet, so verstärkt sie die Kraft von *anuvasana.* Beispiele: *rasna, devadar* (Deodrarholz).

SIROVIRECANOPAGA verursacht die Wirkung von *siroviecana.* Beispiel hierfür ist der schwarze Pfeffer.

CARAKA hat *snehopaga* etc. *dravyas* und *snehana* etc. gesondert aufgeführt, bei *sirovirecana,* den Nasenmitteln bzw. Niesmitteln, jedoch, keine Unterscheidung zwischen *sirovirecana* und *sirovirecnopaga dravays* gemacht.

VAMIHARA (Anti-Brechmittel) lindert Brechreiz und den vermehrten *dosa.* Beispiele: *khasa* oder *kapura kacli.*

PIPASAHARA löscht den Durst und beseitigt den vermehrten *dosa* (auch als *Crisnanigrahana* geläufig). Beispiel: *nagarmotha.*

HIKKANIGRAHANA heilt vom Schluckauf und dem vermehrten *dosa,* der Schluckauf verursacht. Beispiel: *puskaramoola* aus *kartata sringi.*

GRAHI (Astringentien) verschaffen Abhilfe bei wässrigem oder weichem, unregelmäßigem Stuhl.

Sogar *deepana dravya,* der den unverdauten Nahrungssaft zu verdauen vermag und mit *usna veerya* die *malas* aufnimmt, heißt *grahi.* Beispiele für *grahi:* Ingwer, *jeerka* (Kümmel), *lodhra, mocarasa, dhataki puspa.*

PURISA VIRAJANIYA entfernt den von einem *dosa* vorbenen *purisa* und verleiht ihm seine eigene natürliche Farbe. Beispiele: *jambu, kamala, yastimadhu.*

MUTRAVIRAJANIYA entfernt den vermehrten *dosa* aus dem Urin und verleiht ihm wieder die natürliche Farbe. Beispiele: *kamala puspa, yastimadhu.*

MUTRASANGRAHANIYA vermindert die häufige Bildung von übermäßigen Harnmengen. Beispiele: *jambu,* Mango etc.

MUTRAVIRECANIYA leitet den *virecana* im Urin ein. Beispiele: *goksaru, vatsanabha punarnava.*

KASAHARA heilt Husten. Beispiel: *vasaka.*

SVASAHARA kuriert Asthma. Beispiele: *soma, puskaramula.*

SHOTHAHARA heilt Entzündung. Beispiele: *dasamula* oder *punarnava.*

JWARAHARA (Antipyretica oder Fiebermittel) vermindert den *vega* von *jwara* (Fieber) und lindert Brennen. Beispiel: *parpataka.*

SRAMAHARA vertreibt Müdigkeit. Beispiel: Datteln.

DAHAPRASHAMANA (Kühltrank) vertreibt und lindert das — sowohl innerlich wie äußerlich auftretende — Gefühl von Hitze und Brennen. Beispiele: *kamala, candana* und *khasa.*

DAHANA ist der *dravya,* der die Haut, das Fleisch etc. wie Feuer verbrennt. Beispiel: *ksara.*

SITAPRASAMANA heilt von Zittern. Beispiele: *vaca, kusta, agara.*

UDARDAPRASAMANA heilt von Nesselsucht. Beispiele: *arjuna, saptaparna.*

ANGAMARDDAPRASAMANA läßt die Schmerzen im ganzen Körper verschwinden. Beispiel: Rizinus etc.

SOOLAPRASAMANA lindert Koliken. Beispiele: *ajamoda, jeeraka.*

SONITASTHAPANA stoppt Blutungen. Der *dravya,* der den *rakta dusti* oder die Blutverunreinigung beseitigt und dafür sorgt, daß das Blut wieder normal wird, heißt ebenfalls *sonitasthapana*. Beispiele sind: *yastimadhu*, *lodhra* und *geru*.

Generell gilt, daß die Blutreinigungsmittel, die Stärkungsmittel speziell für das Blut und die Blutstillungsmittel alle unter der allgemeinen Bezeichnung *sonitasthapana* zu finden sind.

VEDANASTHAPANA (Analgetica) lindern Schmerz, stillen Schmerz.

SANGNASTHAPANA bringt das Bewußtsein zurück. Beispiele: *brahmi*, *jatamansi* etc.

PRAJASTHAPANA beseitigt vermehrte *dosas* ebenso wie Hindernisse, die eine Empfängnis beeinträchtigen könnten. Beispiele: *brahmi*, *durva*.

VAYASTHAPANA erhält die Jugend. Beispiele: *guduci*, *larde*, *amalki*.

Der *dravya*, der das Altern verhindert und die Jugend erhält, heißt auch *vayasya*. Wir nennen ihn Verjüngungsmittel.

LANGHANA verleiht dem Körper Leichtigkeit. Dieser *dravya* enthält gewöhnlich die neun *gunas*, *laghu*, *usna*, *tiksna*, Trockenheit etc.

RUKSANA erzeugt Trockenheit, *kharatwa* und *visadatwa*. Beispiel: Gerste.

SNEHANA (Linderungsmittel) erzeugt Fettigkeit, Feuchtigkeit, Weichheit und *kaleda*. Diese *dravyas* sind im allgemeinen *suksma*, *sara*, *snigdha*, *piccila*, *guru*, *manda* und *mridu*. Beispiele: Öl, Fett, Knochenmark.

SWEDANA beseitigt Verstopfung und Schweregefühl und Kältegefühl und verursacht Schweißausbrüche. Diese *dravyas* sind gewöhnlich *usna*, *tiksna*, *snigdha* oder *ruksa*, *saksana*, *drava*, *sara* oder *sthira* und *guru*.

STHAMBANA stoppt wässrige Ausscheidungen des Körpers wie Erbrechen, Diarrhöe. Beispiel: *kutaja*. Diese *dravyas* sind gewöhnlich *sita*, *manda*, *mridu*, *ruksa*, *slaksana*, *drava*, *sthira* und *laghu*.

SAMSAMANA: Die *dravyas*, die weder die *dosas* durch eine Brech- oder Purgirwirkung stören, wenn sie sich in einem ausgeglichenen Zustand befinden, noch sie vermehren, sondern vielmehr kühlen und beruhigen, heißen *samsamana*. Sie vermindern also einen vermehrten *dosa* und verursachen keine erneuten Erkrankungen. Beispiel: *guduci*.

Der *samsamana dravya* besitzt für gewöhnlich das Element Äther oder *akasa* im Übermaß. Einige *acaryas* erwähnen, daß die *samsamana dravyas vayu*, *jala* und *prithvi* enthalten. Wir können sie ferner in *vata samsamana*, *pitta samsamana* und *kaphasamsamana* unterteilen. Im allgemeinen lassen sich alle medizinischen Substanzen in *sodhana* und *samana* unterteilen.

VAMANA (Brechmittel): Es beseitigt die vermehrten *dosas* aus den oberen Körperkanälen und ist auch als *urdhavabhagahara* bekannt. Diese *dravyas* sind heiß, scharf, sehr fein, *vyavayi* und *vikasi*. Der *dravya*, der den unverdauten *pitta*, *kapha* oder beide oder die Nahrung durch den Mund hinaustreibt, heißt *vamana*. Beispiel: *madanaphala*. (Randia dumetorum — kleine, süßliche, apfelähnliche Frucht; A. d. Ü.) Man sollte im Auge behalten, daß *vamana* ganz speziell für die Beseitigung von *kapha* gedacht ist. Allerdings wird auch unverdauter *pitta* durch die Wirkung des *vamana* beseitigt. Daher wird von den *acaryas* der Vorschlag gemacht, bei der Behandlung von *amla pitta* (überhöhter Säuregehalt) Brechmittel zu verschreiben.

VIRECANA (Purgirmittel): Der *dravya*, der aus dem After die vermehrten *dosas* entfernt, heißt *virecana* oder *anulomaniya* oder *adhobhagahara*. Diese *dravyas* sind *usna*, *tiksna*, *sukma*, *vyavayi*, *vikasi* und *sara*. *Sarangadhara* hat die *dravyas*, die die *pakva* oder *apakava* Flüssigkeit entfernen, als *virecana* bezeichnet. Beispiel: *nasottara*.

ANULOMANIYA oder *sara* (Abführmittel): Der

dravya, der nach der Verdauung der *malas* und *dosas* diese durch den After ausscheidet, heißt *anulomiya* oder *sara.* Er ist auch bekannt als *saraka,* also der *dravya,* der die Verstopfung (von Kot, Urin oder Winden) beseitigt. Beispiel: *harde.*

SRANSANA beseitigt die *malas* aus dem Dickdarm, die nicht verdaut werden. Beispiel: *amalatas.*

SODHANA beseitigt aus den oberen und unteren Körperkanälen die vermehrten *dosas.* Diese *dravyas* enthalten *tiksna* etc. *gunas.*

CEDANA beseitigt den angehäuften und anhaftenden *kapha* etc. auf Grund seiner eigenen aktiven Kraft *(prabhava).* Beispiel: *silajita.*

RASAYANA verleiht langes Leben, stärkt das Gedächtnis und die Intelligenz, gibt Gesundheit, Jugend, glanzvolles Aussehen und Stimme, stärkt den Körper und die Sinne optimal, gewährleistet, daß alle Versprechen erfüllt werden, daß der Mensch von seinen Mitmenschen verehrt wird und daß er wohl aussieht. CARAKA hat diese *rasayana* in zwei Gruppen geteilt: eine ist *jeevaniya,* die andere *vayastapana.*

SUKSAMA: Der *dravya,* der in die Kanäle oder *srotas* des Körpers eindringt, heißt *saksama.*

VYAVAYI: Der *dravya,* der, bevor er von *jathara agni* verdaut wird, durch eigene Kraft sich im Körper ausbreitet und seine eigenen Eigenschaften und Wirkungen zeigt, heißt *vyavayi.* Beispiele: *bhanga* (Cannabis indica), Opium, Eisenhut etc.

VIKASI: Der *dravya,* der, bevor er von *jathara agni* oder dem äußeren Feuer verdaut wird, *ojas* (Samen) die *dhatus* entzieht und die Sehnen der Gelenke, sowie die *dhatus* oder Körperbestandteile löst, heißt *vikasi.* Beispiel: frische Betelnuß.

MADHYA oder MADAKA: Der *dravya,* der, da er *tamo dosa* (und auch *rajo dosa*) im Übermaß besitzt, den Verstand beeinträchtigt und Vergiftungen verursacht, nennt man *madhya, madakari* oder *madaka.* Beispiele: verschiedene Weinsorten und Liköre: Diese *madaka dravyas* sind *laghu, usna, tiksna, suksma, amla, vyavayi* und *asukari, ruksa, vikasi* und *visada.* Man beachte, daß *oja* genau das Gegenteil von *madaka* oder den vergiftenden *dravyas* darstellt. *Oja* ist *guru, sita, mridu, madhura, sthira, snigdha.*

VISA oder PRANAHARA oder Gift: *Visa dravyas* sind *laghu, ruksa, asu, visada, vyavayi, tiksna, vikasi, suksma, usna* und haben *avyakta rasa.* Da sie *ruksa guna* besitzen, wird *vata* vermehrt; da sie *usna* besitzen, *pitta;* da sie *suksma* besitzen, *rakta* oder Blut; und da sie *avyakta rasa* besitzen, wird *kapha* vermehrt. Da sie auch *asookari* sind, folgen sie unmittelbar dem Nahrungssaft; da sie *vyavayi* sind, breiten sie sich sofort im ganzen Körper aus; da sie scharf sind, töten sie *marma* (Sitz des Lebens); da sie *vikasi guna* besitzen, sind sie *pranahara* oder Leben-Töter. Da sie *laghu* sind, ist es sehr schwer, sie zu behandeln, und das sie *visada* sind, ist ihr Fortschreiten in den *dosas* unaufhaltsam. Wegen aller dieser *gunas* verdirbt der *visa dravya* die *dosas,* ihre Sitze und tötet den Menschen. Er enthält alle *rasas* und ist *agneya.*

PRAMATHI: Der *dravya,* der aus eigener Kraft die Anhäufungen von *dosas* aus den *srotas* oder Kanälen entfernt, heißt *pramathi.* Beispiele: schwarzer Pfeffer und *vaca.* Er beseitigt ebenfalls die Anhäufung von *dosas* im Mund, in der Nase und anderen derartigen *cidras.*[23]

ABHISYANDI: Der *dravya,* der wegen seines eigenen *piccila guna* und seiner Schwere die *rasavaha srotas* verstopft und den *kapha dosa* vermehrt und Schweregefühl im Körper verursacht, heißt *abhisyandi.* Beispiele: *dahi* und Quark.

VIDAHI: Der *dravya,* der auf Grund seiner Natur oder auch wegen seiner Schwere längere Zeit beansprucht, bis er verdaut ist, und während seines Verdauungsvorgangs *pitta* vermehrt und dabei ein Brennen im Oesophagus oder *annanali* verursacht, heißt *vidahi.*

YOGAVAHI: Der *dravya,* der seine eigenen positiven Eigenschaften zurückhält aber gleichzeitig die positiven Eigenschaften der *dravyas,* mit denen er in Berührung kommt, vermehrt, heißt *yogavahi.* Beispiel: Honig.

PUNSATVA UPAGHATI: Der *dravya,* der den Verlust des Samen verursacht, Impotenz erzeugt und die männliche Kraft zerstört, heißt *punsatva upaghati.* Beispiel: *ksara* oder alkalihaltige Stoffe.

SWAPNAJANAKA: Der *dravya,* der den Schlaf bringt. Er heißt auch *nidrakaraka.* Beispiele: *khorasani ajavayan, pippali mula.*

SAUMANASYAJANANA: Der *dravya,* der den Geist erfreut und glücklich macht, heißt *saumanasya* oder *manaprasadakara.* Beispiel: Wein in den vorgeschriebenen kleinen Mengen.

CAKSUSYA, der *dravya,* der gut für die Augen ist, heißt *caksusya.* Beispiel: *triphala* oder Kuhmilch-*ghee.*

KESYA ist der *dravya,* der das Haar festigt und für dichten Haarwuchs sorgt. Beispiele: *bringraja* oder *yastimadhu.*

MEDHYA: Der *dravya,* der *medha* (Verstand oder Gedächtnis) fördert, heißt *medhya.* Beispiele: *brahmi* oder *sankhapushpi.*

PURISAJANANAN: Der *dravya,* der die Kotmenge vergrößert, heißt *purisajanana.* Beispiele: *udida, java* (Gerste), *patrasaka* (eine blättrige Gemüsesorte).

Man sieht also aus der Aufstellung des CARAKA, die wir oben wiedergegeben haben, daß der Autor mehr als fünfzig *dravya*-Gruppen nennt. Es gibt ferner eine umfangreiche Liste für jede einzelne der Gruppen, die wir aber unmöglich in einem derartigen Buch abdrucken können. Besteht beim Leser ein spezielles Interesse daran, dann sei er auf den Caraka Samhita verwiesen.

Die oben beschriebenen pharmakologischen Wirkungsweisen bestimmter Substanzen entsprechen sämtlich denen moderner Medikamente wie Antipyretica, schweißtreibende Mittel, Narkotika, Appetitanreger, Abführmittel etc. Doch, wie wir noch sehen werden, stimmen die physiologischen und pathologischen Wirkungsweisen der Stoffe, die der Ayurveda empfiehlt, überhaupt nicht mit den modernen Erkenntnissen überein. Der Ayurveda-Arzt denkt weder in Begriffen wie Fett, Protein, Kohlehydrate, Stärke, noch in Begriffen wie Kalzium, Magnesium, Kalium- oder Natriumgehalt von Salzen, noch in Begriffen wie saure oder alkalische Reaktion. Er unterscheidet vielmehr, ob der entsprechende Stoff leicht oder schwer, heiß oder kalt, angenehm oder unangenehm, trokken oder fett ist, oder ob ähnliche Grundsätze der Ayurveda-Lehre zutreffen.

Das Hauptaugenmerk bei der Entscheidung, in welcher Weise ein *dravya* pharmakologisch wirkt, richtet ein Ayurveda-Arzt auf das besondere Vorhandensein wichtiger *rasas* in den entsprechenden Stoffen. Als zweites ist die Festlegung des *veerya,* oder der kalten oder heißen Wirkung für den Körper wichtig. Dann folgt *vipaka* oder die Wirkung des *dravyas* während des Verdauungsvorgangs. Schließlich untersucht er den *prabhava* einer Heildroge und gleichzeitig deren *gunas* oder Wirkungsweisen.

Die altindischen Gelehrten haben die Vorzüge verschiedener Baumteile beschrieben: die Wurzel, den Stamm, das Blatt, die Frucht und die Blüte. Ihre Beobachtungen waren so exakt, daß sie in der Lage waren, die unterschiedlichen Möglichkeiten und Wirkungsweisen dieser verschiedenen Baumteile zu bestimmen. In vedischen Zeiten wurde eine einzige Heildroge verschiedentlich verwendet. Die Ärzte züchteten die Tiere oder Pflanzen, die ihnen Grundstoffe für die Arzneimittel lieferten, selbst und entwikkelten einfache Rezepte. Im Atharvaveda (8. *kanda,* 7. *sutra)* findet sich ein Hinweis, daß die Ärzte ihre Kenntnisse der Heildrogen den Schlangen, Vögeln, Kühen, Ziegen, Schafen etc. zu verdanken hätten. Diese Aussage stimmt mit den Erkenntnissen der modernen Medizin, wie sie OSLER vertritt, überein. Er stellt nämlich fest, daß der Mensch die Anwendung von Heildrogen urprünglich von den Tieren gelernt habe.

Die Gelehrten des Ayurveda aber kannten sich ebenfalls mit den Pflanzen, ihren Wachstumsperioden und den jahreszeitlich bedingten Wachstumsformen aus. Sie geben an, zu welcher Jahreszeit jeder einzelne *dravya* Verwendung finden sollte. Es gab ferner strenge Vorschriften, wie und wann die Kräuter und Pflanzen gesammelt werden sollten. Und es gibt Hinweise auf Lösungen, Aufgüsse, Dekokte, Tinkturen, Zusammensetzungen von Flüssigkeiten, Destillaten, Sublimaten, Verdampfungsprodukten, Reinigungsmethoden, Farbveränderungen, Filtraten, Emulsionen, zähen Extrakten, Geschmacksveränderungen, Sättigungen, Konservierung, Reifung, Behälter etc.

Eine Heildroge, deren Bezeichnung, Aussehen und Eigenschaften nicht bekannt sind, wird, ebenso wie eine Heildroge, die nicht entsprechend verabreicht wird, nur Unheil anrichten. Außerdem kann die Kunst, Rezepte zusammenzustellen, nie erlernt werden, wenn man nicht die ganz spezifischen Gewichte der Heildrogen und -mittel kennt. In der altindischen Zeit gab es zweierlei Gewichtsmaße, *magadha* und *kalinga,* so wie es heutzutage zum Beispiel neben dem englischen das metrische Maßsystem gibt. Die Gelehrten des Ayurveda haben besonders die Bedeutung und Wichtigkeit des Medizinalgewichtssystems hervorgehoben, denn nach der genauen Analyse einer bestimmten Droge, eines bestimmten Krautes wird das Rezept zusammengestellt. Die Frage, die sich nun stellt, ist: In welcher Dosierung und zu welcher Zeit soll die Arznei verabreicht werden, damit sie ihre optimale Wirksamkeit für den Kranken hat? Es gehört mit zu den Grundsätzen des Ayurveda, daß zwar der Körper völlig von der Krankheit befreit sein muß, wenn ihm die richtig dosierte Heildroge zugeführt wurde, daß aber gleichzeitig dem Patienten keinen noch so geringen Schaden zugefügt werden darf.

Die moderne Medizin legt besonderen Nachdruck auf folgende Punkte: Alter, Gewicht, Verträglichkeit, Unverträglichkeit, Idiosynkrasie, Art der Verabreichung, geistige Verfassung, Körpertemperatur, Dosierung der Medikamente, Ausmaß der Besserung, akkumulative Wirkung, Art der Krankheit und therapeutischer Erfolg mit Kleinstdosen, großen Dosen und therapeutischen Dosen. Das alles gehört zur Pharmakologie. Ein Ayurveda-Arzt dagegen hat folgende Aspekte zu beachten: *dosas* und *dusyas*, *desa* (das Land), *kala* (Zeit), *sarira* (Konstitution), Ernährung, Verdauungsfeuer, Alter, Art des Verdauungssystems, Stadium der Krankheit, Kräfte des Patienten etc. Wie man sieht, gibt es eine Reihe Ähnlichkeiten zwischen dem Ayurveda und der Allopathie. In altindischer Zeit wurden allerdings zunächst auch sehr geringe Dosen verabreicht, um die exakte Dosierung eines Mittels überhaupt erst festzulegen. Und bisweilen existieren nur ganz vage Angaben bezüglich der Dosierung einer bestimmten Heildroge.

Pharmakologie

Es gibt heute bereits Drogisten, die uns Medikamente in modernen Verpackungen verkaufen und damit teilweise die Funktion des Apothekers übernommen haben. Interessant ist es, zu diesem Thema zu erfahren, wie man in altindischer Zeit an Heilmittel jeder Art herankam.

Der Ayurveda-Arzt bereitete früher für gewöhnlich seine Heilmittel und Arzneien in der eigenen Apotheke.

Weiter unten gehen wir auf die verschiedenen Methoden der Zubereitung und auf die Anwendung der einzelnen Mittel ein.

PULVER oder CURNA. Die Grundstoffe, *vanaspati* genannt, werden gereinigt und mit der Hand zu feinem Pulver verarbeitet, da es in altindischer Zeit keine Maschinen zum Zerstampfen von Substanzen gab. Das so entstandene feine Pulver wird durch ein Tuch gesiebt und in einem sauberen Behältnis aufbewahrt. Die Grundstoffe, die man hierfür verwendet, sind getrocknete Kräuter. Ferner werden von den fünf Teilen eines Baumes — Wurzel, Stamm, Blüten, Blätter, Rinde — ebenfalls einer oder auch alle fünf verwendet. Interessant ist, daß in vielen Fällen die ganz spezifische Bedeutung der Blüten, der Blätter, der Rinde und des Stammes herausgefunden worden sind und außerdem die besondere Anwendungsmöglichkeit für jeden einzelnen Teil des Baumes überliefert wurde.

Das Pulver oder *curna* gehört zu den geläufigen Zubereitungsarten. Zur Herstellung eines *curna* benötigt man zwei oder drei Arten Kräuter, doch für einige werden bis zu vierzig, fünfzig Ingredienzien benötigt. Es gibt zwei Möglichkeiten der Benennung: entweder wird das Heilmittel nach seinem Hauptsächlichen Bestandteil bezeichnet (zum Beispiel der *aswagandhadi curna*, der hauptsächlich aus *aswagandha* hergestellt wird, daneben aber auch noch andere Ingredienzien aufweist), oder es wird nach seiner besonderen Wirksamkeit genannt (zum Beispiel *malasudhi curna*, ein Pulver, das den Mastdarm von Kot befreit). Auf diese Weise gibt es viele hundert *curnas*. Daneben gibt es freilich noch viele andere Rezepte, deren Bezeichnung sich weder aus dem Grundbestandteil noch aus der Wirkung des Mittels ableiten läßt.

In den alten Texten existieren Hinweise, die hervorheben, daß Heildrogen aus derartigen pflanzlichen Grundstoffen nicht länger als sechs Monate aufbewahrt werden dürfen, da sie ausrauchen, und ihre wirksamen Eigenschaften nur sechs Monate lang anhalten.

PILLEN. Eine zweite Zubereitungsart ist die der Pillenform. Getrocknete Kräuter werden gemischt und pulvrisiert. Dieses Pulver wird dann mit dem Saft verschiedener frischer Pflanzen verrührt, so daß eine Paste entsteht. Daraus werden mit Daumen, Zeige- und Mittelfinger die Pillen geformt. Diese werden anschließend in der Sonne oder im Schatten getrocknet. In den Texten werden Pillen verschiedener Größe beschrieben, von den allerkleinsten bis zu den ganz großen, die sich gerade noch schlucken lassen.

Der Grund für das Mischen von Pulver und Saft aus verschiedenen Heilpflanzen besteht nicht allein darin, eine formbare Masse zu erhalten. Vielmehr enthalten die verschiedenen Säfte, *swarasa* genannt (der eigene, natürliche Saft), die Eigenschaften von Benzol, welches wiederum die Eigenschaften der vermischten Heildrogen verstärkt.

Diese Art von Medikamenten heißt *vati* oder *guti*; beides bedeutet Pille.

DEKOKTE. Das Abkochen ist eine weitere Zubereitungsmethode von Heilmitteln. Dekokte haben sich im Gebrauch als höchst wirksam erwiesen. Der Vorgang ist denkbar einfach: man nimmt die angegebene Menge eines bestimmten Pulvers, fügt zirka 8—16 Teile Wasser hinzu, kocht das Ganze, bis die Flüssigkeit auf 1/4 oder 1/8 ihrer ursprünglichen Menge verdampft ist und seiht sie durch ein Tuch. Auf diese Weise erhält man eine Dosis einer bestimmten Arznei. Der Rückstand wird weiter verwendet, indem man wiederum mit 8—16 Teilen Wasser auffüllt, die Mischung acht Stunden ziehen läßt und sie anschließend aufkocht und durch ein Tuch seiht. Das ist dann die zweite Dosis oder das zweite Dekokt. Für jede Behandlung muß ein neues Dekokt hergestellt werden, doch bisweilen wird der Absud in einer Flasche aufbewahrt und drei oder vier Mal verwendet.

Bevor das Dekokt hergestellt wird, werden die Kräuter in manchen Fällen auch vierundzwanzig Stunden lang eingeweicht, damit ihre Eigenschaften vollständig in das Wasser übergehen können. Das Pulver, das man für einen Absud benötigt, muß nicht so fein sein wie das für *curna*. Die Grundstoffe werden nur grob zerrieben, denn nicht das Pulver, sondern allein dessen Dekokt soll eingenommen werden.

ASAVAS. Die Kunst, *asavas* herzustellen, entwickelte sich, als man nach einer Möglichkeit suchte, die Dekokte zu konservieren, um nicht länger gezwungen zu sein, sich bei jeder Behandlung erneut der Prozedur des Abkochens unterziehen zu müssen. Man entwickelte also ein Rezept, wie man aus eingekochtem Pflanzensaft Arzneien herstellen konnte, die *asavas* oder *aristas* genannt werden. Sie heißen auch Tinkturen und besitzen einen eigenen Alkoholgehalt, wenn auch nur in geringen Mengen. Der tatsächliche Alkoholgehalt schwankt zwischen sechs oder sieben bis zu zehn oder zwölf Prozent je nach dem, welche Ingredienzien verwendet wurden. Interessant ist, daß die Autoren des Ayurveda die medizinischen Eigenschaften verschiedener Weinsorten und Tinkturen aufgezählt haben. Doch sie haben diese Tinkturen ausschließlich als Arzneimittel betrachtet, die nur bei einem Heilungsprozeß verschrieben werden sollten. Nie aber wurden sie — wie bei uns zum Beispiel Wein — getrunken.

Noch heute werden die gleichen *asavas* und *aristas* von den pharmazeutischen Fabriken hergestellt, die sich auf Ayurveda-Medikamente spezialisiert haben. Ja, einige Ärzte bereiten sie sogar jetzt noch selbst in ihrer Praxis. Jeder *asava* oder *arista* wird nach seinem typischen Hauptbestandteil, den er enthält benannt. Der *asava* zum Beispiel, der *draksa* (Trauben) als Hauptingredienz enthält, heißt *draksasava*; aus *angur*, einer größeren Traubensorte, wird *angurasava* bereitet etc.

LEHYAMS. Eine weitere Form von Arzneien ist

lehyam oder Gelee. Einem Sirup werden alle Ingredienzien beigemischt, so daß ein zäher Extrakt entsteht. Er wird auch *awalehya* genannt und gehört zu den beliebtesten Formen, Medikamente einzunehmen. Die Extrakte werden halbflüssig oder geleeartig zubereitet, damit man sie aufbewahren kann; ja, sie sind derart sorgfältig hergestellt, daß man sie monatelang aufheben kann, ohne daß sie verderben würden. Sie haben Ähnlichkeit mit Marmelade, Tomatensoße oder Tomatenketchup.

Thailam oder *ghee (ghritam)*. Spezialöle wie zum Beispiel *thailam* oder *ghee* werden ebenfalls eigens zubereitet. Dazu wird ein Dekokt aus Pflanzenstoffen hergestellt, das dann in einer Flüssigkeit, deren Grundlage Öl oder *ghee* ist, ein weiteres Mal aufgekocht wird, bis alles Wasser verdunstet ist und nur der Extrakt zurückbleibt. Dieses Öl oder *ghee* wird ebenfalls nach seinem jeweiligen Hauptbestandteil oder nach der Wirksamkeit der Arznei benannt. Sie werden eingenommen oder äußerlich für Massagen verschrieben. Haaröle und andere medizinische Öle sind in den alten Texten in großer Zahl beschrieben worden.

Mineralische Arzneistoffe. Dafür werden Metalle wie Gold, Silber, Kupfer, Eisen, Zinn etc. verwendet. Jedes Metall wird zunächst gereinigt. Dies nennt man *sodana* und geht folgendermaßen vonstatten: Das Metall wird zu feinen Blättchen und dünnen Drähten verarbeitet. Dann wird es erhitzt und anschließend in den Saft verschiedener Pflanzen getaucht. Nach dieser Reinigung wird es zu einem feinen Pulver zerstoßen und mit dem Saft von wirksamen Heilkräutern vermischt. Schließlich wird die so entstandene Paste erneut erhitzt, so daß als Endprodukt das Oxyd des entsprechenden Metalls entsteht.

So harmlos und unscheinbar diese Oxyde sind, so sind sie doch von großer Wirksamkeit. Uns soll hier ein Beispiel genügen. *Loha bhasma* oder Eisenoxyd stellt ein derart staubfeines Eisenpräparat dar, daß es, wird es eingenommen, weder Magenbeschwerden noch ernste Störungen des Magens hervorruft, sondern rasch ins Blut übergeht und dort den Hämoglobingehalt sehr schnell erhöht. Dagegen verursachen Eisenpräparate, wie sie die modernen pharmazeutischen Fabriken herstellen, Magen- und Verdauungsbeschwerden. Der Stuhl verfärbt sich, und selbst wenn das Eisenpräparat intravenös gespritzt wird, leidet der Patient an Magenbeschwerden und anderen Nebenwirkungen.

Diese Anwendung von Metallen wird in den altindischen Texten bereits um 1000 v. Chr. erwähnt, doch die eigentliche Wissenschaft von den verschiedenen Metallen und deren Verwendung für Medikamente hat sich erst zirka 1300—1400 n. Chr. entwickelt, als Nagarjuna, der eigentliche Vater der *rasa vaidyas*[24], als erster begann, verschiedene Metallpräparate herzustellen. Sie werden als ein Teil des *rasa vaidya* angesehen, denn *rasa* ist nichts anderes als Quecksilber. Die Anzahl dieser Quecksilberpräparate ist sehr groß. Gewöhnlich sind sie auf der Basis eines Oxyds zusammengestellt. Man kombinierte derartige Oxyde auch gern mit verchiedenartigen Heilkräutern und Heildrogen und nahm sie in Pillenform oder als Pulver ein. Derartige *rasa*-Präparate werden *rasayana* genannt.

Man verabreicht diese *rasas* nur in ganz geringen Mengen. Bisweilen werden die wirksamsten *rasas* auch nur in Dosen von einem halben Samenkorn[25] verschrieben und für Kinder in einer Dosis von 1/16 oder 1/8 eines Samenkorns. (Die Pulver, die aus Kräutern oder anderen Substanzen hergestellt wurden, werden immer in Dosen von 3—6 Gramm angegeben, bzw. in 48—96 Samenkörner.) Das Diamant-Präparat, *vajra* oder *hiraka bhasma* oder „Diamant-Oxyd“ genannt, wird in Dosen von 1/32 bis 1/16 Samenkorn pro Tag gegeben. Metalloxyde von Gold, Eisen, Zinn etc. werden in Dosen von 1—2 Samenkörner zusammen mit Honig oder Pulver verabreicht.

Für diese metallischen Präparate gibt es strenge diätische Vorschriften. Vor allem sollen scharfe, saure, stark gewürzte und heiße Gerichte gemieden werden, Süßigkeiten, Milch, *ghee*, Butter, Buttermilch etc. dagegen sollen reichlich genossen werden. Bei der Bereitung dieser Oxyde muß man, das sollte man sich vergegenwärtigen, ungewöhnlich sorgfältig vorgehen und sie so fein es überhaupt geht zerreiben — schließlich kann man ein Oxyd nicht wieder in das ursprüngliche Metall zurückverwandeln —, damit die Pulver leicht ins Blut gelangen kann und keine schädlichen Nebenwirkungen auftreten.

Quecksilberpräparate sind in den vergangenen drei- oder vierhundert Jahren in Indien in Gebrauch gewesen, und, man muß zugeben, daß mit ihnen in akuten Notfällen ein besseres Ergebnis erzielt worden ist, als mit den Arzneien, die man aus Pflanzen und Kräutern gewonnen hat.

Es gibt noch andere Präparate, *manjan* genannt. Es sind dies Zahnpulver. Dann gibt es Präparate, *anjan* genannt, die für die Augen verwendet werden und entweder als Pulver oder als honigartige, zähe Flüssigkeit gegeben werden. Weiter gibt es *varti* oder Zäpfchen. Dann viele *arkas* oder Destillate aus verschiedenen Medikamenten und Heildrogen. Diese werden sowohl innerlich wie äußerlich angewandt. Ebenso werden verschiedene Salze aus den unterschiedlichsten Heildrogen hergestellt. Sie heißen *ksaras*. Die altindischen *vaidyas* (Ärzte; A. d. Ü.) haben viele Medikamente und Heildrogen nach dieser Methode zubereitet. Allerdings entsprachen Geschick und Fertigkeit den Kenntnissen des jeweiligen Arztes. Trotzdem wurden die Medizinen stets unter hygienisch einwandfreien Bedingungen hergestellt, da es in den altindischen Texten Regeln gab, die sich detailliert auf die Bereitung von Heildrogen bezogen. Daneben gab es andere Werke, die sich speziell mit den Methoden der Pharmakaherstellung befaßten, wie etwa der Vaidyaka Paribhasha.

Ein besonderes Präparat, das *makaradhwaj* heißt, enthielt Quecksilber und Schwefel. Beide Stoffe wurden zunächst getrennt gereinigt und anschließend vermischt. Es entstand als neues Produkt *kajjali*, schwarzes Quecksilbersulfid. Dieses schwarze Pulver wurde mit Gold 72 Stunden lang aufgehoben, dann wurde der Schwefel verbrannt. Es sammelte sich am Flaschenhals in Form eines *kupi* das rote Quecksilberoxyd. Auf diese Weise stellten die altindischen Ärzte die nötigen chemischen Verbindungen her.

Es gibt verschiedene Arten von derartigen Quecksilberpräparaten; einige enthalten Arsen, andere wieder die unterschiedlichsten anderen Chemikalien.

Wir kennen einige Textstellen, die uns beweisen, daß bereits in altindischer Zeit die Produktion von Pharmaka geläufig war. Ferner zeigen die Beschreibungen vieler Rezepte und Herstellungsverfahren von Medikamenten wie Pulver, Dekokte, Tinkturen, Destillaten, Pasten oder Salben, Zäpfchen etc. daß die altindischen *vaidyas* die Kunst der Pharmazie beherrscht haben. Sie hatten verschiedene Öfen *(bhatthis)*, in denen das Feuer, das für die Bereitung der Arzneien nötig war, mit Kuhdung oder Holz unterhalten wurde.

Aus dem oben Ausgeführten wird ganz deutlich, daß es in altindischer Zeit eine Wissenschaft der Arzneimittelkunde gegeben hat, mit der sich die Ärzte beschäftigten und die sich bis in unsere Tage erhalten hat. Freilich ist es richtig, daß diese Arzneimittel rein manuell hergestellt wurden und daß es keine Hinweise auf die Verwendung von Maschinen gibt. Trotzdem: jeder einzelne *kalpa*, der für die Zubereitung nötig war, war auch in altindischer Zeit verfügbar. Heute leben wir in einem industrialisierten Zeitalter, und alle möglichen Maschinen, Geräte und Analysen stehen uns zur Verfügung, so daß wir die westliche Pharmakologie vorantreiben und auf unsere Ayurveda-Arzneimittel anwenden können. Die

Wirkung der Ingredienzien bleibt natürlich die gleiche, aber es wird dadurch eben eine gewisse gleichbleibende Qualität erreicht. Auf der anderen Seite interessieren sich die modernen pharmakologischen Labors für die raffinierten Methoden, mit denen die Ayurveda-Ärzte seit jeher ihre Tinkturen *asavas* und *aristas* hergestellt haben. Und sie überlegen sogar, ob sich diese Methoden nicht auch in der modernen Pharmaindustrie anwenden lassen.

Die indischen Länderregierungen und die Landesregierung versuchen, eine Ayurveda-Pharmakopöe zusammenzustellen und zu edieren, in der sämtliche Standardpräparate, ihre Zusammensetzung, ihre Herstellungsmethoden, ihre Dosierung und die Beschreibung ihrer Wirksamkeit aufgeführt werden sollen. Ein derartiges Werk stellt ein wirkliches Desiderat dar. Bevor es nicht vorliegt, ist der Arzt weiter gezwungen, die verschiedenen Ayurveda-Kompendien zu konsultieren, und eine Normierung der Heildrogen kann nicht erreicht werden.

DIAGNOSE

> „Es gibt die Blütenblätter, die Staubgefäße, den Stempel und den Stengel, aber es gibt keine Lotosblüte. Es gibt diese oder jene flüchtige Vorstellung, dieses oder jenes vorübergehende Gefühl, dieses oder jenes Bild, doch kein einheitliches Ganzes dahinter, das man Ego oder das Selbst nennen könnte."
>
> BUDDHA

Im Ayurveda wird genauestens beschrieben, auf welche Weise die Untersuchung eines Patienten durchgeführt werden sollte. Es liegt auf der Hand, die altindischen Gelehrten verstanden die Wahrheit, „daß die Kenntnis eines Teils nicht gleichzeitig die Kenntnis des Ganzen bedeutet". Folgendes haben sie niedergelegt:

„Ein fähiger Arzt sollte sich bemühen, jede Krankheit genauestens zu erforschen, indem er sich dreier Dinge bedient: der strikten Vorschriften, der unmittelbaren Beobachtung und der Schlußfolgerung aus den Beobachtungen.
Hat er das Stadium der Erkrankung sowie deren sämtliche wesentliche Faktoren von so vielen Seiten wie möglich betrachtet, so soll der praxiserfahrene Arzt nunmehr die Art der Krankheit bestimmen (Diagnose) und anschließend die Richtlinien für die Behandlung festlegen. Ein Arzt, der versiert in den unterschiedlichsten Diagnosen und Behandlungsmethoden ist, irrt sich nicht bei der korrekten Ausübung seiner Pflichten. Ein derartig abwägender Arzt hat Erfolg, der ihm aus dem rechten Verständnis erwächst. Jedoch ist ein Arzt, mag er noch so gelehrt sein, unfähig, dem Patienten mit all seinem Wissen und Können in die Seele zu sehen, so ist er nicht berechtigt, die Behandlung von Krankheiten durchzuführen.

Der Arzt sollte als erstes die Krankheit diagnostizieren und dann über die Behandlungsmethode entscheiden und mit der Behandlung beginnen, indem er dieser seine Beobachtungen zu Grunde legt.

Beginnt der Arzt aber mit der Behandlung, ohne die Krankheit zuvor sorgfältig diagnostiziert zu haben, so kann sein Heilerfolg, selbst wenn er der beste Therapeut sein mag, doch nur zufällig sein.

Doch wer die unterschiedlichen Diagnosen der Krankheiten kennt, wer erfahren in allen Arten der Therapie ist und wer sowohl die klimatisch und jahreszeitlich bedingten Faktoren betrachtet als auch die rechte Dosierung der Mittel, der wird einen sicheren Heilerfolg verzeichnen können.

Der Arzt, der eine Behandlung nur mit gebräuchlichen Rezepten durchführt, ohne die wichtigen

Faktoren wie Klima u. a. m. zu beachten, irrt sich bei der Behandlungsmethode. Denn man muß eine Reihe wesentlicher Faktoren wie Alter, Lebenskraft, Körperbau etc. mit in seine Überlegungen einbeziehen.

Daher sollte ein fähiger Arzt, nachdem er die zehn Faktoren — also Körperbau etc. — genauestens untersucht hat, die Behandlung nur in Übereinstimmung mit diesen Faktoren beginnen und nie einfach gängige Mittel verschreiben."

Aus dem eben zitierten Text der Caraka Samhita wird deutlich, daß der Ayurveda-Arzt zunächst sein Hauptaugenmerk auf die Diagnose richten muß, bevor er überhaupt mit einer Behandlung beginnen darf.

Die Untersuchung wird in drei Stufen durchgeführt:

1. Befragung des Patienten *(prasna);*
2. objektive Untersuchung mit Hilfe praktischer Methoden *(pratyaksa);*
3. objektive Untersuchung mit Hilfe von Schlußfolgerungen oder indirekter Methoden *(anuman).*

Zunächst findet eine allgemeine Einschätzung des Patienten und seines Körpers statt: also Körperbau, wesentliche Merkmale, Statur, Proportionen, Überreinstimmungen, psychische Verfassung, Magenvolumen, Ausmaß an körperlicher Belastbarkeit und Alter.

Als *zweites* wird eine Abschätzung des Krankheitsstadiums vorgenommen: allgemeiner Krankheitsverlauf, spezielle auslösende Faktoren, spezifische Faktoren, die mit der Körperkonstitution zusammenhängen, bestimmte Bestandteile des Körpers und die Heilbarkeit bzw. Unheilbarkeit der Krankheit.

Als *drittes* schließlich wird die Lebenserwartung des Patienten in Betracht gezogen: astrologische, physiognomische und physische Einzelheiten sowie schlechte Vorzeichen gehören dazu.

A. Körperbau

In früheren Kapiteln haben wir gehört, welche die typischen Merkmale für *vata, pitta und kaphaja* Körperbau sind. Hier nun wollen wir ins Detail gehen und jedes einzelne charakteristische Merkmal eines Konstitutionstyps, eines Temperaments genauer betrachten. Viele Dinge müssen dabei berücksichtigt werden wie zum Beispiel der genetische Code, Samen, Zeit der Empfängnis, allgemeiner Zustand des Uterus, Ernährung und Nahrungsgewohnheiten der werdenden Mutter und erste Anlagen der späteren Körperelemente. Alle diese genotypischen Faktoren müssen unbedingt berücksichtigt werden, wenn der Konstitutionstyp eines Menschen bestimmt werden soll.

Alle anderen sekundären oder Umweltfaktoren wie Familie, Gesellschaftssystem, Klima (Art des Geburtslandes, des Landes, in dem der Patient aufgewachsen ist und in dem er sich die Krankheit zugezogen hat), Jahreszeiten und Alter werden als nächste behandelt.

Schließlich müssen auch noch die spezifischen Konstitutionsmerkmale berücksichtigt werden wie zum Beispiel der Phenotyp bzw. der individuelle Konstitutionstyp in Bezug auf die Ernährung, das Verhalten, die Schlafgewohnheiten, Homologation, ferner Anpassung (Gewohnheit) speziell in Bezug auf Drogen, Speisen und Getränke und körperliche Betätigung, natürliche Fähigkeiten, Reinlichkeit, Charakter, Benehmen, Gedächtnis, Verstand, Initiative, Verdauungfeuer (regelmäßig, unregelmäßig, heftig oder schwach), allgemeiner Zustand der Eingeweide (hart, weich, normal), Bewegung der Körperwinde, Urin, Kot, Monatsblutung, Muttermilch, Schweiß, Nasensekret, Talgabsonderung der Haut etc. Zu- oder Abnahme der Produktion an Ohrenschmalz, Speichelfluß, Blut, Schleim und Galle, vermehrter oder verminderter Haarwuchs, stärkerer oder schwächerer Nagelwuchs, Sinnesfunktionen, geistiger Zustand, Stärke, frühere Erkrankungen, verheiratet oder nicht verheiratet.

VATA PRAKRITI: Nun sind bei einem *vata*-Konstitutionstyp der Fluß der Körpersäfte *(rasa)*, die Samenmenge, die Lebenskraft *(ojas)*, die Libido und die Anzahl der Kinder gering. Das Verdaungsfeuer ist unregelmäßig, die Körperwärme niedrig, der Hunger ebenfalls unregelmäßig, der Durst gering. Die Bewegungen sind leicht und lebendig wie übrigens auch der Gang. Die Beredsamkeit ist groß, das Schlafbedürfnis ist gering. Initiative, Erregbarkeit, Beunruhigung, Furcht, Neigung, Absonderung, Aufnahmefähigkeit — alle diese Eigenschaften sind rasch und leicht zu spüren. Das Gedächtnis ist kurz. Es besteht Empfindlichkeit bei Kälte. Die bevorzugten Geschmacksrichtungen sind süß, sauer und salzig. Es besteht ein Verlangen nach reichhaltigem, warmem Essen und Trinken. Der *vata prakriti* liebt Musik, Lachen, die Jagd, Streit, Schwitzen, heiße Dinge, Massage und Wärme. Seine Träume handeln von Bäumen, vom Himmel und von den Bergen. Sein Charakter ähnelt dem der Ziege, des Schakals, des Hasen, der Ratte, des Hundes, des Kamels, des Geiers, der Krähe und des Esels. Seinen natürlichen Zügen und Merkmalen gemäß ist er: ungeschliffen, tadelnswert, atheistisch, glücklos, häßlich, undankbar, neidisch, diebisch, unfähig, seine Leidenschaften zu züngeln, bemüht, feindselig, unbeständig bei Freundschaften, fast ohne Freunde, die männliche Gesellschaft bevorzugend, unbeliebt bei Frauen, wankelmütig, von wechselnder Intelligenz, labil, schwankend in Bewegung und Gang, schwach an Sehkraft, wachsam, er klappert mit den Zähnen, ist von schwacher Gesundheit, hat wenig Kinder, lebt nicht lang und besitzt kein Vermögen. Sein Gesicht ist häßlich, der Körper mager, dünn, lang, ausgezehrt, trocken, rauh, schwach, und er gleicht einer Stange. Die Zähne sind klein und rauh an der Oberfläche, der Unterleib ist mager, die Füße rauh und aufgesprungen, die Sehnen sind zahlreich, die Adern treten hervor und sind netzartig verzweigt, die Augen quellen hervor und sind starr, überhaupt ist der Ausdruck der Augen abstoßend und erinnert an einen Leichnam. Die Farbe der Augen ist düster. Sie sind klein, die Lider sind dünn und klein, die Pupillen groß, das Öffnen und Schließen der Augen erfolgt häufig und sehr rasch, der Blick ist unruhig, die Farbe schwarz oder schwarzbraun. Das besondere Merkmal ist, daß die Augen während des Schlafens offen sind. Die Haut des *vata prakriti* ist trocken, rauh, hart und kalt. Die Haare sind schütter, borstig, trocken, dunkel und gespalten. Die Nägel sind kurz, rauh, trocken, fest, dunkel und wachsen langsam. Die Sehnen, Flechsen und Gelenke sind locker, unzuverlässig, zittern, außerdem sind sie steif und knacken. Die Bewegung der Augenbrauen ist rasch, die der Kiefer leicht, und die Lippen beben. Die Fußabdrücke sind undeutlich, das Körpergewicht überhaupt nicht groß. Hände, Füße und andere Glieder sind rauh, die Atmung flach, die Körperwärme niedrig, die Aussprache undeutlich, trocken, schwach, stammelnd, schmatzend, unsicher, niedergeschlagen und schwankend.

PITTA PRAKRITI: Bei einem *pitta*-Konstitutionstyp sind Samenmenge, Libido und Nachkommenschaft gering. Das Verdauungsfeuer ist stark. Körperwärme, Hunger, Durst, Ess- und Trinklust, Kot, Urin, Schweiß und Unternehmungslust sind reichlich vorhanden. Die Stärke ist mäßig. Der *pitta prakriti* zeichnet sich durch starken, üblen Körpergeruch aus. Er verträgt keine Wärme. Die bevorzugten Geschmacksrichtungen sind süß, zusammenziehend und bitter. Er hat Verlangen nach kalten Dingen, nach Salben, Girlanden und anderen Dingen, die ihn schmücken. Er träumt von Gold, Palosa-Bäumen, der Sonne, Oleanderbüschen, hellem Feuer, Blitzen, rot glühendem Himmel und fallenden Meteoren. Sein Charakter gleicht dem der Schlange, des Tigers, der Katze, des Affen, der Eule, des Bären, der Gandharvas, der Yaksas[26] und des Mungos.

Seinen natürlichen Zügen und Merkmalen gemäß ist er: unanfällig gegen Stress, unattraktiv für Frauen, sauber, intolerant, angeberisch, strahlend, tapfer, stolz, leicht verärgert, jähzornig, reizbar, draufgängerisch, liebt Diskussionen bei Versammlungen, ist schwer zu unterwerfen, unnachgiebig gegen sture, verbissene Menschen, liebevoll zu Untergebenen und Angehörigen, besitzt nicht übermäßig viel, lebt nicht sehr lange und verfügt über nur bescheidenes Wissen und durchschnittliche Intelligenz.

Sein Gesicht ist weiß und fein; der Körper weich, nachgiebig und unproportioniert. Die Zähne sind weiß, die Füße kupferrot, die Augen klein, lohfarben und haben die besondere Eigenschaft, sich rasch zu röten, sei es aus Ärger, sei es wegen einer Vergiftung oder auch wegen der Sonnenbestrahlung. Die Farbe der Nägel, des Gaumens, der Zunge, der Lippen und der Hände ist kupferfarben. Die Haut ist voller Sommersprossen, Muttermalen und Mitessern. Sie fühlt sich heiß an und ist stark wasserhaltig. Das Haar ist schütter, weich, gelblich, lohfarben, geht aus, ergraut frühzeitig, oder es ist nur noch spärlich vorhanden und gelockt. Sehnen, Flechsen und Gelenke sind schwach. Der Atem ist warm und heftig.

KAPHA PRAKRITI: Bei einem *kapha*-Konstitutionstyp sind Nahrungssäfte, Samenmenge, Lebenskraft, Libido und Nachkommenschaft zahlreich vorhanden. Das Verdauungsfeuer ist schwach; die Körperwärme, Hunger und Durst sind gering. Stärke ist im Übermaß vorhanden, ebenso das Schlafbedürfnis. Initiative, Erregbarkeit, Neigung, Absonderung, Auffassungsgabe funktionieren nur langsam. Das Gedächtnis ist gut. Die bevorzugten Geschmacksrichtungen sind scharf, bitter und zusammenziehend. Es besteht ein Verlangen nach trockenen Dingen, eine Vorliebe für die Wissenschaften, die Schriften, für Hitze, Schlaf, Musik und Sorglosigkeit. Der *kapha prakriti* träumt von Vögeln, Girlanden, Lotosblüten, Cakravaka, Behältnissen und Wolken. In der Kindheit ist er weder eigensinnig, noch neigt er zu Tränenausbrüchen. Nägel und Haare wachsen rasch. Sein Charakter ähnelt dem des Löwen, des Stiers, des Elefanten, des Pferds, des Schwans, des GARUDA, BRAHMA, RUDRA, VARUNA und INDRA. (Die Hinweise auf Ähnlichkeiten der Konstitutionstypen mit bestimmten Tieren — oder auch Dämonen oder Göttern — basiert auf der Vorstellung von ausgeprägten Charaktermerkmalen bestimmter Tiere, wie sie in anderen altindischen Texten etc. beschrieben werden.)

Seinen natürlichen Zügen und Merkmalen gemäß ist er: vornehm, rechtschaffen, gottesfürchtig, wohlhabend, schön, dankbar, beherrscht, strahlend, mildtätig, zuverlässig bei Freundschaften, besitzt überhaupt viele Freunde, ist zärtlich zu Frauen, beständig, betätigt sich körperlich, ist sauber, ehrlich, bescheiden, höflich, liebt die wohlgesetzte, vornehme Rede, ist geduldig, würdig, großzügig, besitzt viel Spitzfindigkeit und großen Scharfsinn, ist intelligent, sehr enthusiastisch, verständnisvoll, unerbittlich bei Feindseligkeiten, von langsamer Auffassungsgabe, weit vorausblickend, ein Zauderer, reich, gebildet, furchteinflößend, ruhig, und er lebt lang. Er hat ein feines, gut geschnittenes weißes, klares, leuchtendes Gesicht. Der Körper ist gedrungen, glänzend, weich und fleischig, gut entwickelt, gut proportioniert, schwer, fest und stark. Die Stirn ist breit und fleischig, die Brust groß und breit, der Unterleib mächtig, die Arme lang, fest und mit starken Gelenken verbunden, die Knochen sind gut gepolstert, das Muskelfleisch ist fest, die Augen schimmern, sind hübsch und haben rote Ecken, die Augenlider sind weiß und groß, lang und fleischig, die Pupillen schwarz und blau, die Bildung der Tränenflüssigkeit reichlich, das Öffnen und Schließen der Lider selten und langsam, der Blick fest. Und als besonderes Charakteristikum sind die Augen strahlend, groß, so daß das Schwarz und Weiß deutlich sichtbar wird, und mit fleischigen Lidern bedeckt. Die Haut ist fett, weich, glatt und kalt. Das Haar ist dicht, weich, glänzend, glatt blauschwarz, stark, sitzt fest in der Kopfhaut, ist gewellt, liegt eng an und ist lang. Die Nägel sind lang, weich, glänzend, glatt, weiß, dick und fest. Sehnen und Flechsen und Gelenke sind fest, stark und kräftig. Die Bewegung der Augenbrauen ist langsam, die der Lider schwer und die der Lippen ruhig und gleichmäßig. Sein Gang ist stolz und gleicht dem eines stattlichen Elefanten. Die Fußabdrücke sind klar. Die Hände, Füße und anderen Glieder sind weich und glänzen. Die Sprache ist deutlich, tief und ähnelt dem Klang der Wolken, der Trommel und dem Gebrüll des Löwen.

B. Die acht Elemente des menschlichen Wesens

Die wesentlichen Merkmale eines Menschen werden in acht verschiedene Gruppen aufgeteilt, um die ganz individuelle Besonderheit herausfinden zu können, wie sie sich aus Stärke und Lebenskraft ergibt. Diese acht Gruppen betreffen die Haut, das Blut, das Fleisch, das Fett, die Knochen, das Knochenmark, den Samen und den Geist. Diejenigen, bei denen alle diese Elemente ausgewogen sind, sind sehr stark, haben Glück, können Spannungen ertragen, sind bei allen Unternehmungen selbstbewußt, verfolgen lohnende Geschäfte, verfügen über einen festen, gut gebauten Körper und treten entschieden auf, besitzen eine klingende, volle, tiefe und mächtige Stimme und haben Glück, Macht, Reichtum, Freude und Ehre. Sie altern langsam, sind verhältnismäßig widerstandsfähig gegen Krankheiten, erfreuen sich einer zahlreichen Nachkommenschaft mit ähnlich positiven Qualitäten und leben lange. Entgegengesetzte Eigenschaften deuten auf Disharmonien zwischen diesen acht Elementen hin (Caraka Samhita *Vimanasthana* 8. III). Im folgenden zählen wir die Merkmale für jede der acht Gruppen auf:

1. Der RASA (TWAKA SARA) oder HAUTKONSTITUENT) ist in seinem optimalsten Zustand: Ein derartiger Mensch zeichnet sich durch eine Haut aus, die glänzt, glatt, weich, rein und kleinporig ist und mit dünnen, tief in der Haut sitzenden, feinen Haaren bedeckt ist. Er ist glücklich, wohlhabend, gebieterisch, besitzt reichliche Güter, ist intelligent, gebildet, gesund, begeisterungsfähig und lebt lange.

2. Der BLUTKONSTITUENT ist in optimalstem Zustand: Ein derartiger Mensch verrät sich dadurch, daß seine Augen, Ohren, sein Mund, seine Zunge, Nase, Lippen, Handflächen, Fußsohlen, Nägel, Stirn und der Penis frisch und rot aussehen und glänzen. Er ist glücklich, sehr intelligent, großzügig, feingliedrig, nicht übermäßig stark, unfähig, Unglück zu ertragen, und verabscheut Hitze.

3. Der FLEISCH (MAMSA DHATU SARA)-KONSTITUENT ist in optimalsten Zustand: Ein derartiger Mensch verrät sich dadurch, daß seine Schläfen, die Stirn, der Nacken, die Augen, die Wangen, die Kiefer, der Hals, die Schultern, der Unterleib, die Achseln, die Brust, die Hände und Füße und die Gelenke fest, schwer, gut ausgebildet und ausreichend mit Fleisch gepolstert sind. Er ist reich, gelehrt, glücklich und weist die Tugenden der Ausdauer, Entschlossenheit, Festigkeit, Redlichkeit etc. auf.

4. Der FETT (MEDA DHATU SARA)-KONSTITUENT ist in optimalsten Zustand: Ein derartiger Mensch ist durch fettiges Aussehen charakterisiert, durch eine ölige Stimme, sowie ein fettig-öliges Aussehen der Augen, der Haare, der Nägel, der Zähne, der Lippen, des Urin und des Stuhls. Er ist wohlhabend, tritt bestimmt auf, ist stattlich, großzügig und muß mit milden Medika-

menten behandelt werden. Weiter ist für ihn charakteristisch, daß sein Schweiß fett ist, daß sein Körper wuchtig ist und er Stress ertragen kann.

5. Der KNOCHEN (ASTHI DHATU SARA)-KONSTITUENT) ist im optimalsten Zustand: Für einen derartigen Menschen ist es charakteristisch, daß seine Fersen, Knöchel, Knie, Ellbogen, der Hals, die Knochen, das Kinn, der Kopf und die Gelenke kräftig sind ebenso wie die Knochen allgemein, die Nägel und die Zähne. Er ist sehr begeisterungsfähig, fleißig, ausdauernd, gedrungen und fest im Körperbau, und er lebt lange.

6. Der KNOCHENMARK (MAJJA DHATU SARA)-KONSTITUENT ist im optimalsten Zustand: Typisch für einen derartigen Menschen sind die weichen Glieder, seine Stärke, sein fettiges Aussehen und seine ölige Stimme, sowie kräftige, lange und gerundete Gelenke, ein tiefe Stimme und große Augen. Er lebt lange, ist wißbegierig, besitzt Reichtum, Kenntnisse, Nachkommenschaft und Ehre.

7. DER SAMEN (SUKRA DHATU SARA)-KONSTITUENT ist in seinem optimalsten Zustand: Ein derartiger Mensch hat sanfte Augen, die aussehen, als wären sie mit Milch gefüllt, und sehr sinnlich sind. Er besitzt strahlende, runde, gesunde, ebenmäßige und feste, schöne Zähne. Sein Aussehen und seine Stimme sind rein und etwas ölig. Er strahlt förmlich und hat breite Hüften. Er ist beim andern Geschlecht sehr beliebt. Er ist stark, glücklich, gesund, reich, geehrt und besitzt Kinder.

8. Der GEIST (SATTWA SARA) ist in seinem optimalsten Zustand: Ein derartiger Mensch besitzt ein erstaunliches Gedächtnis, Eifer, Dankbarkeit, Verstand, Lauterkeit, Begeisterung, Leistungsfähigkeit und Tapferkeit. Er ist ein prächtiger Kämpfer auf dem Schlachtfeld und ist nie niedergeschlagen. Sein Gang ist sicher, und sein Urteil und seine Taten sind bedacht und abgewogen. Er strebt nach dem Guten.

Es wurde in den alten Texten großer Nachdruck darauf gelegt, daß der Patient unter Berücksichtigung aller genannten, wichtigen Körperelemente untersucht wird, denn „geschieht dies nicht, kann der Arzt durch das Aussehen allein irre geleitet werden und zu dem Schluß kommen, daß ein Mann stark ist, nur weil er kräftig aussieht, daß ein Mann schwach ist, nur weil er abgemagert ist, daß ein Mann ungewöhnlich stark sein muß, nur weil er einen mächtigen Körper hat, oder daß ein Mann sehr geringe Kräfte besitzt, nur weil sein Körper klein ist. Es gibt Menschen, die einen kleinen Körper haben und mager sind, aber trotzdem stark sind. Sie sind wie eine Ameise, die verhältnismäßig schwere Lasten befördern kann."

C. Statur

Statur oder die Gesamtheit aller Teile bedeutet in Bezug auf den Körper das gleiche. Ein Körper von ausgewogener Statur besitzt ebenmäßige, gut gebaute Knochen, Gelenke, die ebenfalls gut gebaut sind, und dazu Fleisch und Blut an den richtigen Stellen. Menschen mit einer ebenmäßigen Statur sind stark; solche, bei denen der Körperbau nicht ausgewogen ist, sind schwach; und solche, die einen einigermaßen ebenmäßigen Körper besitzen, sind auch einigermaßen stark.

D. Proportionen

Lebensdauer, Stärke, Lebenskraft, Glück, Ansehen, Reichtum und andere erstrebenswerte Ziele stehen in Zusammenhang mit den richtigen Proportionen des Körpers. Das Gegenteil von den genannten Eigenschaften ist zu beobachten, wenn der Körper schlecht proportioniert ist.

Der Körper sowie alle seine Glieder müssen gesondert

betrachtet werden, wobei es jeweils auf die Größe, die Höhe, die Länge und die Breite ankommt. Folgende Körperteile sollten ausgemessen werden: Füße, Waden, Knie, Hüften, Scrotum, Penis, Vagina, Taille, Becken, Unterleib, die Seiten, die Brust, die Herzgegend, Schultern, Schulterblätter, Arme, Unterarme, Hände, Achseln, Rükken, Nacken, Gesicht, Mund, Kinn, Lippen, Ohren, Augenabstand, Nase, Stirn, Abstand der Brustwarzen etc. Derartige Messungen werden mit den Fingern des Patienten vorgenommen. Die idealen Maßverhältnisse sind in den altindischen Texten des Ayurveda überliefert.

E. Verträglichkeit

Diejenigen, denen *ghee*, Milch, Öl, Fleischbrühe und alle sechs Geschmacksrichtungen zuträglich sind, sind stark, können Mühsal ertragen und leben lang. Diejenigen, denen trockene Substanzen und nur einer der sechs Geschmacksrichtungen zuträglich sind, besitzen geringe Lebenskraft, können keine Mühsal ertragen, leben nicht lange und dürfen nur mit milden Medikamenten behandelt werden. Menschen, bei denen die Verträglichkeit nicht eindeutig zu bestimmen ist, besitzen nur wenig Kraft.

F. Psychische Verfassung

Der Geist wird das psychische Element genannt. Drei Arten gibt es; daher zerfallen die Menschen in drei Gruppen: die hoch begabten, die mäßig und die wenig mit geistigen Gaben versehenen. Die hochbegabten Menschen lassen sich auch in extremen Situationen nicht beunruhigen, da das *sattvic*-Element in ihrer Psyche vorherrscht. Zu den minder begabten gehören solche Menschen, die ständig das Beispiel anderer vor Augen haben, sich selbst beherrschen, weil sie andere nachahmen oder auch weil andere sie zur Selbstbeherrschung zwingen.

Zu den am wenigsten begabten Menschen gehören solche, denen jede Selbstkontrolle abgeht, weil sie unfähig dazu sind, sei es aus eigenem Antrieb, sei es mit Hilfe anderer. Derartige Menschen können nicht einmal den kleinsten Schmerz ertragen. In den alten Texten werden diese drei Arten von Menschen *prawara, madhya* und *alpa sattva* genannt.

G. Magenvolumen

Das Magenvolumen muß mit Hilfe der aufgenommenen und der verdauten Nahrungsmenge bestimmt werden. Es kann groß, mäßig oder klein sein.

H. Ausmaß der körperlichen Belastbarkeit

Das Ausmaß der körperlichen Belastbarkeit muß erschlossen werden aus der Kraftanwendung, die für körperliche Betätigung nötig ist. Nach dieser Kraftanwendung wird das Ausmaß an Kraft und Ausdauer bestimmt. Sie kann groß, mittel oder gering sein.

I. Alter

Das Alter enthüllt den Zustand des Körpers, den er auf Grund der verstrichenen Lebenszeit erlangt hat. Es gibt drei Haupteinteilungen der Lebensalter: frühes, mittleres und letztes Stadium. Das früheste Stadium umfaßt die Jugendzeit (unfertige Körperelemente; bis zum Alter von sechzehn Jahren herrscht der *kapha dosa* vor) und das erste Stadium des Erwachsenseins (die Körperelemente bilden sich endgültig heraus; die psychischen Elemente sind noch unbestimmt; bis zum Alter von dreißig Jahren). Das mittlere Stadium reicht bis zu einem Alter von sechzig Jahren (die Körperelemente sind völlig entwickelt, die psychischen Elemente haben sich stabilisiert, *pitta dosa* herrscht vor). Das letzte Stadium schließlich reicht bis einhundert Jahre (die Körperelemente beginnen sich aufzulösen, *vata dosa* dominiert). Je nach dem Alter ist die Ernährung verschieden: bis zu einem Jahr besteht sie aus Milch, bis zu zwei Jahren aus Milch und gekochter Nahrung, danach aus gekochter Nahrung allein. Bis zu zwanzig Jahren hält das Wachstum an, die Jugend reicht bis dreißig Jahre, das reife Alter bis sechzig Jahre und das schwindende bis hundert Jahre. Es erwies sich als notwendig, das Alter miteinzubeziehen, da die Medikamente für die verschiedenen Altersstufen unterschiedlich wirken.

Die Untersuchung des Patienten wird nun fortgesetzt, indem der Krankheitszustand allgemein analysiert wird. Die ätiologischen Faktoren (allgemein und speziell), die warnenden Anzeichen, Symptome (allgemeiner, spezieller und pathogenetischer Art), übereinstimmende und nicht übereinstimmende Anzeichen und Symptome bezogen auf Heildrogen, Ernährungsweise und körperliche Anstrengung und Verlauf der Krankheit (Beginn, das Fortschreiten und der Ausbruch der Krankheit) erfragt der Arzt vom Patienten und berücksichtigt sie. Folgender Hinweis dafür wird in den altindischen Texten gegeben:

> „Ein erfahrener Arzt sollte zunächst die Anzeichen und Symptome der Krankheit ergründen, bevor er die Behandlung einer heilbaren Krankheit beginnt.
>
> Die fünffache Kenntnis der ätiologischen Faktoren, der warnenden Anzeichen, der Zeichen und Symptome, der übereinstimmenden Zeichen und des Verlaufs der Krankheit machen das komplette Wissen um die jeweilige Krankheit aus.

Als ‚Kontraindikation' könnte man eine Linderung der Krankheit bezeichnen, bei der Heildrogen, Ernährung und körperliche Übungen verordnet werden, die genau entgegengesetzt zur Krankheit oder entgegengesetzt zu den ätiologischen Faktoren oder dem pathologischen Zustand sind. Verborgene oder unklare Krankheiten sollten durch Übereinstimmungs- bzw. Nicht-Übereinstimmungstests enthüllt werden. Die warnenden Anzeichen verursachen eine Krankheit und zeigen ihren Beginn an.

Gegenmaßnahmen können bei herannahender Krankheit ergriffen werden, indem man das spezielle warnende Vorzeichen erkennt, das allein die Art der kommenden Krankheit anzeigt.

Der unerfahrene Arzt, der ausschließlich die äußeren Aspekte einer Erkrankung beachtet und nicht sorgfältig die anderen Faktoren wie psychische Verfassung etc. ergründet, irrt sich, wenn er den Grad der Erkrankung angibt.

Der erfahrene Arzt aber untersucht den Fall mit all seinen Aspekten und verwendet alle ihm zur Verfügung stehenden Methoden. Er macht nur selten einen Fehler, wenn er eine Therapie verschreibt."

Die eigentliche Untersuchung des Patienten, bzw. seines Körpers geschieht mit den Augen, den Daumen und den Handflächen, der Nase, dem Ohr und der Zunge.

Eine Untersuchung mit den *Augen* wird besonders vorgenommen bei Nägeln, Augen, Augenlidern, Augenbrauen, den Zähnen, Lippen, Händen, Füßen, Behaarung auf den Händen, Körperbehaarung, Hals, Atmung, Pupillen, Urin, Stuhl, Schatten, Spiegelbild und allgemeines Aussehen. Es wird mit den Augen abgeschätzt, ob der Körper zu- oder abgenommen hat, ob Niedergeschlagenheit oder überschwengliches Hochgefühl, Trockenheit oder Feuchtigkeit zu bemerken ist. Ebenso werden Farbe, Gestalt oder Umfang des Körpers sowie seine Größe und sein Schatten in die Beobachtung eingeschlossen. Wenn nötig wird eine zusätzliche sorgfältige Untersuchung mit geeigneten ärztlichen Instrumenten durchgeführt.

Eine Untersuchung mit dem *Daumen* und der *Handfläche*: Der gesamte Körper des Patienten muß abgetastet werden, damit der Arzt den normalen und den gestörten Zustand erkennen kann. Ist seine Hand nicht normal oder nicht gesund, so muß jemand anderer das Abtasten vornehmen.

Eine Untersuchung mit Daumen und Handfläche wird auf fünf verschiedene Weisen durchgeführt: Abtasten, Abtasten mit leichtem Druck, Dehnen, Abklopfen und Reiben. Dabei müssen folgende Punkte berücksichtigt werden: Ist das zu untersuchende Organ oder der entsprechende Körperteil kalt oder heiß, feucht oder trocken, schwer oder leicht, empfindungslos oder empfindlich, vorhanden oder nicht vorhanden, rauh oder weich, fest oder lose, zu tief oder zu hoch, schmerzt es oder schmerzt es nicht, läßt es sich bewegen oder ist es unbeweglich, ist es weich oder hart, ist ein pochendes Gefühl zu spüren oder nicht, ist es begrenzt oder ausgedehnt, fest oder flüssig. Speziell werden Augen, Augenbrauen, Schläfen, Hals, Gaumen, Lippen, Stirn, Kiefer, Nase, Ohren, Hände, Füße, Knie, Hüften, Fuß- und Handknöchel, Unterleib, die Seiten, das Rückgrat, die Leistengegend, Rectum, Hoden, Penis, Nabel, Brüste, Rippen etc. auf diese Weise untersucht. Auch hier werden, wenn nötig, medizinische Instrumente eingesetzt.

Untersuchung mit Hilfe der *Nase*: Normale und anomale charakteristische Körpergerüche, seien es angenehme oder unangenehme, erklärliche oder durchdringende, werden so festgestellt. Untersuchung mit den *Ohren*: Glucksen in den Gedärmen, Krachen der Gelenke und Fingerknöchel. Geräusche, die von Knöcheln oder Knien verursacht werden, Geräusche aus der Herzgegend, den Lungen oder anderen Körperteilen, Stimmerkmale, Geräusche, die beim Abklopfen hörbar werden, andere Geräusche aus der Brust, stimmliche Besonderheiten wie Ausstoßen unartikulierter Laute, Unfähigkeit zu sprechen, undeutliche Aussprache, abgehackt, schwach oder leise sprechen werden mit dieser Methode unterschieden und festgestellt.

Untersuchung mit der *Zunge*: Die besonderen Kennzeichen von Krankheiten wie Diabetis etc., die man mit dem Geschmacksorgan wahrnehmen kann, werden auf folgende indirekte Weise untersucht und festgestellt: Veränderung des Geschmacks im Mund des Patienten: durch Befragung; verdorbene Körpersäfte: Läuse und anderes Ungeziefer verlassen den Körper des Patienten; Anreicherung der Körpersäfte mit süßem Geschmack: Fliegen versammeln sich auf dem Körper des Patienten; gesundes Blut: Hunde, Krähen etc. nehmen es als Nahrung an; krankes Blut: Hunde, Krähen etc. lehnen es ab; etc.

Es folgen *indirekte Untersuchungsmethoden* zur Feststellung zum Beispiel der Intensität des Verdauungsfeuers mit Hilfe von Umfang und Art der Verdauung; oder der Stärke mit Hilfe der körperlichen Belastbarkeit; der Sinnestätigkeit wie Hören etc. mit Hilfe des Wahrnehmungsspektrums; des Geistes mit Hilfe von Konzentrationsübungen; des Verstandes durch die Beurteilung, ob die Handlungsweisen des Patienten zweckgebunden und logisch sind; des Gefühls durch die Beurteilung, ob der Patient enge oder nur lose Bindungen eingegangen ist; der Unwissenheit durch das Fehlen von Einsicht und Verstand; des Ärgers durch Gewaltakte; des Kummers durch das Maß an Niedergeschlagenheit; der Freude durch das Maß an freudiger Erregung, das der Patient zeigt; des Vergnügens durch das Ausmaß der Zufriedenheit, das erreicht wird; der Furcht durch die Größe der Verzweiflung; des Glücks durch den Grad der Fröhlichkeit; der Lebenskraft durch das Maß an Begeisterungsfähigkeit für eine Aufgabe; Entschiedenheit durch fehlendes Zaudern; Neigungen durch Vorlieben; Verstand durch das Maß an

Auffassungsgabe; Witz und die Fähigkeit, geistreich zu sein, mit Hilfe von Wiedererkennen von Dingen; Gedächtnis durch das Maß der Erinnerungsfähigkeit; Bescheidenheit durch das Maß an Schüchternheit; Charakter durch das Benehmen; Abneigung mit Hilfe von Dingen, die der Patient ablehnt und meidet; Motivation durch häufige Wiederholung; Beständigkeit durch fehlende Wankelmütigkeit; Sanftheit durch die Bereitschaft zu Zugeständnissen; Alter, Voreingenommenheit, Verträglichkeit und krankheitsauslösender Faktoren durch das Lebensalter, bzw. den Wohnort, durch übereinstimmende Symptome und durch die Art der Schmerzen; die Krankheit auf Grund der verborgenen Anzeichen, welche mit Hilfe von bestätigender bzw. ausschließender Analysen festgestellt werden; Fortschritt der tödlichen Krankheit durch die Intensität der auslösenden Faktoren; Unheilbarkeit der Krankheit mit Hilfe ungünstiger Vorzeichen und Omen; Aussicht auf Heilung durch Horoskope und sonstige günstige Zeichen; vollständige Geisteskraft durch Fehlen geistiger Verwirrung.

> „Die indirekte, auf Schlußfolgerungen beruhende Untersuchungsmethode, die auf Beobachtungen basiert, läßt drei verschiedene Möglichkeiten der Prognose zu, die sich wiederum auf die Dreiteilung der Zeit beziehen. Wir schließen aus der Beobachtung des Rauchs auf das Feuer, das wir nicht unmittelbar sehen, so wie wir von den sichtbaren (gegenwärtigen) Zeichen der Schwangerschaft auf die (früher stattgehabte) Entwicklung (des Embryos) schließen können. Auf diese Weise erschließt der Gelehrte die Vergangenheit aus der Gegenwart und die Zukunft ebenfalls aus der Gegenwart, so wie er von dem Samen auf die noch nicht entstandene Frucht schließt, da er früher beobachtet hat, wie die Frucht aus dem Samen entsteht." (Caraka Samhita, Sutrasthana Kap. II)

Wenden wir uns nun den Symptomen eines gestörten *dosa* zu, dem Fall also, wenn ein *dosa* entweder vermehrt oder vermindert vorhanden ist. Daneben geben wir auch eine ausführliche Beschreibung von dem Vorgang der Störung, da wir so erklären können, wie eine Krankheit überhaupt entsteht.

Der Zustand des vermehrten oder verminderten *dosa* kann seinen Grund in körperlichen oder geistigen Störungen des Menschen haben. Der Prozeß der Erkrankung oder Verseuchung zerfällt in die Stadien der Anregung, der Ausbreitung, der Festsetzung in einen bestimmten Körperteil, wobei hier gleichzeitig die warnenden Anzeichen und Symptome hervorgerufen werden, die sich dann zur Krankheit entwickeln. Dieser Entwicklungsprozeß ist gleichbedeutend mit der Pathologie des Ayurveda. Das darauffolgende Stadium ist das des Ausbruchs der Krankheit, und das letzte Stadium beendet die Entwicklung.

Zunächst die Anzeichen für verminderte oder vermehrte *dosas*. Das Anschwellen von *vayu* hat Rauheit der Stimme zur Folge, weiter eine Abnahme des Körpergewichts, dunkle Gesichtsfarbe, pochendes Gefühl in den Gliedern. Verlangen nach heißen Dingen, Schlaflosigkeit, fehlende Spannkraft, schwerer Stuhl, Zittern, Verstopfung, Störungen in den Sinneswahrnehmungen, Schwindelgefühl, Niedergeschlagenheit, rauhe Haut, Härtung der Haut, bisweilen vorübergehender Verlust des Bewußtseins, Gliederschmerzen, Schwund des Knochenmarks, Angstzustände, Furcht, Kummer etc.

Bei einem verminderten *vayu* sind die Bewegungen gedämpfter, der Patient ist niedergeschlagen, benommen, seine Glieder sind schwer, außerdem ist er anfällig für Erkrankungen, die ein zunehmender *kapha* verursachen kann, leidet unter Appetitlosigkeit, Übelkeit, unregelmäßigem Hungergefühl etc.

Ein anschwellender *pitta* verursacht Fieber, das Verlangen nach kalten Dingen, weniger Schlaf, Verlust der

Stärke, Schwächung der Sinne, Ohnmachtsanfälle, Gelbfärbung des Stuhls, des Urins, der Augen und der Haut, Heißhunger, Durst, Brennen, zu hohen Säuregehalt im Körper, Schwächung der Lebenskraft (*oja*), bitteren Geschmack im Mund, Verminderung der Harnflut, Gelbfärbung von Körper und Gliedern.

Wenn der *pitta* geringer als normal vorhanden ist, werden Verdauungsstörungen verursacht, weiter Appetitlosigkeit, Verstopfung, aufgesprungene Haut, Zittern, Schweregefühl, Weißfärbung von Nägeln und Augen, vermehrte Bildung von Nasenschleim, Absinken der Körpertemperatur auf ein unnatürliches Maß, ungesundes Aussehen, Kälteempfindungen, Steifheit, unregelmäßige Schmerzen und Brennen.

Ein vermehrter *kapha* verursacht Kältegefühl, Schwere, Niedergeschlagenheit, ein Gefühl der Betäubung, die Gelenke lassen sich schwer bewegen, übermäßiger Speichelfluß, Gleichgültigkeit, Appetitlosigkeit, Atemnot, Husten, heller Stuhl etc. weiter Korpulenz, Übelkeit, Ohnmacht, Schlaffheit der Glieder, weiße Färbung der Haut, Schlafsucht etc.

Ein vermehrter *kapha* ruft Trockenheit hervor, sowie das völlige Fehlen des *kapha* in seinen normalen Körpersitzen außer dem Magen, verursacht Durst, Schwindelgefühl, Schwäche, Lockerung der Gelenke, Schlaflosigkeit, Krämpfe, Herzklopfen, Trockenheit, Schmerzen, Brennen, Hitze, Zittern, Ohnmacht, das Gefühl zu dampfen.

Der Arzt erkennt also aus den Symptomen, die wir eben aufgezählt haben, ob eine starke Abweichung der *dosas* vom Normalzustand vorliegt. Es könnte dies entweder *dosa-vriddhi* oder *dosa-ksaya* sein, also der vermehrte bzw. verminderte *dosa*. Auch hier sollte man nicht übersehen, daß es bei den *dosas* drei verschiedene Zustandsformen gibt, nämlich normal, Abnahme oder Zunahme. Die Eigenschaften jedes einzelnen *dosa* sind uns ebenfalls bereits bekannt. Wenn nun ein *dosa* im Körper anschwillt, werden naturgemäß auch die Eigenschaften dieses *dosas* und ihre Wirkungsweise auf den Körper verstärkt; und wenn ein *dosa* abnimmt, werden ebenfalls die Eigenschaften dieses *dosas* und seine Wirkungsweise auf den Körper abgeschwächt und geringer. Deshalb ist auch das Ab- oder Anschwellen eines *dosas* im Körper des Patienten der wichtigste Faktor überhaupt, den der Arzt beachten muß. Denn der Ausgleich des gestörten *dosa*-Gleichgewichts durch ein Anregen des geringeren *dosa* bzw. ein Beruhigen und Vermindern des angewachsenen *dosa,* so daß der natürliche harmonische Zustand wieder erreicht wird, ist das Grundprinzip der Therapie überhaupt, wie sie der Ayurveda fordert.

Beschäftigen wir uns nun mit dem Stadium der vermehrten *dosas.* Ein Anschwellen des *vata* verursacht ein Anschwellen des Unterleibs. Ein Anschwellen des *pitta* verursacht Gelbsucht und Hypothermie, also eine unternormale Körpertemperatur. Ein Anschwellen des *kapha* verursacht ein Schweregefühl in den Gliedern und Müdigkeit. Allgemein deutet auf einen vermehrten *dosa* hin, wenn eine Abneigung gegen den das Anwachsen auslösenden Faktor bemerkt wird.

Das Anwachsen von *vata* findet im Sommer statt, während der Regenzeit verschlimmert er sich, und im Herbst tritt wieder eine Linderung ein.

Das Anwachsen von *pitta* findet während der Regenzeit statt, er verschlimmert sich im Herbst, und zu Beginn des Winters tritt eine Besserung ein.

Das Anwachsen von *kapha* beginnt bei Winteranfang, im Frühjahr verschlimmert er sich, und im Sommer tritt wieder eine Linderung ein.

An dieser Stelle sei noch einmal darauf hingewiesen, daß man in der Hauptsache drei Jahreszeiten unterscheidet: Winter, Sommer und Regenzeit, wobei jede Jahreszeit wiederum in zwei weitere Jahreszeiten unterteilt wird, so daß man ein Jahr bzw. zwölf Monate erhält.

Die Ayurveda-Lehre wurde in Indien niedergeschrieben und in Indien praktiziert. So ist es nur natürlich, daß auch die jahreszeitlichen Bezüge auf die Verhältnisse in Indien abgestimmt sind. Eine Übertragung der Ayurveda-Grundsätze auf westliche Länder würde eine Modifizierung der jahreszeitlichen Vorschriften und Besonderheiten erforderlich machen.

Als nächstes kommen wir zu den Stadien der Anregung, der Ausbreitung und der Festsetzung der Krankheit in einem bestimmten Körperteil.

Stadium der Anregung: Anzeichen für das erste Stadium sind Schmezen im Unterleib, außergewöhnliche Bewegungen von *vata* im Unterleib, saures Aufstoßen und Brennen, hervorgerufen durch *pitta*, eine Abneigung gegen Speisen, Übelkeit und überhaupt ein allgemeines Gefühl des Unwohlseins.

Stadium der Ausbreitung: Ist dieses Stadium erreicht, so verlassen die *dosas* ihre natürlichen Körpersitze und breiten sich im ganzen Körper aus. DALHAN, ein Kommentator, erläutert den Unterschied zwischen den Stadien der Anregung und dem der Ausbreitung mit Hilfe des Beispiels von *ghee*. Wenn wir eine Kugel aus *ghee* erhitzen, stellt die Bewegung des sich verflüssigenden *ghee* das Stadium der Anregung dar. Nach dem Erhitzen bis zum Siedepunkt beginnt der *ghee* zu kochen und Blasen zu werfen. Dies ist dem Stadium der Ausbreitung vergleichbar, denn der *ghee* sprudelt über seine normale Oberfläche hinaus. Schmerzen, Kollern in den Gedärmen und Mißfunktion der Peristaltik haben ihre Ursache in der Ausbreitung von *vata*. Das unangenehme Gefühl übermäßiger Hitze sowie die Empfindung, verbrannt zu werden, förmlich zu dampfen und ein Brennen am ganzen Körper wird durch die Ausbreitung des *pitta* hervorgerufen. Anorexie, Verdauungsstörungen, ungewöhnliche Müdigkeitserscheinungen und Erbrechen kann man bei einem Ausbreiten von *kapha* beobachten.

Das *Stadium der Festsetzung* in bestimmten Körperteilen: Die sich ausbreitenden oder wandernden *dosas* finden in einem Teil des Körpers angemessene Bedingungen vor und lassen sich dort nieder. Von dort aus verursachen sie die Krankheit. Die alten Texte zählen die Warnsignale für jede Krankheit auf, wie man sie im Stadium der Festsetzung der *dosas* am Patienten beobachten kann.

Um es noch einmal zusammenfassend zu sagen: die Pathologen haben zunächst die Tridosa oder die drei alles bewirkenden Grundsäfte in ihren normalen Zustandsformen Schritt für Schritt zu erläutern, das An- oder Abschwellen der *dosas,* wie es Tag täglich in unserem Körper geschieht und ganz einfach beseitigt oder kuriert werden kann, ebenso wie den pathologischen Zustand, in dem sich eine akute Krankheit herausbildet. Ferner werden unterschiedliche Behandlungsmethoden für die verschiedenen Stadien des Anwachsens, der Anregung, der Ausbreitung etc. empfohlen. Ein Patient sucht den Arzt ja normalerweise dann auf, wenn die Krankheit bereits sichtbar und erkennbar ist, doch manchmal wird er auch eine Erkrankung in dem frühen Stadium der Anregung, der Ausbreitung etc. erkennen oder spüren und bereits dann einen Arzt aufsuchen. Ein fähiger Arzt darf sich auf keinen Fall bei der Bestimmung des vorhandenen Zustands irren. In diesem Zusammenhang wollen wir eine Stelle aus einem der Texte anführen, um das Gesagte zu verdeutlichen:

> „Wenn die *Tridosa* in größerem Maße als normal vorhanden sind, so stehen ihre charakteristischen Anzeichen in einem entsprechenden Verhältnis zur Stärke ihrer Schädlichkeit. Wenn sie weniger als normal vorhanden sind, so gibt es keine erkennbaren, für sie typischen Eigenschaften mehr und wenn sie in normalem Maße vorhanden sind, sorgen sie für das normale Funktionieren des Körpers.“ (Caraka Samhita Sutrasthana Kap. 17, St. 62)

„Jemand, der unter der Abnahme eines der *dosas*, eines der Körperelemente oder einem der Körpersäfte oder seiner Stärke leidet, greift natürlicherweise zu den Speisen und Getränken, die, wie man annimmt, das entstandene Defizit wieder auffüllen.“ (Susruta Samhita, Sutrasthana Kap. 15. St. 29)

„So werden eine Zunahme natürlicher Wirkungsweisen, wie sie durch einen vermehrten *dosa* erfolgen, weiter der normale, der verminderte und der vermehrte *dosa* bestimmt und erkannt. Da die Konstitution jedes Menschen so unterschiedlich ist, da die Natur selbst wandelbar ist, gibt es auch keine allgemeingültigen Maßangaben bezüglich der Menge der *dosas*, der Körperelemente und der Körpersäfte. Jede Störung des Gleichgewichts der *dosas* etc. muß deshalb durch die Beobachtung des erfahrenen Arztes anhand der Sinnesfunktionen herausgefunden werden. Die *dosas*, Körperelemente und Körpersäfte bilden die Grundlage für den menschlichen Körper überhaupt.“ (Astanga Hridaya, Sut. Kap. No. 2, St. 1)

Man beachte, daß die Gelehrten des Ayurveda, nachdem sie die Zustandsformen der drei wesentlichen Grundstoffe, *vata*, *pitta* und *kapha*, die ja die Garanten für die Gesunderhaltung sind, festgestellt haben und weiter, nachdem sie die Auswirkungen des gestörten Tridosa-Gleichgewichts herausgefunden haben, noch einen Schritt weitergingen. Sie beschrieben auch die Arten der Disharmonie, die im Körper stattgefunden hat, und sie beschrieben ferner die drei *dosa*-Phasen der Abnahme, der Anregung und des Anwachsens. *Amsaamsa kalpana* wird der Vorgang genannt, bei dem man feststellt, welcher *dosa* in welchem Ausmaß abgenommen hat; welcher *dosa* in welchem Ausmaß angewachsen ist; nachdem die Art der Störung bestimmt ist, werden Maßnahmen betreffs der Ernährung, der körperlichen Betätigung und der Medikamente vorgeschlagen, durch die verminderte *dosas* vermehrt, vermehrte *dosas* jedoch wieder auf ihr normales Maß reduziert werden, so daß die Tridosa einen Zustand des Gleichgewichts erreicht, durch den wiederum der Patient gesundet. Die herrschende Jahreszeit, die geographische Lage und andere Umweltfaktoren werden dabei ebenfalls berücksichtigt; aber trotzdem gilt der Person des zu behandelnden Patienten die größte Aufmerksamkeit. Derart sieht der Behandlungsverlauf aus, wenn der Arzt den Patienten als Ganzen behandelt.

Die Autoren des Ayurveda waren aufmerksame und gute Beobachter. In einer arabischen Erzählung lesen wir von einem Reisenden, der ein paar Männer trifft, die ihr Kamel verloren haben. Er fragt sie daraufhin, ob das Kamel etwa auf einem Auge blind gewesen sei, ob es gelahmt hätte und ob es Zucker auf dem Rücken trüge. Die Männer, denen das Kamel gehörte, waren erstaunt und argwöhnten, daß der Reisende das Kamel gefunden hatte und sich nun weigern würde, es wieder herzugeben. Doch der Reisende sagte ihnen, wie er zu diesen Schlußfolgerungen gekommen war: Nur ein einziges Kamel war diesen Weg gekommen, denn er hatte nur die Hufspuren eines einzigen Kamels bemerkt; mit einem seiner Beine mußte etwas nicht in Ordnung gewesen sein, denn drei Hufabdrücke waren deutlich eingeprägt, während der vierte weniger klar war; das Kamel konnte nur mit einem Auge sehen, denn er hatte bemerkt, daß nur auf einer Seite des Weges Blätter von den Bäumen abgerissen und gefressen worden waren; und da er hin und wieder auf dem Weg schwarze Ameisen bemerkt hatte, mußte etwas Süßes vom Rücken des Kamels gefallen sein. Die Männer, denen das Kamel gehörte, waren sehr erfreut, als sie das hörten und suchten noch einmal gründlich, bis sie ihr Kamel wiederfanden.

Der Reisende war tatsächlich ein genauer Beobachter. Und diese Kunst der Beobachtung wurde von den altindischen Gelehrten so weit entwickelt, daß sie die typischen Züge eines bestimmten Menschen und seiner körperlichen Verfassung erkannten. Mit Hilfe dieser charakteristischen Anzeichen ermittelten sie die Abnahme oder Zunahme oder Anschwellung der *dosas*; und ebenfalls durch Untersuchungen und Fragen ermittelten sie die Ernährungsweise, das Ausmaß an körperlicher Übung und die Jahreszeiten, die das normale Gleichgewicht der Tridosa bedrohen.

Als nächstes wird der Patient daraufhin untersucht, ob die Körperbestandteile, also die Nährsäfte des Körpers, Blut, Fleisch, Fett, Knochen, Knochenmark, Samen und Lebenskraft, vermehrt oder vermindert sind. Die Symptome der vermehrten und verminderten Körperbestandteile sind in den altindischen Texten wie folgt bezeichnet:

Rasa (Nahrungssaft): Die Symptome für ein Anschwellen von *rasa* sind Übelkeit und Ptyalismus (übermäßiger Speichelfluß). Die Symptome für ein Abnehmen von *rasa* sind Schmerzen in der Herzgegend, Zittern, das Gefühl der Leere in der Brust, Durst, Lärmempfindlichkeit, Herzklopfen schon bei der geringsten Anstrengung. Tachykardie (Herzjagen), Trockenheit, Ermüdung, Austrocknen und Niedergeschlagenheit.

Blut: Die Symptome für eine Zunahme sind Rötung der Glieder, rote Augen, vollständig gefüllte Blutgefäße, Vergrößerung der Milz sowie die Neigung zur Körperfülle. Die Symptome für ein Abnehmen sind: rauhe Haut, Verlangen nach sauren und kalten Dingen, spröde, trokkene, welke Haut und Schlaffheit der Blutgefäße.

Fleisch: Die Symptome für ein Anwachsen: Zunahme an Fleisch und Körpergewicht. Symptome für ein Abnehmen: runzliges Aussehen von Fleischpartien, Trockenheit, stechender Schmerz, Schwächegefühl in den Gliedern und Schlaffheit der Arterien.

Fett: Symptome für ein Anwachsen sind fettiges Aussehen der Glieder, Ansammlung von Fett an den Seiten und dem Unterleib, Husten, Atemnot bei der geringsten Anstrengung. Symptome für eine Abnahme: Trockenheit, Gefühl von Hohlheit in den Gelenken, Knacken der Gelenke, tiefliegende Augen, Milzvergrößerung, Abnehmen am Unterleib, Verlangen nach fetten und fleischreichen Speisen und Erschöpfung.

Knochen: Ist der Knochenbestandteil des Körpers zu groß, so sind übermäßiges Knochenwachstum und das Auftreten zusätzlicher Zähne das Ergebnis. Symptome für eine Verminderung dieses Körperbestandteils sind Ostealgie (Knochenschmerzen), Trockenheit, Abbrechen von Zähnen und Nägeln, Ausfallen der Kopf-, Körper- und Barthaare, der Nägel und Zähne und Osteodynia. Nimmt das Knochenmark zu, so verursacht dies ein Schweregefühl des Körpers und der Augen. Nimmt es ab, so kann man Schwindelgefühl, andauernde *vata*-Schädigung der Knochen, Arthralgie (Gelenkschmerzen), Osteokopie, Osteoporose, Porosität, Knochenschwund und Verringerung der Samenmenge feststellen.

Samen: Eine Zunahme des Samens verursacht übermäßigen Samenerguß, eine ungewöhnliche Steigerung der Sexualität und Samenstein; eine Abnahme verursacht Impotenz, Langsamkeit in der Emission des Samens, blutigen Samen, Schmerzen im Penis, Schwäche, Blässe, Niedergeschlagenheit und Müdigkeit.

Oja oder die Lebenskraft, die Quintessenz des Körperbestandteils Samen, verursacht, wird sie erhöht, Zufriedenheit, Korpulenz und größere Stärke; wird sie vermindert, so ruft sie Angst, Anfälle von Gedächtnisschwäche, Schwäche allgemein, Beeinträchtigung der Sinnesfunktionen, Trockenheit, Abmagerung, Ohnmacht, Muskelschwund, vermindertes Erkenntnisvermögen, Delirium und sogar den Tod hervor.

Eine Untersuchung speziell der Körperausscheidungen wie Urin, Kot und Schweiß wird ebenfalls vorgenommen. Nimmt die Kotmenge zu, so treten Symptome wie

Meteorismus, Koliken, Aufblähen des Unterleibs und ein Gefühl der Schwere auf. Ist die Kotmenge gering, so entstehen Schmerzen in den Seiten und in der Herzgegend, ferner eine mit Geräuschen verbundene Aufwärtstendenz der Körperwinde und Rumoren im Magen.

Anzeichen für eine vermehrte Urinbildung sind Polyurie (Ausscheidung großer Harnmengen), häufiger Harndrang, Blasenschmerzen und eine Vergrößerung der Blase. Anzeichen für eine verringerte Urinmenge sind Blasenschmerzen, Oligurie (Ausscheidung nur geringer Harnmengen), Harnzwang, Verfärbung des Harns, Xerostonie und Durst.

Symptome für eine Zunahme der Schweißbildung sind übelriechende Haut, Juckreiz und Hyperhydrose. Symptome verminderter Schweißproduktion sind Haarausfall, aufgesprungene Haut, spröde Haarwurzeln, Entzündung der Haut, Parästhesion und geringe Schweißabsonderung.

Es sei noch einmal daran erinnert, daß die altindische Medizin nicht nur glaubt, daß die Tridosa und die sieben Bestandteile des Körpers den normalen gesunden Zustand des Körpers garantieren, sondern auch, daß die erwähnten drei Körperausscheidungen, Kot, Urin und Schweiß, für die Gesunderhaltung des Menschen sorgen, so lange sie sich in einem normalen Zustand befinden. Ebenso bewirken sie ganz bestimmte Reaktionen im menschlichen Körper. Kot (*purisa*) gilt als körpererhaltend und stärkt den *vayu* und das Verdauungsfeuer; Urin hat die Funktion, die Blase anzufüllen und die wässrigen Stoffe zu entfernen; Schweiß befeuchtet den Körper und macht die Haut zart.

Die Untersuchung des Patienten umfaßt auch die Prognose über Heilbarkeit oder Unheilbarkeit der Krankheit. Sind die psychischen warnenden Anzeichen und Symptome gering und schwach, so gilt die Erkrankung als heilbar; sind sie stärker, aber noch immer mäßig, so gilt sie ebenfalls als heilbar, verlangt aber mehr an Behandlung und Einsatz. Sind der gestörte *dosa* und der gestörte Körperbestandteil einander unähnlich, dann ist die Krankheit mühelos heilbar; doch sind sie einander teilweise ähnlich, so läßt sie sich nur mit Mühe heilen.

Eine Krankheit, die durch die krankhafte Veränderung eines einzigen *dosa* hervorgerufen wurde, gilt als geringfügig; eine Krankheit, die durch die krankhafte Veränderung zweier *dosas* hervorgerufen wurde, gilt als schwer heilbar, bisweilen sogar als unheilbar, kann jedoch gelindert werden; eine Krankheit, die durch die krankhafte Veränderung aller drei *dosas* hervorgerufen wurde, gilt in der altindischen Medizin als unheilbar und kann auch nicht gelindert werden. Je kürzer die Zeit der Erkrankung ist, desto größer ist ihre Heilbarkeit; je länger die Zeit der Erkrankung ist, desto aussichtsloser ist ihre Heilung.

In den altindischen Texten finden sich noch viele andere Punkte zur Heilung etc. einer Krankheit, doch an dieser Stelle soll es genügen, allgemein festzustellen, daß man beim Abwägen der verschiedenen Möglichkeiten großen Wert auf die Dauer einer Krankheit, auf das Dominieren eines oder mehrerer *dosas* etc. gelegt hat.

Folgende Vorschläge werden in den Texten gemacht:

> „Der Arzt, der die Diagnose von heilbaren und unheilbaren Krankheiten und Krankheitsstadien kennt und die Behandlung mit der vollständigen Kenntnis des Falles und der Krankheitsdauer beginnt, wird mit Sicherheit für seine Bemühungen mit Erfolg belohnt werden. Der Arzt aber, der unheilbare Erkrankungen behandelt, wird unweigerlich finanzielle Verluste erleiden, seine Kenntnisse und seinen Leumund beflecken und obendrein nichts anderes ernten als einen schlechten Ruf und Verachtung.“[27] (Caraka Samhita, Sut. Kap. 10. St. 7)
>
> „Jemand, der die unterscheidende Diagnose zwi-

schen heilbarem und unheilbarem Krankheitszustand ebenso kennt wie die angemessene therapeutischen Maßnahmen, wird nicht wie Maitreya oder andere auf eine irrige Meinung hereinfallen." (Caraka Samhita, Sut. Kap. 10. St. 21)

Weiter werden allgemeine Vorschläge gemacht:

„Ein Mensch, der über die normalen, ausgeglichenen drei *dosas,* sieben Körperbestandteile und drei Körperausscheidungen sowie über einen normalen Appetit verfügt und in Körper, Geist und Seele fröhlich ist, ist ein wirklich gesunder Mensch. Ein Mensch, der diese Eigenschaften nicht besitzt, wird krank genannt. Daher muß der Arzt, der eine Behandlung vornehmen möchte, seine Arbeit erst dann beginnen, wenn er alle jene Faktoren, die berücksichtigt werden müssen, gründlich untersucht hat."

„Selbst bei eindeutigen Textstellen, deren Aussage schlüssig und richtig erscheint, sollte sich der intelligente Arzt hüten, getreu dem Buchstaben zu folgen. Er sollte vielmehr auch in derartigen Fällen seine unabhängigen, eigenen Schlußfolgerungen durchführen." (Caraka Samhita, Sid. Ch. 2. St. 25)

„Daher sollte der Arzt auch bei eindeutigen Angaben seinen eigenen Verstand gebrauchen. Eine erfolgreiche Behandlung eines Falles ist nur ein zufälliger Heilerfolg, wenn der Arzt versäumt hat, nach seinem eigenen Urteilsvermögen zu handeln. Der kluge Arzt sollte selbst die geringsfügigsten Abweichungen bei der Hypertrophie, der Atrophie oder dem Normalzustand von Krankheitselementen gründlich untersuchen wie auch die Stärke von Körper, Verdauungfeuer, Lebenskraft und Geist sorgfältig abwägen." (Caraka Samhita, Sid. Ch. 8. St. 36)

Neben den oben beschriebenen Methoden wird eine

weitere achtfache Untersuchung des Patienten vorgenommen, wobei der Puls, der Stuhl und der Urin, der Speichel, die Haut, die Stimme und die Zunge untersucht werden. Diese Art der Untersuchung ist seit drei- bis vierhundert Jahren gebräuchlich und verbreitet; und besonders das Pulsfühlen wurde innerhalb der letzten drei Jahrhunderte so weit entwickelt, daß einige Ayurveda-Ärzte allein durch das Pulsfühlen zu einer richtigen Diagnose gelangen. Die Pulsfrequenz, die Stärke des Pulsschlags und viele andere Faktoren geben Aufschluß darüber, ob der Puls zu dem *vata-*, *pitta-* oder *kapha-*Typus gehört. Meist wird vom Puls des *vata-*Typus gesagt, er ginge wie eine Schlange, der des *pitta-*Typus wie ein Frosch und der des *kapha-*Typus gleichmäßig und langsam wie ein Elefant oder ein Schwan.

Noch eine weitere Methode des Pulsfühlens ist bekannt. Dabei werden drei Finger verwendet. Jeder Finger, zunächst einzeln, dann gemeinsam, wird auf die Arterie unterhalb des Daumens gedrückt, um zu fühlen, wann der Pulsschlag am deutlichsten spürbar ist — beim ersten Finger, beim zweiten oder beim dritten Finger. Jeder Finger gilt als dem *vata*, dem *pitta* bzw. dem *kapha* zugeordnet. In den Texten wie zum Beispiel dem des CARAKA oder des SUSRUTA findet sich kein Hinweis auf das Pulsfühlen, trotzdem nehmen einige Gelehrte an, daß diese Art der Untersuchung in der Methode des Abtastens enthalten war. Der Bhawa Prakash und der Sarangadhara Samhita allerdings enthalten ausführliche Beschreibungen des Pulsfühlens. Und wenn sie auch erst in den letzten drei Jahrhunderten niedergeschrieben worden sind, so sind sie doch in den Standardtexten enthalten. Es besteht daher auch keine Veranlassung, das Pulsfühlen auszuklammern, nur weil diese Untersuchungsmethode nicht besonders und ausdrücklich bei CARAKA und SUSRUTA, den Ankra der Originaltexte des Ayurveda, erwähnt werden.

Von den beiden beschriebenen Methoden des Pulsfühlens gilt den Ayurveda-Ärzten die erste als die angemessene und richtige. Doch auch die zweite Methode, also das Fühlen mit Hilfe von drei Fingern, um den Zustand der *dosas* festzustellen, wird ebenfalls angewandt. Und eine Kombination beider Methoden führt zu dem endgültigen Urteil.

Der Arzt achtet außerdem darauf, ob der Puls heiß oder kalt, stark oder schwach, voll oder leicht, regelmäßig oder unregelmäßig ist. An diesen Anzeichen läßt sich der dominierende *dosa* erkennen, denn bei *pitta* ist der Puls heiß, bei *kapha* und *vata* ist er kalt. Sind die *dosas* im Gleichgewicht, so ist der Pulsschlag ebenfalls normal und regelmäßig und spiegelt den gesunden Zustand des Körpers wider; ist das normale Gleichgewicht jedoch gestört, so ist der Puls unregelmäßig, schneller oder langsam. Auf diese Weise kann das Ausmaß der Störung bestimmt werden. Auch hier trifft es zu, daß jeder Mensch seinen eigenen, ganz charakteristischen Pulsschlag hat. Ein erfahrener Arzt, der ständigen Kontakt zu seinem Patienten hält, wird diesen typischen Pulsschlag erkennen. Bei neuen Fällen ist eine intensivere Untersuchung nötig, und der Arzt wird außerdem auf direkte Befragung zurückgreifen.

Es finden sich weiter verschiedentlich Beschreibungen von Pulsschlag-Typen, wie sie bei unterschiedlichen Erkrankungen zu beobachten sind. Zum Beispiel wird der Puls bei Fieber, Tuberkulose, Ruhr, Diarrhöe etc. heiß sein. Ein erfahrener, fähiger Arzt kann allein mit Hilfe der genauen Beobachtung des Pulsschlags beschreiben, welcher Art der Schmerz ist, wie es mit Hunger, Durst, Stuhl, Verdauung, Urin und anderen ähnlichen, den Patienten betreffenden Einzelheiten bestellt ist. Selbstverständlich wird bei allen diesen Untersuchungsschritten die Tridosa-Lehre nicht übersehen.

Eine Untersuchung von Stuhl und Urin gibt dem Arzt

ebenfalls nützliche und wichtige Hinweise. Ist der Stuhl fest, weich oder flüssig, die Häufigkeit der Ausscheidung, die Beschaffenheit des Stuhls — klebrig, trocken, schleimig — sind aufschlußreiche Hinweise auf die Art der Erkrankung. Ebenso wird auf Vorhandensein bzw. Nicht-Vorhandensein von Würmern geachtet. Weiter wird die Urin-Untersuchung ausführlich beschrieben. Die Methoden, wie sie in den altindischen medizinischen Texten aufgezählt werden, finden heute kaum noch Verwendung, aber die Färbung des Urins, der Geruch, die Menge, ein möglicherweise auftretendes Brennen beim Harnlassen, im Urin enthaltendes Blut, Eiter oder andere anomale Erscheinungen werden auch heute noch beobachtet.

Eine Untersuchung von Haut, Augen und Urin gibt deutliche Hinweise auf Krankheiten wie zum Beispiel Gelbsucht, bei der die Augen gelblich gefärbt sind und die Haut und der Urin ebenfalls gelb aussehen. Bei einer nervösen Störung ist die Sehkraft beeinträchtigt. Ähnliche Hinweise auf verschiedene Krankheiten enthalten das Aussehen der Haut, die Stärke der Sehkraft etc. Der Zunge wird ähnlich große Bedeutung beigemessen. Der Arzt untersucht, ob sie belegt oder normal ist, trocken, feucht oder naß oder geschwollen. Die Zunge ist der Anzeiger für den Ablauf des Verdauungsvorgangs.

An dieser Stelle ist es interessant, einmal die ursprüngliche Vorstellung des Ayurveda von den Verdauungsvorgängen zu betrachten. Die altindischen Gelehrten sind zu dem Schluß gekommen, daß sehr viel von dem verdauten Nahrungssaft abhängt und von dem ersten Bestandteil, dem *rasa dhatu* also, da dieser *dhatu* in jeden Teil des Körpers gelangt und alle Organe mit Nahrung versorgt. Der Typ des *rasa dhatu*, der entsteht, ist daher von großer Bedeutung; doch hängt letztlich alles von dem Appetit und von der Stärke des Verdauungsfeuers ab. Ist nämlich das Verdauungsfeuer nur mäßig oder hat es seine Kraft überhaupt eingebüßt, so ist der entstehende

Nahrungssaft, der *rasa dhatu,* nicht ausreichend fein und subtil. Dies wird als *ama avastha* bezeichnet, und der daraus entstehende Nahrungssaft heißt *sama*-Saft. Genau der entgegengesetzte Vorgang heißt *nirama avastha.* Das bedeutet, daß ein reiner, feiner Nahrungssaft ohne jede unverdauten Nahrungsrückstände produziert wird. Der *dosa*-Zustand, der aus diesem Vorgang resultiert, wird *nirama* genannt.

Diese Vorstellung von *sama* und *nirama* gilt für alle drei *dosas,* sieben Körperbestandteile und drei Körperausscheidungen. Für einen fähigen Arzt ist es unerläßlich, durch Betrachten und Untersuchen der Zunge festzustellen, ob der *sama*- oder der *nirama*-Vorgang vorhanden ist. Die Verdauung von *ama* ist wichtig bei der Behandlung, und wir werden in dem Kapitel über die Therapie sehen, daß besondere Methoden angewandt werden, um die Verdauung des *ama dosa* zu gewährleisten. Bei Erkrankungen wie Fieber, Diarrhöe etc. wird eine Behandlung verordnet, die dem *sama*- oder *nirama*-Zustand der *dosas* entspricht. Ein Stuhl, der *sama* ist, hat einen unangenehmen Geruch. Er ist klebrig und nicht wässrig. Er schwimmt nicht auf der Wasseroberfläche. Ist bei einem Patienten ein derartiger Stuhl zu beobachten, so hat er Fieber, und seine Glieder und sein Körper sind schwer.

Wie man sieht, verläßt der Arzt sich nicht allein auf das Aussehen von Stuhl und Urin, sondern prüft gleichzeitig die Eigenschaften, die Hinweise auf eine *ama*- oder *nirama*-Verfassung geben.

Ama avastha

Seit der Zeit von CARAKA — das sollte man wissen — wird sehr großes Gewicht auf die *sama*- oder *nirama*-Verfassung der *dosas,* der *dhatus* und der *malas* gelegt. In seiner Definition des Begriffs „*ama*“ schreibt VAGBHATA:

„Wird der Nahrungssaft, der im Magen und in den Eingeweiden vorhanden ist, nicht vollständig und richtig verdaut, da das Verdauungsfeuer fehlt, so entsteht der Körperbestandteil, der *rasa dhatu* genannt wird und in seinem unverdauten Zustand *ama* heißt." Man hat dem Verdauungsvorgang im gesamten Körper eine große Bedeutung beigemessen, denn die Vorstellung von unverdautem bzw. verdautem Nahrungssaft *(ama rasa* oder *nirama rasa)* gilt für alle drei *dosas*, sieben Körperbestandteile und drei Körperausscheidungen gleichermaßen.

Srota dusti

Nach dem Ayurveda verlaufen im menschlichen Körper verschiedene Kanäle. In diesen Kanälen wird der Nahrungssaft, das Blut, der Chylus, *vayu*, *pitta* und *kapha* transportiert und von einem Ende zum anderen durch den gesamten Körper geleitet. Diese Kanäle werden meist allgemein mit dem Sammelbegriff *srota* bezeichnet. Die Anzahl der *srotas* ist beträchtlich, und man hat sie daher entsprechend ihrer Funktionen mit unterschiedlichen Namen versehen wie zum Beispiel den *annavaha* (der *srota*, der die Nahrung transportiert), *jalavaha* der *srota*, der das Wasser transportiert) etc. Nach der Ansicht der Ayurveda-Lehre sollten alle *srotas* normal und gesund sein, denn auch sie tragen dazu bei, daß der Mensch gesund bleibt, vorausgesetzt, sie selbst sind in einem normalen und gesunden Zustand. Wenn nun die Kanäle wegen eines Übermaßes an *ama* verstopft sind, so daß die Wege für *vayu*, *pitta* und *kapha* unpassierbar werden, dann verursacht diese Verstopfung, die auch *srotarodha* genannt wird, eine Reihe von Krankheiten. Es gibt gesonderte und ganz spezielle Behandlungsmethoden, um derartige Verstopfungen von Kanälen zu beheben. Bei der Untersuchung des Patienten muß deshalb auch die Möglichkeit einer Störung der Körperkanäle oder *srota dusti* mit einbezogen werden. In den Texten des Ayurveda werden nicht nur verschiedene *srota*-Systeme beschrieben, sondern auch die Symptome, die auf ihre Verstopfung hinweisen, und die Ursachen, die zu diesen Störungen führen können. Der Vollständigkeit halber wollen wir die Benennungen aller Körperkanäle aufführen, die von den Autoren des Ayurveda behandelt werden: *pranavaha, udakavaha, annavaha, rasavaha, raktasukravaha, mutravaha, purisavaha, swedavaha.*[28]

Man könnte eine eigene umfangreiche Abhandlung über die Ursachen von Störungen der verschiedenen Körperkanäle und deren äußere Anzeichen verfassen. Nach heutiger Terminologie werden diese Kanäle als Arterien, Venen, Thorax, Lungen, Nerven etc. bezeichnet. Auch *dhamani* (Arterien) und *siras* (Venen), die gesondert behandelt werden wie auch ihre jeweiligen Funktionen gesondert aufgezählt werden, gehörten zu den *srotas.* In den altindischen Texten wird nachgewiesen, daß die Verstopfung eines bestimmten Kanals bzw. Kanalsystems eine ganz bestimmte Krankheit nach sich zieht und verursacht. Eine Störung im *pranavaha* zum Beispiel wird unweigerlich Husten, Schluckauf, Atemnot etc. verursachen.

Es finden sich im Ayurveda weiter Angaben über die Untersuchung verschiedener Körperausscheidungen, die man in reine und unreine, in feine und grobe unterteilt und deren Krankheitssymptome für jeden einzelnen Fall aufgezählt werden. Es wird sogar auf die Muttermilch eingegangen: die Beschaffenheit der reinen Muttermilch, die gut für den Säugling ist, und die der unreinen Milch, die schädlich für das Kind ist, wird beschrieben. Die altindschen Gelehrten erkannten, daß die reine, normale Muttermilch zur Kräftigung und Stärkung des Kindes beiträgt, während die unreine Muttermilch schaden und möglicherweise sogar Krankheiten verursachen kann. Desgleichen wird der reine und der unreine Monatsfluß ausführlich beschrieben.

Wir möchten noch einmal ausdrücklich daraufhinweisen, daß die Autoren der Ayurveda-Texte sich nicht einfach damit zufrieden gaben, wirksame Medikamente zu verabreichen, um den angeregten Zustand von *sharira dosa* zu normalisieren. Sie gingen vielmehr ins Detail, versuchten alle Faktoren, die nur irgend mit dem Körper des Patienten in Zusammenhang standen, zu erfassen und stellten dann erst die endgültige Diagnose auf.

An dieser Stelle haben wir nur versucht, eine klare Vorstellung über die verschiedenen Untersuchungsschritte zu vermitteln. Für genauere, mehr in Einzelheiten gehende Informationen möge der Leser auf den Caraka Samhita, Susruta Samhita und Astanga Hridaya zurückgreifen.

THERAPEUTIK

> „Die Disharmonie der Körperelemente wird Krankheit genannt, und ihre Harmonie heißt normaler Gesundheitszustand. Der Zustand des Wohlbefindens ist charakteristisch für das Fehlen einer Krankheit, denn eine Krankheit ist immer mit Schmerzen verbunden."
>
> Caraka Samhita, Sutrasthana,
> Kap. IX. St. 4

Die eben zitierten Sätze sind in den medizinischen Texten als eine Art allgemeines Grundprinzip des Ayurveda niedergelegt. Es gibt weiter in den Textsammlungen einen Abschnitt, den *cikitsasthana,* der sich ausschließlich und besonders mit der Behandlungsmethode beschäftigt. Dort werden die allgemeinen therapeutischen Richtlinien, Heildrogen, diätischen Regeln und verschiedene körperliche Übungen aufgezählt.

Die Beschreibung der Behandlungsmethoden erfolgt nach Art und Stadium der einzelnen Erkrankungen. Allgemein gelten jedoch zwei Faustregeln: Ist ein *dosa* oder *dhatu* angeregt oder angeschwollen, so soll eine Substanz oder ein Mittel gegeben werden, dessen *gunas* oder Eigenschaften sich genau gegensätzlich zu denen des gestörten *dosas* oder *dhatus* verhalten, so daß dadurch der vermehrte oder angeregte *dosa* bzw. *dhatu* reduziert und auf seine normale Zustandsform gebracht wird. Mangelt es jedoch dem Körper an einem *dosa* oder *dhatu*, so soll dieser mit Hilfe eines Mittels oder einer Substanz angeregt und vermehrt werden, die ähnliche Eigenschaften aufweist, wie der gestörte *dosa* oder *dhatu*. Susruta sagt, daß ein verminderter *dosa* genährt werden soll, damit er vermehrt wird, ein angeregter *dosa* aber soll beruhigt werden; ein übermäßig vorhandener *dosa* muß reduziert werden; wenn der ausgeglichene Zustand wieder eingetreten ist, soll dieser erhalten werden.

Demnach gelten folgende Grundsätze bei der Therapie der altindischen Medizin: Die Ursache einer Zunahme von Stoffen, Eigenschaften und Wirkungen ist immer Ähnlichkeit; die Ursache von Krankheiten ist Un-Ähnlichkeit. Daraus folgt, daß die drei *dosas* von Stoffen angeregt werden, die ähnliche Eigenschaften wie sie selbst haben; und auf der anderen Seite werden die drei *dosas* von Stoffen wiederum beruhigt, die entgegengesetzte Eigenschaften besitzen. Dasselbe trifft auch für die *dhatus*, die Bestandteile des Körpers also, zu. Und natürlich ebenfalls für die drei Körperausscheidungen.

Vier wichtige Dinge gehören zu einer Behandlung: der Arzt, die Heilmittel, der Pfleger und der Patient. Sie stellen die vier Grundvoraussetzungen für eine Behandlung dar. Wird dies beachtet, kann die Krankheit alsbald erfolgreich kuriert werden.

Die Qualifikationen eines Arztes werden wie folgt beschrieben: „Umfassendes theoretisches Wissen, weitreichend erprobte praktische Anwendung, Geschick und Lauterkeit an Körper und Geist: das sind die vier Forderungen, die an einen Arzt gestellt werden."

Von den Heildrogen heißt es: „Sie müssen ausreichend zur Verfügung stehen, geeignet und anwendbar sein, auf vielfältige Weise nützen und intensiv sein: diese vier Eigenschaften gelten als die vier Grundforderungen für Medikamente."

Die Fähigkeit einer Krankenschwester oder eines Pflegers sind: „Kenntnisse der Krankenpflege, Geschick, Zuneigung zu dem Patienten und Sauberkeit."

Schließlich geht Caraka auch auf die Voraussetzungen ein, die bei einem Patienten vorhanden sein müssen: „Ruhe und Gelassenheit, Gehorsam gegenüber den ärztlichen Anweisungen, Mut und die Fähigkeit, seine Beschwerden zu beschreiben — das sind die notwendigen Voraussetzungen, die ein Patient haben muß."

Caraka fährt fort und unterstreicht die Vorrangstellung des Arztes: „Die vier wichtigen Dinge als Grundvoraussetzungen zusammen mit ihren aufgeführten insgesamt sechzehn Eigenschaften sind für die erfolgreiche Behandlung ausschlaggebend. Von den vier Dingen kommt dem Arzt freilich die Vorrangstellung zu, da er zugleich Krankheit und Heilmittel kennt, dem Pfleger und dem Patienten Anweisungen erteilt und die Medikamente sowie die Ernährungsweise vorschreibt."

Großen Nachdruck legt Caraka auf die Fähigkeit des Arztes. Er warnt, daß die Behandlung durch einen Pfuscher großen Schaden anrichten kann. Wörtlich heißt es: „Für einen Kurpfuscher ist es besser, er gäbe sich sofort dem Feuer anheim als einem Kranken seine Heilmethoden aufzuzwingen. Gleich einem Blinden, der ängstlich und unsicher mit den Händen umhertastet, gleich einem ruderlosen Boot, das erbarmungslos den Winden preisgegeben ist, vollführt ein ungelehrter Arzt unsicher und ängstlich sein Werk."

Die Krankheiten werden in verschiedene Arten unterteilt. Dazu schreibt CARAKA: „Der Arzt, der die unterschiedliche Diagnose für heilbare und unheilbare Krankheiten kennt und seine Behandlung rechtzeitig und in voller Kenntnis des Falles beginnt, dessen Anstrengung wird erfolgreich sein, das ist sicher. Ein Arzt jedoch, der eine unheilbare Krankheit zu heilen versucht, wird unweigerlich finanzielle Einbußen hinnehmen müssen, seinen Ruf und seine Kenntnisse beflecken bzw. schmälern und selbst nichts weiter als Schande und Verachtung der Gesellschaft ernten."

„Bei den heilbaren Krankheiten gibt es zwei Arten: solche, die man leicht heilen kann, und solche, die man schwer heilen kann. Die unheilbaren Krankheiten sind in zwei Arten aufgeteilt: solche, die man lindern kann, und solche, die nicht einmal mehr gelindert werden können."

Die heilbaren Krankheiten werden ihrerseits in drei weitere Arten unterteilt, je nachdem ob sie eine geringe, mäßige oder intensive Behandlung benötigen. Die unheilbaren Krankheiten werden, da sie ohnehin nicht kuriert werden können, nicht weiter unterteilt.

Die Merkmale einer leicht zu heilenden Erkrankung sind folgende: „Die Ursachen, die ersten warnenden Vorzeichen und die eigentlichen Krankheitssymptome sind gering und schwach; der die Krankheit verursachende Faktor verschlimmert weder den Zustand des betroffenen Körperelements, noch den der Körperkonstitution des Patienten, noch die generellen Einflüsse der herrschenden Jahreszeit; der Krankheitsherd ist für eine Behandlung zugänglich; die Krankheit bleibt auf eine bestimmte Körperregion beschränkt, ist erst kürzlich aufgetreten, verursacht keine Komplikationen und ist durch die Störung eines einzigen *dosa* verursacht worden; der Körper des Patienten ist in einem Zustand, so daß dieser die

Behandlung durchstehen kann, und die vierfachen Erfordernisse für eine Behandlung sind vorhanden."

„Die schweren Krankheiten sind solche, bei denen die Ursachen, warnenden Anzeichen und Krankheitssymptome verhältnismäßig stark zu beobachten sind; wenn der Einfluß einer der drei Faktoren Jahreszeit, Körperbau und Anfälligkeit der Körperelemente durch die Krankheitserreger verstärkt wird; die Beschwerden bei Schwangeren, bei Alten und bei Kindern; Krankheiten, die auch durch Komplikationen nicht wesentlich verschlimmert werden; Krankheiten, die operative Eingriffe, Ätzen oder Ausbrennen erforderlich machen; Krankheiten, die bereits über das Anfangsstadium hinausgelangt sind; Krankheitsherde, die nur mit Schwierigkeiten zugänglich gemacht werden können; Krankheiten, die auf eine Körperregion beschränkt sind; solche, bei deren Behandlung die vierfachen Erfordernisse der Therapie nicht vorhanden sind; Krankheiten, die sich in zwei Körperregionen ausgebreitet haben, aber noch nicht chronisch geworden sind; und schließlich Krankheiten, die durch die Störung von zwei *dosas* verursacht worden sind."

Krankheiten, auf die folgende Beschreibung zutrifft, gelten zwar als unheilbar, können jedoch gemildert werden: „Krankheiten, bei denen der Patient, der noch über eine beträchtliche Lebensspanne verfügt, durch strenge Ernährungsvorschriften am Leben erhalten werden kann; Krankheiten, die zwar ein Geringes gelindert werden können, aber schon beim kleinsten Anlaß wieder schlimmer werden; Krankheiten, die tiefsitzende Ursachen haben; Krankheiten, die viele Körperelemente in Mitleidenschaft ziehen; Krankheitsherde in lebenswichtigen Organen und Gelenken; Krankheiten, bei denen ständig Rückfälle zu beobachten sind; Krankheiten, die langwierig sind; und schließlich solche Krankheiten, die auf die Störung zweier *dosas* zurückzuführen sind."

Folgende Merkmale deuten auf unheilbare und nicht

zu behandelnde Krankheiten hin: „Krankheiten, auf die die obengenannten Merkmale zutreffen, außer denen, bei denen noch Lebenserwartung und die Möglichkeit einer Abschwächung vorhanden waren; Krankheiten, die durch die Störung der Tridosa hervorgerufen wurden, die nicht mehr behandelt werden können, die sich über den gesamten Körper ausgebreitet haben, die mit plötzlichen und übersteigerten Ausbrüchen von Erregung, Rastlosigkeit, aber auch ungewöhnlicher Gleichgültigkeit verbunden sind, die die Sinnestätigkeit beeinträchtigen, die weiter verschlechtert werden, wenn der Patient geschwächt ist, und bei denen auch die Vorzeichen ungünstig sind."

Nach den ausführlichen Beschreibungen der vier wichtigen Dinge, die zu einer Behandlung notwendig sind, und der Erscheinungsformen von unheilbaren und heilbaren Krankheiten, betont CARAKA noch einmal die Bedeutung der genauen Diagnose. Es heißt wörtlich: „Ein fähiger Arzt sollte zunächst die Anzeichen und Symptome der Krankheiten untersuchen und erst dann mit der Behandlung der heilbaren Krankheit beginnen. Wer die beiden unterschiedlichen Diagnosen für die heilbaren und die unheilbaren Krankheiten kennt, wie auch die richtige Art und Weise ihrer praktischen Anwendung, wird keinen Irrtum begehen."

Pancakarmas

Der Begriff *„kriyakarma"* wurde als Synonym zu *„cikitsa"*, d. h. Behandlung, gebraucht. *„Kriya"* bedeutet die Handlung und *„karma"* die Handlungsweise. Als *cikitsasthana* wird in allen Texten des Ayurveda der medizinisch-therapeutische Teil bezeichnet, in dem die angemessenen Methoden der Behandlung für die einzelnen Krankheiten beschrieben werden. Jeder Krankheit ist dabei ein eigenes Kapitel gewidmet, welches stets mit einem allgemein gehaltenen Einleitungssatz, dem sogenannten *cikitsasutra* beginnt. Zum Beispiel beginnt das Kapitel über Bauchwassersucht (*jalodara*) mit dem *cikitsasutra*: „er sollte täglich Purgiermittel verabreicht bekommen". Damit sind ganz allgemein die Richtlinien einer Behandlung bezeichnet und festgelegt. Entsprechend beginnen alle Kapitel des *cikitsashtana* mit einem *cikitsasutra*, einer Art Merksatz, der sich unmittelbar auf die nachfolgende ausführliche Erklärung einer spezifischen Krankheit bezieht. Derartigen *cikitsasutras* wurde große Bedeutung beigemessen, denn der Arzt kann auf Grund dieser allgemeinen Aussagen die Zusammensetzung und Menge der verschiedenen Heildrogen, Heilkräuter, Medikamente etc. nach Bedarf abändern und selbst bestimmen. Denn wichtig ist nicht die Verabreichung einer ganz besonderen wirksamen Heildroge, sondern vielmehr die Befolgung des *cikitsasutra*, also der allgemeinen Behandlungsrichtlinien für den speziellen Krankheitsfall, die Beachtung ferner des gestörten *dosa*-Zustandes — sei es ein Anwachsen des einen oder ein Annehmen der übrigen *dosas* —, und schließlich die Notwendigkeit, für ein Gleichgewicht der *dosas* zu sorgen. Diese Überlegungen waren der eigentliche Grund, daß bestimmte *cikitsasutras* für bestimmte Krankheiten formuliert wurden. CARAKA hat zudem klar gemacht, daß nicht jede einzelne Krankheit benannt werden kann und daß der Arzt, der eine bestimmte Krankheit nicht mit Namen kennt, keineswegs verängstigt sein sollte. Er sollte vielmehr fortfahren, den Grad der vermehrten oder verminderten *dosas* zu untersuchen und den Fall entsprechend der *dosas* behandeln. Die *cikitsasutras* schlagen verschiedene Kurmethoden vor wie zum Beispiel *vamana* (Erbrechen), *virecana* (Purgieren), *vasti* (Klistiere verabreichen), *nasya* (Reinigung der Nase) etc. Zusammenfassend heißen sie *pancakarmas*, d. h. die fünf therapeutischen Verfahrensweisen oder Kurmethoden. Der gemeinsame Grundgedanke, der hinter den *pancakarma* steckt, ist der der Reinigung des Körpers, *suddhi* oder *sodana* genannt. Noch bevor Heildrogen zur Anwendung kommen, reinigen diese Mittel die verschiedenen Körperorgane. Zum Beispiel hat CARAKA bei der *rasayana*-Behandlung die Wichtigkeit betont, den Körper vor Beginn der Behandlung zu entgiften und zu reinigen. Ein schmutziger Stoff, so sagt er, kann nicht unmittelbar und rasch gefärbt werden; wird der Stoff jedoch zuerst gewaschen, so daß aller Schmutz entfernt und der Stoff sauber ist und schön, und dann gefärbt, wird er rasch die Farbe annehmen. Entsprechend kann auch ein Körper, der mit *dosas* und *dusyas* angefüllt ist, unmöglich auf die wirksamen Heilkräuter, Heilmittel und Medikamente reagieren, wenn sie sofort und ohne entsprechende Vorbereitung eingenommen werden. Durch die verschiedenen Kurmethoden des *pancakarma* aber wird der Körper zunächst gereinigt, und wenn dann die Heilmittel eingegeben werden, haben sie eine sofortige und lang anhaltende Wirkung. Besonders betont wird dabei, daß zwar der akute Krankheitszustand gemildert wird, wenn die Methoden angewandt wird, die *samana* heißt, die Krankheitsursache und die Krankheitserreger aber weiter im Körper verbleiben, so daß die Krankheit erneut ausbricht, sobald der Patient wieder in Kontakt mit den Erregern kommt. Wird aber zunächst die *sodhana*-Behandlung mit dem entsprechenden *pancakarma*-Typ und anderen Maßnahmen vorgenommen, dann wird der wieder auf den Normalzustand zurückgebrachte *dosa* nicht sofort wieder angeregt werden, und der Patient hat keinen Rückfall.

Man darf dabei nicht übersehen, daß der Gesundheitszustand eines Patienten in altindischer Zeit viel besser und robuster war als der eines Durchschnittsmenschen heutzutage, so daß er die verschiedenen Maßnahmen der *sodhana*-Behandlung gut überstehen konnte. Doch auch damals nahmen die Ärzte der Ayurveda-Lehre Kinder, Frauen, alte Leute, geschwächte oder ähnlich behinderte

Menschen von den *sodhana*-Kurmethoden aus. Ausdrücklich haben sie ferner betont, daß das Ziel von *kriyakarma*, also der Behandlung, ist, den Kranken von seiner Krankheit zu befreien und daß schwache Patienten durch eine *sodhana*-Behandlung nur noch weiter geschwächt werden. Da diese Behandlungsmethode mit dem Ziel angewandt wird, den Kranken zu heilen, dieser jedoch durch ebendieselbe Behandlung eher geschwächt wird, worin besteht dann der Vorteil oder der Sinn für diese Art der Behandlung? Daher wurde die *sodhana*-Behandlung auf ganz bestimmte Fälle beschränkt. Bei anderen Fällen erhielten die schwachen und alten Leute, Frauen, Kinder etc. eine zusätzliche Behandlung, die sogenannte *samana*-Behandlung.

Die fünf Kurmethoden des *pancakarma* werden ebenfalls in allen Einzelheiten beschrieben. CARAKA hat ihnen sogar ein gesondertes Kapitel, *kalpasthana* genannt, gewidmet, in dem die Richtlinien niedergeschrieben sind, wie jeder *karma* auszuführen ist.

Vamana oder Brechmittel wird speziell zur Behandlung eines vermehrten *kapha* empfohlen; *virecana* oder Purgirmittel wird speziell zur Behandlung eines vermehrten *pitta* empfohlen; und *vasti* oder Klistiere verschiedener Art, die für die Ausscheidung der *dosas* aus dem *pakvasaya*, dem Dickdarm, sorgen, werden speziell zur Behandlung eines vermehrten *vayu* empfohlen.

Für jede dieser Methoden existiert je eine Liste für Indikationen bzw. für Kontraindikationen bei bestimmten Krankheitsfällen. Entsprechend gibt es eine Liste von Symptomen, aus der der Arzt entnehmen kann, welcher dieser *karmas* richtig (*samyaka*), übermäßig (*atiyoga*), nicht ausreichend (*heenayoga*) oder nicht richtig (*mithayayoga*) durchgeführt wird. Ebenso wird eine Behandlung für *ati, heena, mithaya* oder verschiedene nicht vorschriftsmäßig durchgeführte *karmas* vorgeschlagen. Noch heute werden in Südindien diese *karmas* streng nach den

Vorschriften des Ayurveda durchgeführt, wie sie in den altindischen Texten überliefert sind.

Vor zirka sechshundert Jahren wurde *rasa sastra* in den Ayurveda eingeführt und setzte sich rasch durch. Quecksilber- oder Metallpräparate in geringen oder geringsten Mengen wurden verabreicht, deren Wirkung durchaus mit der unserer heutigen breitgestreut wirkenden Antibiotika vergleichbar ist. Auf Grund dieser neuen Entwicklung in der Heilmittelkunde wurden die verschiedenen *kriyakarmas* (therapeutische Maßnahmen) langsam verdrängt. Freilich, ein streng nach dem Ayurveda praktizierender Arzt wandte immer die notwendigen Kurmethoden des *pancakarma* an und verschrieb dann trotzdem Quecksilberpräparate (*rasa ausadhi*).

Hier wollen wir nur einen knappen Überblick über die fünf verschiedenen Kurmethoden geben, die unter dem Namen *pancakarma* bekannt sind. Zunächst sind die beiden spezifischen Methoden *snehana* (Ölen, Schmieren) und *swedana* (Schwitzen) zu nennen. Es sind dies die sogenannten *purva karmas* oder vorbereitenden Behandlungen, die einer Anwendung des *pancakarma* vorausgehen müssen. Bei *snehana* werden *ghee*, Öl, Fette und Mark sowohl innerlich wie auch äußerlich angewandt. Anschließend werden Schwitzkuren mit Hilfe verschiedenster Mittel durchgeführt. Nach dem Ayurveda treiben *snehana* und *swedana karma* die gestörten *dosas* des Verdauungsapparats in den *amasaya* oder *pakvasaya.* Durch Brechmittel (*vamana*) werden die *dosas* aus der oberen Region, also durch den Mund, entfernt, durch Purgirmittel (*virecana*) und Klistiere (*vasti* — wobei man zwischen *anuvasana,* also öligen Klistieren, und *niruhana,* reinigenden Klistieren, unterscheidet) werden die gestörten *dosas* durch den After ausgeschieden. Uns ist es nicht möglich, an dieser Stelle eine in alle Einzelheiten gehende Ausführung zu bringen, da dies ein eigenes, zudem noch sehr umfängliches Buch ergeben würde. Der Leser, der sich näher mit diesem Thema beschäftigen möchte, sei daher auf die englischen Übersetzungen der Caraka Samhita und der Susruta Samhita verwiesen, die leicht zugänglich sind.

Wir wollen uns hier damit begnügen, dem Leser zu zeigen, daß der Ayurveda nicht bloß Heilmittel und Heilkräuter aufzählt, sondern daß ganz speziell für jede der verschiedenen Krankheiten eine eigene Therapie vorgeschlagen wird und daß auch diese je nach unterschiedlichem Krankheitsbild abgewandelt werden konnte. So wurden für *kapha* Brechmittel, für *pitta* Purgiermittel und für *vayu* Klistiere vorgeschlagen; und sie sollten jeweils mit Öl (für *vayu*), mit *ghee* (für *pitta*) oder mit Honig (für *kapha*) verabreicht werden. Diese Öle und *ghees* wiederum wurden mit Heilkräutern zubereitet, die *vayu* und *pitta* vermindern sollten, so daß man ungemein wirksame *vata nasaka* und *pitta nasaka ghrita* oder *taila*[29] erhielt. Sesamöl galt als das am besten dafür geeignete Öl. Äußerlich angewandt und einmassiert soll es den Körper kräftigen, innerlich angewandt, etwa in Form von Speisen, die mit Sesamöl zubereitet wurden, zehrt es den Körper aus.

Nach der Reinigung des Körpers wurde als nächstes eine Behandlung eingeleitet, deren Ziel es war, die gestörten *dosas* zu ernähren, zu stärken und zu beruhigen. Allmählich wurde der Patient zu einer normalen Ernährungsweise hingeführt. Verständlicherweise mußte der Patient während dieses Stadiums der Behandlung zwischendurch Ruhe haben und strikteste diätische Regeln einhalten.

Im Kapitel über die Heilmittel wurde auch erwähnt, daß Medikamente ganz bestimmte Wirkungen besitzen: zum Beispiel Abführmittel, Purgiermittel, Appetitanreger etc. Derartige Mittel wurden nach dem allgemeinen Reinigungsvorgang des Körpers bei Krankheiten gezielt verabreicht. Für gewöhnlich wurden die *dosas* ja mit Hilfe der fünf besonderen Kurmethoden (*pancakarma*) beeinflußt, doch bisweilen griff man auch auf besondere Therapien zurück. Wie wir wissen, gab es für *kapha, pitta* oder *vayu* jeweils besondere Behandlungsmethoden, je nachdem in welchem Zustand sie sich befanden.

Kuren wie *langhan* (Fastenkuren) wurden in Fällen wie Fieber etc. erwogen, wenn die *dosas* übermäßig stark vorhanden waren und auf ein Normalmaß reduziert werden mußten. Diese Behandlungsmethode hat sich außerordentlich bewährt und wird auch von modernen Heilpraktikern angewandt. Einer der bedeutendsten, der Amerikaner BERNARD MACFADDEN, wandte diese Therapie häufig an, um schwere und fortgeschrittene Erkrankungen zu heilen. Auch detaillierte Beschreibungen der Behandlungsmethoden samt den Ursachen, Symptomen und therapeutischen Maßnahmen für Frauen und Kinder finden sich im Ayurveda und werden heute noch erfolgreich angewandt.

Der Begriff *„yoni"* bezeichnet den Uterus, dessen äußere wie innere Beschaffenheit in den altindischen Texten beschrieben wird. Insgesamt zwanzig Erkrankungen des Uterus (*yoni rogas*) werden genannt, von denen fünf von *vata,* fünf von *pitta,* fünf von *kapha* und fünf von allen drei *dosas* hervorgerufen werden. Dazu zählen Störungen wie Menorrhagie (zu starke Menstruation), Hämorrhagie (Blutung allgemein), Dysmenorrhöe (schmerzhafte Regel), Amenorrhöe (Ausbleiben der Regel) und ähnliche häufig auftretende Beschwerden und Frauenleiden. Desgleichen wird auf Leukorrhöe, die verschiedenen Symptome und Anzeichen eingegangen. Weiter enthalten die altindischen Texte Abhandlungen über *vandhyatwa,* Sterilität und Unfruchtbarkeit, ihre Ursachen beim Mann und bei der Frau sowie die erfolgreiche Behandlung. (Ein moderner Zeitgenosse mag überrascht sein, daß die altindischen Ärzte überzeugt waren, die Unfruchtbarkeit könne gleichermaßen beim Mann wie bei der Frau liegen.)

Auch bei Kindern wurden gewisse Unterscheidungen

getroffen: 1. ein Kind, das ausschließlich Milch zu sich nimmt; 2. ein Kind, das sowohl Milch als auch feste Nahrung zu sich nimmt; und 3. ein Kind, das nur feste Nahrung zu sich nimmt. Die Ernährungsweise eines Neugeborenen wird erschöpfend abgehandelt, die Beschwerden des Säuglings beim Zahnen, die Symptome ebenso wie die Mittel, die Linderung verschaffen, werden genannt, und schließlich werden auch die Kinderkrankheiten wie zum Beispiel spinale Kinderlähmung erwähnt und besprochen.

Der Arzt, der nach den medizinischen Grundsätzen des Ayurveda praktizierte, legte stets großen Wert darauf, seinen Patienten stark und gesund zu erhalten. Er würde jedes Medikament verwerfen, das zwar die Krankheit heilt, gleichzeitig aber Gesundheit und Widerstandskraft des Patienten angreift. Er achtet vielmehr darauf, Gesundheit und Kräfte des Patienten durch langsame und langwierige Behandlung zu gewährleisten und zu erhalten.

Im folgenden geben wir einige Fälle wieder, um die Vorteile einer Behandlung nach den Grundsätzen des Ayurveda zu demonstrieren.

Ein 18jähriges Mädchen, das an heftiger und sporadisch auftretender Atemnot und Kurzatmigkeit litt, stellte für die Ärzte der modernen Medizin ein Problem dar: Alle pathologischen Untersuchungen, Radiogramme und eine Bronchographie wurden durchgeführt; sie wurde mit Medikamenten von großem Breitenspektrum behandelt wie zum Beispiel mit Medikamenten gegen Allergien, Asthma, Antibiotika, mit schmerzstillenden Mitteln, Analgenen, Beruhigungsmitteln und ähnlichen. Kurze Zeit trat Erleichterung ein, doch auf Dauer geheilt wurde sie nicht. Ihre Eltern, beide selbst anerkannte Ärzte, waren verzweifelt. Die kurzfristigen Linderungen, die die Medikamente anfangs brachten, dauerten nicht an, und die Intervalle zwischen den Anfällen wurden immer kürzer.

Schließlich wurde sie einer Behandlung entsprechend der Hindu-Medizin unterzogen. Sie erhielt eine Behandlung ihres Hustens mit *abharaka bhasma* („Glimmeroxyd“) verordnet, sowie *makaradhwaja* und *cyawanapras*, ein aufbauendes Nerventonikum. Dazu kamen bestimmte Ernährungsvorschriften. Langsam und allmählich erholte sich die Patientin, wurde stärker, und die Zeiträume zwischen den Anfällen wurden größer. Schließlich blieben die Anfälle ein halbes Jahr lang überhaupt aus. Das Mädchen hat nur ein einziges Mal die diätischen Vorschriften mißachtet und bekam dies auch sofort zu spüren. Später wurden die Anweisungen genauestens befolgt. Die Eosinophilie — um in den Termini der modernen Medizin zu reden —, die sehr hoch gewesen war, wurde wieder normal. Im Ayurveda existiert kein Hinweis auf „Eosinophilie“, und trotzdem wurde durch eine Behandlung mit Hustenmitteln die Eosinophilie der Patientin auf ein normales Maß reduziert, ihre Atemwege wurden frei, die angeblichen Allergien verschwanden, und die Infektion, die, wie man annahm, durch die hohe Zahl der weißen Blutkörperchen hervorgerufen worden war, verschwand ebenfalls. Eine Behandlung mit Mitteln, die Infektionen und Allergien etc. heilen sollten, konnten die Beschwerden nicht kurieren. Die Heilmittel des Ayurveda jedoch, die niemals als Gegenmittel gegen Infektionen oder Allergien etc. betrachtet wurden, vollbrachten das Wunder.

Wir haben bisweilen eine Gruppe moderner indischer Ärzte kritisiert, da sie dem Ayurveda ablehnend gegenüber stehen. Doch es gibt auch hier Ausnahmen. Ein praktischer Arzt, K. C. Mehta aus Bombay, hat im „Medical Digest“, einer von hervorragenden Allopathen herausgegebenen Monatsschrift, einen Fall beschrieben. Es handelt sich dabei um die Behandlung von Typhus mit *suvarnavasanta malti*, einem Medikament, das gewöhnlich bei Auszehrung verwendet wird. Seine Hauptfunktion besteht darin, die Verdauung anzuregen und das Muskelfleisch zu stärken und zu entwickeln, um auf diese Weise die Gesundheit und die Widerstandskraft des Patienten zu stärken. Dasselbe Medikament ist erfolgreich bei dem eben erwähnten Typhusfall verabreicht worden. Die Rekonvaleszenzzeit dauerte selbstverständlich länger, als wenn man Chloramphenicol gegeben hätte. Doch während dieses Mittel Nebenerscheinungen und starke Schwächung des Körpers hervorrufen kann, hat jenes Mittel keinerlei Nebeneffekte, sondern verleiht dem Patienten beträchtliche Stärke, Gesundheit und neue Lebenskraft. Einer der Patienten, die von Dr. MEHTA mit *suvarnavasanta malti* behandelt wurden, hatte soviel Mut und Kraft, daß er, als er zufällig sah, wie im Nachbargebäude ein Dieb einstieg, aus dem Bett sprang und laut rief. Derartige Demonstrationen von Stärke und Lebenswillen finden sich nicht bei Typhuskranken, die mit modernen Mitteln behandelt werden.

Ein nach der modernen Medizin praktizierender namhafter Arzt zog einen Kollegen der Ayurveda-Lehre zu Rate, da seine Kinder, eine Tochter und ein Sohn, häufig unter Erkältungen und Husten litten. Eine Behandlung nach dem Ayurveda, bestehend aus *cyawanpras*, welches Gesundheit und Widerstandskraft stärkt, heilte die Kinder von den häufig wiederkehrenden Erkältungen vollständig.

S., 52 Jahre alt, die Frau eines hochgestellten Industriellen, litt seit Jahren unter Gelenkschmerzen und wurde von einem renommierten Arzt behandelt. Ihre Beschwerden besserten sich nicht, und ihr Leiden wurde schließlich als unheilbar abgetan und erhielt die sonderbare Benennung „rheumatische Arthritis". Eine Behandlung nach dem Ayurveda umfaßte Massagen, Umschläge, einfache Dektote und appetitanregende Mittel, so daß während des Verdauungsvorgangs die übermäßige Schleimbildung allmählich reduziert wurde, bis die Verstopfung des entsprechenden Körperkanals beseitigt war. *Sarira rasa*, der Nährsaft, konnte wieder ungehindert zirkulieren. Die Behandlung wurde ferner durch schweißtreibende Mittel (*swedana*) unterstützt, durch einfache harntreibende Mittel wie *punarnava* und durch Medikamente wie *dasamula, rasna saptaka*, die Entzündungen eindämmen. Innerhalb eines Monats waren alle Symptome schwächer geworden, und nach neunzig Tagen Behandlung waren die Schmerzen verschwunden. Die Patientin hatte sechzehn Pfund abgenommen, der Schmerz im Rücken hatte aufgehört, und die Gelenke ließen sich mühelos und schmerzlos bewegen. Dieser Fall, der vor zwei Jahren behandelt worden ist, hat bis heute keinen einzigen Rückfall zu verzeichnen. Wir sprachen in diesem letzten Bericht von „der Frau eines hochgestellten Industriellen", um zu verdeutlichen, daß die Patientin sich die beste und die teuerste Behandlung leisten konnte, aber trotzdem mit den modernen „Zauber"mitteln keinen Erfolg hatte.

Ein Millionär aus Ceylon, der Rußland und Amerika besucht hatte, kam auf dem Rückweg nach Colombo über Bombay und lernte dort einen Ayurveda-Arzt kennen. Er litt an Diabetis und hatte bereits alle führenden Mediziner der ganzen Welt konsultiert. Man sagte ihm überall, daß er nur mit Insulin behandelt werden könnte oder aber mit einem entsprechenden oral zu nehmenden Medikament. Und selbst dann würde seine Krankheit nicht vollständig geheilt werden können. Er hatte sich dieser Behandlung jahrelang unterzogen, und zeitweise verschlimmerte sich sogar sein Zustand. Er wurde schließlich von dem Ayurveda-Arzt nach den Grundsätzen der altindischen Medizin behandelt. Die Therapie bestand aus Heilmitteln wie *silajit*, bitteren Medikamenten wie *neema, karela, giloya* etc. in Verbindung mit *brihat vasanta kusumakara*. Der Patient berichtete aus Colombo, daß sein Blut und sein Urin untersucht worden seien, wobei sich ergeben hätte, daß im Urin kein Zucker enthalten war, während der Blutzuckergehalt normal war. Er ist mit der Behandlung mehr als zufrieden, denn sie hat seinem Körper Stärke und Gesundheit gebracht, obgleich er alle Hoffnung auf Heilung bereits aufgegeben und dies als Traum einer Wiedergeburt betrachtet hatte.

Ein Industrieller, Besitzer vieler Mühlen und Fabriken, wurde an grauem Star operiert. Nach dem Eingriff hatte er seine normale Schlaffähigkeit eingebüßt. Zunächst machte man die Medikamente dafür verantwortlich, die man ihm vor und nach der Operation gegeben hatte. Doch selbst als zwei, drei Monate vergangen waren, fand er keinen ruhigen, normalen Schlaf. Man begann mit einer Behandlung der heute gebräuchlichen Tranquillizern. Man versuchte Barbiturate. Doch der Fall wurde nur noch komplizierter. Der Patient konnte nun überhaupt nicht mehr schlafen und hatte Beschwerden, die von den verschiedenen Tabletten herrührten: Verstopfung, Blähungen und Verdauungsstörungen. Den Schlaf, den er so nötig brauchte, fand er jedoch nicht. Mit Hilfe der beruhigenden und milden Mittel der Ayurveda-Therapie wie *moti* (Perlen), *brahmi*, *jatamansi*, *sankha*, *puspi* etc. erreichte es der Patient, daß er innerhalb von zwei oder drei Monaten wieder schlafen konnte. Heute schläft er wieder gut und ohne aufzuwachen und erfreut sich bester Gesundheit.

Selbst wenn wir derartige Fälle aufzählen, so möchten wir doch ausdrücklich betonen, daß wir keineswegs gegen die Wissenschaft als solche oder gegen die Anwendung von angemessenen Medikamenten sind. Wir wollen dem Leser nur die therapeutischen Maßnahmen des Ayurveda als medizinische Wissenschaft vor Augen führen. Im allgemeinen ist es die Aufgabe des Arztes, sich für ein bestimmtes medizinisches Lehrgebäude und dessen Behandlungsmethoden zu entscheiden, und es liegt beim Patienten, welcher Behandlungsmethode er sich unterziehen möchte. Wir beabsichtigen mit der Aufzählung von Heilerfolgen bei Asthma, Rheumatismus, chronischem Husten und Erkältung und Diabetis allein, dem Leser, der große Erleichterung durch die Entwicklung der Breitenspektrum-Antibiotika empfindet, vor Augen zu führen, welche Erfolge die altindische Medizin erreicht hat bei Fällen, bei denen die moderne Medizin versagt hat.

Die Medikamente, die oben erwähnt wurden, sind zwar wirksam, harmlos und verursachen keinerlei Nebenwirkungen, trotzdem sollte man nicht vergessen, daß sie nur angewendet werden sollen, nachdem eine korrekte Diagnose gestellt worden ist. Die Grundvorstellung des Ayurveda, daß nämlich alle Heildrogen harmlos, ohne schädliche Wirkung oder Nebenwirkung sind und Gesundheit und Widerstandskraft des Körpers fördern sollen, hat diesen im Grunde unkomplizierten Heilmitteln einen ganz besonderen Ruf eingetragen. Und sie sind bei der Bevölkerung Indiens seit ihrer Einführung vor zirka dreitausend Jahren sehr beliebt. Manchmal benutzen die Dorfbewohner Indiens ähnliche Mittel ohne ihre Krankheit genau zu kennen und falls keine ärztliche Hilfe erreichbar ist. Auch dann treten keinerlei schädliche Nebeneffekte auf, denn — wie gesagt — diese Heilmittel sind völlig harmlos, und ihre Hauptaufgabe, nämlich Gesundheit und Stärke des Kranken zu mehren, erreichen sie ohnehin. Trotzdem wollen wir keineswegs derartiges Vorgehen unterstützen; wir wollen den Leser nur vertraut machen mit dem tatsächlichen Stellenwert, den Ayurveda-Heilmittel einnehmen.

Wie bereits erwähnt, werden diese Heildrogen und -mittel seit mindestens zwei- bis dreitausend Jahren verwendet. Tatsache ist, daß sich jedes Mittel, das einmal als wirksam und geeignet für den Tridosa-*siddhant* bzw. anwendbar bei Tridosa-*siddhant* erkannt und eingeführt wurde, einen festen Platz innerhalb der Medikamentenliste des Ayurveda erhalten hat. Im Gegensatz zu modernen Mitteln entwickeln sich zu den Medikamenten des

Ayurveda nie resistente Formen von Krankheitserregern, da sie ausschließlich das gestörte Gleichgewicht von *vata, pitta* oder *kapha* beeinflussen und wiederherstellen. Daher kommt es, daß die wirksamsten und am weitest verbreiteten Heilmittel aus der Zeit des ATREYA noch immer verwendet und von den Ayurveda-Ärzten mit Respekt und Hochachtung angesehen und verschrieben werden. In der modernen Medizin dagegen entwickelt die Wissenschaft immer rascher immer neue Medikamente, so daß die Heilmittel der vergangenen zehn Jahre bereits einer überlebten Vergangenheit angehören, und die Medikamente des vergangenen Jahrhunderts heute kaum noch Verwendung finden. Noch ein weiterer Aspekt der Behandlungsweise nach der Ayurveda-Lehre ist als wichtig hervorzuheben: der von *sama* und von *nirama.*

Wir haben bereits in dem vorangegangenen Kapitel über die Untersuchungsmethoden des Kranken eine teilweise Erklärung gegeben, wie es sich mit den *sama-* bzw. *nirama*-Formen eines *dosa,* eines Körperbestandteils und einer Körperausscheidung verhält. Ein geübter Arzt erkannte während der Untersuchung des erkrankten Körpers und seiner Organe etc., ob der Patient an *sama dosa* litt oder nicht und verordnete ihm entsprechende Heildrogen, diätische Richtlinien und körperliche Übungen, die eine *nirama*-Form des *dosa* bewirken würden. Fastenkuren galten dabei als besonders wirksame Mittel. Dabei wurde mit dem Begriff „Fastenkuren" sowohl der vollständige Verzicht auf Nahrungsaufnahme als auch eine ausgesprochen leichte Diät bezeichnet. Zum Beispiel war eine Kur, die ausschließlich aus Flüssigkeiten wie heißem Wasser oder irgendwelchen Säften bestand, durchaus als Fastenkur erlaubt. Diese Fastenkuren wurden selbstverständlich ebenfalls entsprechend des Allgemeinzustandes des Kranken verschrieben, denn das Hauptziel der Behandlung blieb immer die Gesunderhaltung und die Stärkung der Widerstandskraft des Patienten.

Fastenkuren beseitigen die *sama dosas*, so daß der Körper von den unverdauten Resten der verschiedenen *dosas*, der unverdauten Körperelemente und ebenfalls der unverdauten Körperausscheidungen befreit wird. Je nach dem Gesundheitszustand und der Konstitution des Patienten und dem Ausmaß der *sama dosas* wurden verschiedene therapeutische Maßnahmen eingeleitet, die eben diese *sama dosas* im erkrankten Körper ausmerzen sollten. Dies wurde vom Ayurveda als notwendig erachtet, da man glaubte, die *sama dosas* würden im Körper verbleiben und andere Störungen verursachen, wenn sie allein durch Heilmittel beruhigt und gelindert würden. Sind sie jedoch vollständig ausgemerzt, dann wird der Körper auch rein. Daher würde ein erfahrener Ayurveda-Arzt niemals versuchen, die *sama*-Form der *dosas* nur zu lindern und zu mildern. Freilich wurden auch bisweilen derartige Linderungen der *sama dosas* vorgenommen, wenn es sich zum Beispiel um einen ungewöhnlich abgemagerten Patienten handelte oder um ein Kind, um einen geschwächten Mann oder um eine Frau, bei denen die Maßnahmen, die *sama dosas* auszumerzen, eine radikale Roßkur bedeuten würde. In den anderen Fällen aber, wie gesagt, verordnete man sorgfältig abgewogen mildere oder stärkere Kuren, damit die unverdauten Rückstände oder *sama dosas*, Körperelemente und Körperausscheidungen vollständig aus dem Körper des Patienten entfernt wurden und der Körper rein wurde.

Interessant ist es, daß man in der Chirurgie bei Schwellungen ebenfalls von *sama*- oder *nirama*-Stadien spricht. Man bezeichnet damit das Anfangsstadium bzw. das fortgeschrittene oder Endstadium einer Schwellung. Der Chirurg durfte zum Beispiel eine *sama*-Schwellung keinesfalls öffnen oder überhaupt behandeln, denn ein Schnitt würde sehr schwer wieder heilen. Hatte die Schwellung jedoch das *nirama*-Stadium erreicht, so konnten chirurgische Eingriffe vorgenommen werden.

Die wichtigste Behandlung eines *sama*-Stadiums wird *pacana* genannt. Manchmal bei Erkrankungen wie Fieber wurden Umschläge gemacht und die Schweißbildung angeregt; manchmal spielte die Zeit eine wichtige Rolle, und der Arzt wartete einfach ab, bis der *sama*-Zustand sich in der entsprechenden Zeit in den *nirama*-Zustand entwickelt hatte. Allgemein wurde angenommen, daß süße Geschmacksrichtungen oder *madhura rasa* etc., die gewöhnlich bei *kapha* auftreten, ebenfalls die *sama dosas* anregen und verstärken.

Drei Zustandsformen und Stadien wurden nacheinander durchlaufen: 1. *sama awastha* (unverdaut, unreif), 2. *pacyamana awastha* (reifend) und 3. *nirama awastha* (ausgereift).

Susruta bemerkt: „Die Beseitigung der Ursache ist das eigentliche Ziel der Behandlung." Man mußte die Ursache einer Krankheit herausfinden, und den Patienten davon befreien.

Susruta gibt im *Sutrasthana* eine Einteilung der Krankheiten wie folgt:

Krankheiten sind *saririka* (physisch oder körperlich) und *mansika* (psychisch oder seelisch).

Eine andere Einteilung erfolgt in 1. *nija* (auf innere Ursachen zurückgehend) und 2. *agantuka* (auf äußere Ursachen zurückgehend).

Weiter werden die Krankheiten in Kategorien wie heilbar und unheilbar, akut oder chronisch, oder je nach dem Ausmaß der *dosa*-Störung als *vatika, paittika, kaphaja* etc. unterteilt. Susruta hat ebenfalls eine Klassifizierung von Krankheiten vorgenommen, die von der altindischen Medizin später als verbindlich und gültig angesehen wurde.

Entsprechend dieser Klassifikation kann *dukha*[30] oder der Schmerz in drei verschiedene Arten eingeteilt werden. Die erste Art kann dann als *adhyatmika* oder physische Erkrankung bezeichnet werden; als die zweite Art gilt *adhibhautika*, also Erkrankungen, die auf eine Störung des geographischen etc. Milieus zurückzuführen sind; und die dritte Art heißt *adhidaivika*, Erkrankungen, die auf natürliche oder auf göttliche Eingriffe zurückgehen.

Die physischen Krankheiten oder *adhyatmika dukha* werden ihrerseits in drei Typen unterteilt: 1. *adibala pravritta*; 2. *janmabala pravritta* und 3. *dosabala pravritta*. *Adhyatmika* oder Störungen des menschlichen Körpers sind im einzelnen die folgenden:

1. ADIBALA PRAVRITTA. Sie entsteht primär durch Erbfaktoren. Ist der Samen oder die Eizelle nicht gesund oder sonst anomal, so verursachen sie Erkrankungen wie Aussatz, Hämorrhoiden, Asthma etc. Man unterscheidet bei den Erbkrankheiten solche, die vom Vater, bzw. vom väterlichen Samen und solche, die von der Mutter, bzw. von der mütterlichen Eizelle verursacht werden. *Adibala pravritta* können wir also kurz als Erbkrankheiten bezeichnen.

2. JANMABALA PRAVRITTA. Diese durch die Geburt verursachten Erkrankungen treten auf, wenn die Schwangere sich bei den täglichen Körperübungen oder der Ernährungsweise falsch verhält. Verkrüppelungen, Stummheit und Taubheit sind die Folge. Diese Art Krankheiten oder *dukha* werden ebenfalls weiter unterteilt in solche, die

a.) auf Mißachtung der vorgeschriebenen Ernährungsweise zurückgehen (falsche Ernährung und verdorbener *rasa* oder Nahrungssaft), und

b.) auf falsche hygienische Maßnahmen bei den täglichen körperlichen Übungen.

Der Unterschied zwischen *adibala pravritta* (Erbkrankheiten) und *janmabala pravritta* (Geburtsfehler) liegt darin, daß erstere auf einen Defekt des Samens oder der Eizelle zurückzuführen sind, während bei letzteren kein derartiger Defekt vorliegt und die Krankheit allein auf ein Fehlverhalten der Mutter während der Schwangerschaft zurückgeht.

3. DOSABALA PRAVRITTA. *Vayu*, *pitta* und *kapha* sind die drei *dosas*, die, befinden sie sich im Normalzustand, die Gesundheit gewährleisten. Dieser Zustand heißt *arogya* (Gesundheit) und bedeutet *sukha* (Zustand des Glücklichseins). Wird einer der *dosas* gestört oder verändert, so ist das Gleichgewicht der *dosas* gestört, und eine Krankheit tritt auf, die *dosabala pravritta* genannt wird. Diese wird ebenfalls durch falsche Ernährung oder unregelmäßige Gewohnheiten und körperliche Betätigungen hervorgerufen. Bisweilen kann eine derartige Erkrankung eine weitere Krankheit verursachen. Zum Beispiel kann *pratisyaya* (chronische Erkältung), *swas* (Asthma) hervorrufen.

Diese *dosabala pravritta* werden wiederum in zwei Gruppen unterteilt:

a.) *amasaya samuttha:* Erkrankungen, die im Magen entstehen. Die Ursache derartiger Krankheiten liegen im Magen; und

b.) *pakvasaya samuttha*: Erkrankungen dieser Art haben ihre Ursache im Darm.

Weiter werden die *dosabala pravritta* in zwei andere Gruppen eingeteilt, nämlich in *saririka* (körperliche) und in *mansika* (geistige). Erkrankungen der ersten Gruppe den durch Störung von *vayu*, *pitta* und *kapha* hervorgerufen, während die der zweiten Gruppe auf Störungen der *rajas* und *tamas* (zwei *mano dosas*) zurückgehen.

Weiter sind die *adhibhautika*-Krankheiten die folgenden:

4. SAMGHATABALA PRAVRITTA. Erkrankungen, die auf äußere Faktoren zurückgehen. Sie werden ebenfalls in zwei Gruppen aufgeteilt:

a.) in solche, die durch Gegenstände hervorgerufen werden, und b.) in solche, die von einem wilden oder giftigen Tier hervorgerufen werden.

Die *adhidaivika*-Erkrankungen sind die folgenden:

5. KALABALA PRAVRITTA: jahreszeitlich bedingte Erkrankungen. Sie haben ihre Ursachen in Veränderungen der Atmosphäre oder der Luftfeuchtigkeit. Erkrankungen dieser Art treten auch auf, wenn eine Jahreszeit zu Ende geht und eine neue beginnt. Auch diese Gruppe wird in zwei Arten unterteilt:

a.) in solche, die durch das Vorhandensein der spezifischen jahreszeitlichen Bedingungen verursacht werden, und

b.) in solche, die durch das Fehlen dieser typischen Bedingungen hervorgerufen werden.

6. DAIVABALA PRAVRITTA. Diese Erkrankungen werden durch Verwünschungen oder göttlichen Zorn oder einen Zauberspruch verursacht. Bisweilen durch ansteckende Berührung. Sie können durch die Wirkung des Blitzes oder durch Verfluchen hervorgerufen werden. Aber sie können auch durch Gedanken oder durch einen Unfall entstehen.

7. SWABHAVABALA PRAVRITTA. Dazu gehören natürliche Beschwerden wie Durst, Hunger, Schlaf, Alter und Tod. Auch diese werden in zwei weitere Gruppen unterteilt: eine davon steht in Beziehung zur Zeit, die andere ist zeitlos. Selbst wenn man alle Richtlinien des *swathavritta* (Hygiene) genau befolgt, wird man doch unweigerlich altern und sterben müssen, wenn es an der Zeit ist.

Die Autoren des Ayurveda äußern sich sehr eindeutig über den Beginn einer ärztlichen Behandlung.

Eine ärztliche Behandlung sollte nicht aufgeschoben werden, wenn man die Gewißheit erlangt hat, daß die Erkrankung heilbar oder *sadhya* ist. Denn, je mehr Zeit verstreicht, desto tiefer dringt die Krankheit in den Körper ein. Im Kapitel über die Untersuchung des Kranken sind wir auch auf die sechs Stadien einer Erkrankung —

sancaya, prakopa, prasara, sthanasamsraya, vyakti und *bheda* — eingegangen. Eine ärztliche Behandlung sollte noch während des ersten Stadiums, also dem *sancaya* oder dem Anschwellen der *dosas* begonnen werden.

Der Sitz einer Krankheit wird genauestens nach drei Gruppen unterschieden: 1. *sakha:* äußere Krankheiten oder *bahyamarga.* Dazu gehören die Haut und alle *dhatus* außer *rasa.* 2. *madhya: rogamarga* oder mittlere Krankheiten der Lebenswichtigen Körperteile (*marmas*). Und 3. *kostha:* Krankheiten der inneren Organe. Der Arzt muß entscheiden, ob der Sitz des Krankheitsherdes *(rogamarga)* im *sakha,* im *madhya* oder im *kostha* zu suchen ist. Ferner werden die grundsätzlichen Maßnahmen aufgezählt, die zur Bekämpfung gestörter, angewachsener oder verdorbener *dosas* geeignet sind:

Zur Behandlung von *vayu* sollte ein Arzt folgendes vorschlagen, empfehlen oder selbst durchführen: 1. Einreiben von lindernden Fetten *(snehana);* 2. Schwitzkuren *(swedana)* oder Umschläge, die schweißtreibend wirken; 3. milde Medikamente auf der Basis von zerlassener Butter *(mridu samsodhana*); 4. süße, saure und salzige Geschmacksrichtungen in den Speisen und Heilmitteln; 5. Klistiere, vornehmlich heiß und ölig; 6. süße und stärkende Weine. 7. Weiter sind Suppen aus Hammelfleisch, Säfte, ölige Klistiere, Sesamöl besonders wirksam. *Deepan-* und *pacan*-Heilmittel wie zum Beispiel Appetitanreger und Abführmittel. 9. Bequemlichkeit und Zufriedenheit des Patienten. 10. Bei schweren *vayu*-Störungen wie zum Beispiel bei *vayujanya unmada* (Wahnsinn, hervorgerufen durch einen verdorbenen *vayu*) wird das Anbinden, Quälen etc. des Patienten vorgeschlagen. 11. Es wird eine Aufzählung der *vata samaka*-Medikamente gegeben, die *vayu* lindern und kurieren.

An Behandlungsrichtlinien für *pitta* sind die folgenden aufgeführt: 1. *ghee* als bester *pittahara;* 2. süße und kalte Purgiermittel; 3. süße, zusammenziehende und bittere Geschmacksrichtungen bei Speisen und Heildrogen; 4. würzige, wohlriechende Substanzen; 5. das Tragen von Blumen, Perlen und roten Korallen; 6. Anwendung von Heildrogen wie *candana* und *kapur* (Kampfer) in Form von Pulvern oder Pasten; 7. Mondlicht; 8. kühle Winde; 9. kalte Bäder; 10. Milch ist das beste Getränk gegen *pitta*. 11. Ruhige Gespräche mit Freunden oder der Ehefrau; 12. Gesellschaft der Ehefrau, ihre Umarmungen und Unterhaltungen mit den eigenen Kindern. Kurz: *ghee*, Milch und Purgiermittel gelten als die besten Mittel gegen *pitta*. Es wird außerdem noch eine Liste von *pittasamaka* Heilmittel aufgeführt.

Die Behandlung von *kapha* umfaßt: 1. *vamanam* oder die Anwendung von Brechmitteln; 2. Honig ist das beste Gegenmittel gegen *kapha;* 3. der Gebrauch von trockenen, sauren, zusammenziehenden, heißen Substanzen und bitter zusammenziehenden und scharfen Geschmacksrichtungen bei den Speisen und Medikamenten; 5. alte Weine; 6. Geschlechtsverkehr; 7. wach bleiben; 8. Diät und Fastenkuren; 9. verschiedene beunruhigende Dinge sowie eine Behandlung wie gegen Fettleibigkeit werden gegen *kapha* vorgeschlagen. Die oben aufgezählten Maßnahmen beziehen sich auf Ernährungsweise und Gewohnheiten, die bei der Störung eines bestimmten *dosa* ergriffen werden sollen. Daneben wird auch die krankheitsspezifische Behandlung erwähnt. Allerdings muß der Arzt sein Geschick und seine Erfahrung darauf verwenden, den Grad der Störung eines bestimmten *dosa* abzuschätzen. Dies und die Faktoren Alter, Jahreszeit, geographische Lage, Stärke des Patienten, sein Verdauungsfeuer etc. sind zu beachten, bevor er die eben aufgezählten Richtlinien für eine Behandlung festlegen kann.

Rasayanas und Vajikaranas
(Elixiere und Aphrodisiaka)

Der Begriff *„deha"* bedeutet „wachsen", und *„sarira"* bedeutet in Einzelteile zerlegt werden". Beide Termini vermitteln den Grundgedanken der anabolischen bzw. der katabolischen Abläufe im Organismus. Der Körper wird durch Ernährung das, was er ist, und eine Krankheit ist die Folge falscher Ernährung. Weiter fährt Caraka fort: „Der Körper ist das Ergebnis der Ernährungsweise, und Krankheit entsteht durch eine falsche Ernährungsweise. Der Unterschied zwischen Gesundheit und Krankheit, zwischen *sukha* und *dukha,* wird offensichtlich aus dem Unterschied zwischen ausgewogener und unausgewogener Ernährungsweise." Auch die Nahrung besteht aus *pancabhutas* (fünf Grundstoffe). Wir haben in früheren Kapiteln beschrieben, wie der menschliche Körper von den *pancabhutas* gebildet wird, und wie die *pancabhutas* ihrerseits die Tridosa bilden. Diese Tridosa werden durch die Nahrungsaufnahme des Menschen genährt. Es wird also ganz deutlich, daß eine fortlaufende Beziehung besteht zwischen Körper, Ernährungsweise, Tridosa und ihrer engen Verbindung zur Nahrung.

Die Grundidee der *sapta dhatu* (sieben Grundbestandteile) läßt sich ebenfalls ganz einfach verstehen. Diese sieben Grundelemente des Körpers, also *rasa, rakta, mamsa* etc., sorgen für die Erhaltung des Körpers. Es existieren eine Reihe verschiedener Definitionen von *dhatus,* doch die entscheidenste ist die folgende: „Das, was das Wachstum des Körpers bedingt, ist *dhatu;* das, was Körper, Geist und Leben versorgt und erhält, ist *dhatu;* und das, was *rasa, rakta, mamsa, meda, asthi, majja* und *sukra* versorgt und nährt, ist *dhatu."* Der *dhatu* ist, kurz gesagt, ein essentieller Bestandteil des menschlichen Körpers. Er versorgt und ernährt den Körper, den Geist und das Leben und bedingt seiner Natur nach das Wachstum des Körpers. Wir werden noch sehen, daß im Alter das Körperwachstum aufhört. Daher verordnet man bei Altersbeschwerden eine Substanz *(dravya)*, die als *rasayana* (Elixier) bezeichnet wird und die *ayana* (Bewegung) bewirkt. Von den acht Teilen des Ayurveda ist der *rasayana*-Teil der wichtigste. Die Wissenschaft der Hindu-Medizin umfaßt auch Kapitel über *rasayana*, die unbedingt für unsere heutige Zeit zugänglich gemacht werden sollten, da vorzeitig auftretende Alterserscheinungen und die anwachsende Zahl alter Menschen ein allgemeines Problem für die Welt geworden sind. Es scheint, als ob der Mensch heute viel zu früh altert. Anzeichen dieses vorzeitigen Alterungsprozesses finden sich im Gesicht und wirken sich auf die Beweglichkeit aus. Wir glauben vertrauensvoll, daß die Verwendung der sog. Antibiotika, Anti-Allergene, Sedativa etc. immer weiter ansteigen wird. Doch diese Art der Symtombehandlung verdeckt nur mehr und mehr die Krankheitssymptome anstatt die Erkrankung selbst zu beseitigen und völlig zu heilen. Das Ergebnis ist, daß das Körpergewebe und die Körperzellen geschädigt werden, daß weiter das eigentliche Ziel, nämlich die Heilung und Stärkung der Widerstandskraft, nicht erreicht wird, und der Patient schließlich vorzeitig zu altern beginnt.

Allerdings sollte eine *rasayana*-Behandlung nicht ausschließlich die Verlängerung der Lebenserwartung zum Ziel haben, wie wir es des öfteren von Übersetzern gehört haben, die die Originaltexte zu wörtlich übertragen haben. Gleichzeitig sollte nämlich auch eine Steigerung von Energie und Kraft erreicht werden, damit das lange Leben, dessen sich ein Mensch erfreuen darf, wenn er sich dieser Behandlung unterzieht, auch glücklich und ohne Beschwerden verläuft und frei von Krankheiten und körperlichen oder geistigen Störungen bleibt. Gewöhnlich wird unser Gesundheitszustand durch den Genuß saurer, salziger, scharfer und herber Speisen beeinträchtigt, ferner durch getrocknete Gemüse, durch übermäßigen Genuß von kandierten und eingelegten Früchten, durch zu langes Schlafen während des Tages, durch sexuelle Exzesse, durch Getränke etc., weiter durch unbegründete Furcht, Zorn, Sorgen, Gier, durch übermäßige körperliche Betätigung und Anstrengungen, Unterdrücken von Ausscheidungen, durch unregelmäßige Eßgewohnheiten, die nicht auf die Verdauung abgestimmt sind, etc. Dies alles führt zu einem schlechten Gesundheitszustand. Die Körperbestandteile oder sieben *dhatus* des Körpers werden geschädigt, *rasa dhatu* wird verunreinigt, *rakta* wird säurehaltig, das Fleisch wird schlaff, die Gelenke verlieren an Spannkraft, die Körperfette werden verflüssigt, das Knochenmark schwindet, die Produktion der Samenflüssigkeit wird eingestellt und *oja* oder die Essenz aller sieben *dhatus* schwindet ebenfalls, die Stärke ist verschwunden, und die *dosas* werden gestört. Als Folge davon wird der Mensch trübsinnig, beginnt sich Sorgen und Gedanken zu machen und verfügt über keinerlei Energie mehr. Atemlosigkeit befällt ihn, er schläft viel und wird bequem und faul. Er ist unfähig, geistige oder körperliche Anstrengungen zu unternehmen. Ein derartiger Mensch, dessen Gedächtnis, dessen Intelligenz und dessen gesunde Lebenskraft zerstört sind, ist unfähig, lange zu leben. Bei diesen Fällen wirkt *rasayana* oder Lebenselixiere wahre Wunder.

Das folgende Zitat ist eine Beschreibung des *rasayana:* „*Rasayana* besitzt unfaßbare und wunderbare Möglichkeiten: *rasayana* verlängert das Leben und fördert die Gesundheit, erhält die Jugendlichkeit, vertreibt die Schläfrigkeit, die Benommenheit, die Müdigkeit, die Erschöpfung, die Trägheit und die Schwäche, stellt das Gleichgewicht von *vata, pitta* und *kapha* wieder her, festigt das schlaffe Fleisch, regt das innere Verdauungsfeuer an und verbessert Aussehen und Stimme. Es heißt, daß CYAWANA und andere *risis*[31] ihre Jugend wiedererlangt haben und für Frauen anziehend wurden, wieder feste, ebenmäßige und gut proportionierte Glieder und einen straffen Körper bekommen haben, ferner unverminderte Stärke und Sinneswahrnehmungen, eine makellose Haut, unbezwingbare Kraft in allen Dingen und die Fähigkeit, allen Unbill zu ertragen."

Es gibt zwei Arten von *rasayana*-Therapie. Eine heißt *kutipravesika* und ist die hauptsächlich angewandte Behandlungsmethode. Hierfür wird eine besondere Hütte hergerichtet, in der der Patient bleiben und wohnen muß. Die Hütte sollte frei von Wind und Zugluft sein, und der Patient lebt dort zusammen mit dem Arzt und unterzieht sich der Behandlung.

Die zweite Methode heißt *vata atapika* (*vata* bedeutet Luft und *atapika* bedeutet Sonnenschein). Diese Behandlung wird gewöhnlich im normalen Lebensbereich des Patienten durchgeführt, wenn dieser seine täglichen Pflichten wie etwa die Ausübung eines Berufes weiter erfüllen muß.

In den altindischen Texten werden detaillierte Maßnahmen aufgeführt, die die Anwendung des *rasayana* betreffen, damit dieser seine volle Wirksamkeit entfaltet. Zunächst sollten alle Verunreinigungen des Körpers entfernt werden. Um dies zu erreichen, wurde die folgende Kurmethode empfohlen: Die Person, die sich einer *rasayana*-Behandlung unterziehen möchte, soll zunächst mit Ölen eingerieben werden und schwitzen *(snehana* und *swedana);* und dann soll sie ein Pulver aus *harde, sindhawa, gur, vacha, vavadinga, haridra* (Kurkuma), Pfeffer und *sunthi* (Ingwer) einnehmen. Diese Ingredienzieen sollen staubfein pulvrisiert und mit Hilfe eines Tuches gefiltert werden. Die verordnete Dosis des Pulvers soll vor dem Zubettgehen mit heißem Wasser verabreicht werden.

Nachdem der Körper auf diese Weise gereinigt wurde und der Patient eine Diät verordnet bekommen hat, die ihn wieder kräftigen soll, erhält er eine Mischung aus Gerstenschleim und *ghee* drei Nächte oder fünf Tage oder sieben Tage lang, bis der Darm völlig entleert ist.

Nach dieser Entleerung der Eingeweide wird der Arzt, der erfahren im Ayurveda ist, eine Verjüngungskur anwenden, die, nach der Erwägung von Alter, Konstitution, Gewohnheiten etc., für den entsprechenden Fall geeignet ist.

Großes Gewicht wurde auf die Reinigung des Körpers von allen Schlacken gelegt. Es heißt: „Wenn ein bestimmter Stoff gefärbt werden soll und wenn dieser Stoff nicht sauber sondern schmutzig ist, dann wird er nicht licht- und farbecht sein. Wenn aber der Stoff zunächst gereinigt wird und anschließend gefärbt, dann wird er die licht- und waschechte Farbe annehmen, und das Ziel des Färbens ist erreicht. Ähnlich verhält es sich mit dem Körper; wenn der Körper nicht rein und sauber ist, sonder voll von *malas* oder Körperausscheidungen, dann wird die Wirkung der *rasayana* nicht so deutlich sein." Der Leser sei daran erinnert, daß *rasa* in jede einzelne Körperzelle gelangt und daß es daher sehr wichtig ist, daß der *rasa* völlig ohne Verunreinigungen ist.

Während der *rasayana dravya* verabreicht wird, muß der Patient natürlich eine reine und unverdorbene Diät einhalten. Der Grund hierfür liegt auf der Hand: wenn falsche oder nährstoffarme Speisen gegessen werden, kann der *rasa,* der aus diesen Speisen entsteht, die Körperzellen und -gewebe nicht ausreichend ernähren. Die Wirkung des *rasayana* hängt natürlich von der Körperkonstitution ab.

Neben der Reinigung des Körpers von schädlichen Stoffen und neben den diätischen Regeln werden auch eine Reihe von allgemeinen Verhaltensweisen aufgezählt, die wichtig sind:

„Jemand, der die Wahrheit spricht, jemand, der frei von Zorn ist, der sich des Alkohols und des Geschlechtsverkehrs enthält, niemanden verletzt, übermäßige Belastungen vermeidet, der ruhigen Herzens ist, höflich, der die heiligen Hymnen und Sauberkeit liebt, der verständnisvoll, mildtätig, geistig rege, den Göttern, heiligen Kühen, Brahmanen, Lehrern und alten Leuten verehrungsvoll ergeben ist, der gegen Gewalt ist und der stets mitleidsvoll, mäßig und ausgeglichen sei es im Wachen sei es im Schlafen ist, der regelmäßig Milch und *ghee* genießt, der sich auskennt in der Meteorologie, den Jahreszeiten und der rechten Dosierung, der weiß, was schicklich ist, der frei von Egoismus ist, ein tadelfreies Leben führt, bekömmliche Speisen ißt, religiös von Natur ist, sich hingezogen fühlt zu Menschen, die älter sind als er, und zu Menschen, die gläubig, beherrscht und den heiligen Texten zugetan sind — ein derartiger Mensch sollte sich des Erfolgs einer Verjüngungskur ständig erfreuen können. Wenn jemand, der alle diese Eigenschaften besitzt, eine Verjüngungskur macht, der erntet alle die Erfolge dieser Verjüngungskur, wie sie oben beschrieben sind."

Diese Liste ist vielleicht etwas zu weitläufig, um sie sklavisch erfüllen zu können, doch eine *rasayana*-Behandlung liegt durchaus in den Möglichkeiten eines Durchschnittsmenschen. Und er wird einen Erfolg spüren, auch wenn er nur die ganz einfachen, aber sehr wichtigen Vorschriften beachtet, die sich auf Ernährung und körperliche Hygiene beziehen.

Die *rasayana*-Lehre beinhaltet in erster Linie die Anregung der Lebenskraft und die Stärkung der Gesundheit. Der *rasayana* kräftigt die *sapta dhatus* und verlängert die Lebenserwartung. Und eine natürliche *rasayana*-Therapie, ein gesundes, normales Leben nämlich, kann einem Menschen derartige Widerstandskraft und Lebensenergie verleihen, daß er immer gegen alle Krankheiten immun ist.

Caraka schreibt in dem Abschnitt über das Wesen der Medizin folgendes: „Es gibt zwei Arten von Medizin.

Die eine vermehrt die Kraft des Gesunden, und die andere zerstört die Krankheit und befreit von Schmerzen." Und er fährt erklärend fort: „Was als Stärkung der Kraft des Gesunden bezeichnet wurde, ist in der Hauptsache Stärke und eine Stärkung der Lebenskraft; und die andere Art wird in der Hauptsache als Heilung von Krankheiten verstanden. Der Ausdruck ‚in der Hauptsache' bedeutet ‚zum größten Teil'. Denn jede Art der Medizin bewirkt im Grunde beides in größerem oder geringerem Maße." Er fügt hinzu: „Langes Leben, gutes Gedächtnis, Verstand, das Fehlen von Krankheiten, Jugend, strahlendes Aussehen, frische Haut und Stimme, maximale Stärke des Körpers und der Sinne, Aussprüche, die stets in Erfüllung gehen, die Hochachtung anderer Menschen — alles dies erlangt ein Menschen, wenn er das Lebenselixier verwendet."

Im folgenden wollen wir uns mit den *rasayana*-Heilmitteln beschäftigen:

Harde oder Myrobalan nimmt dabei eine vorrangige Stellung ein. Es enthält alle *rasas* mit der Ausnahme von Salz oder *lavana rasa*. Dieser *harde* ist heiß, wohltuend, wirkt auf alle drei *dosas* gleichermaßen beruhigend, ist leicht, regt das Verdauungsfeuer ebenso an wie die Verdauung selbst, verlängert das Leben, es stärkt und schützt, ist das beste von allen Stärkungsmitteln, fördert die Intelligenz und stärkt die Sinnesfunktionen.

Das Myrobalan ist ein rasch wirkendes Heilmittel bei Hautkrankheiten, *gulma* (Unterleibtumor), Anschwellungen, Auszehrung, Anämie, Hämorrhoiden, Vergiftungen, Stoffwechselstörungen, Diarrhöe, chronischem Fieber, Herzbeschwerden, Kopfkrankheiten, Anorexie (Dyspepsie oder Appetitlosigkeit), Husten, Beschwerden im Harntrakt, Beschwerden des Unterleibs und der Milz, Schleimabsonderungen, Heiserkeit, schlechtem Aussehen, Gelbsucht, Wurmkrankheiten, Ödemen Asthma, Erbrechen, Impotenz, müden Gliedern, verschiedenen Verstopfungen der Körperkanäle *(srota avarodha)*, Flüssigkeitsansammlungen über dem Herzen oder der Lunge und Beeinträchtigung des Denkens und der Intelligenz. Dieser Liste von Krankheiten und Beschwerden, bei deren Auftreten *harde* erfolgreich angewandt werden kann, folgt im Ayurveda eine weitere Liste, wann *harde* nicht verwendet werden darf. Es heißt, daß Patienten, die unter akutem Magen- und Darm-Katarrh (Dyspepsie) leiden, die getrocknete Früchte zu sich nehmen, die durch Gunsterweisungen der Frauen geschwächt sind, die der Trunksucht und dem Gebrauch schädlicher Drogen ergeben sind, und die, die Hunger, Durst und ein Hitzeempfinden haben, sollen *harde* (Myrobalan) nicht nehmen. Es wird also in derartigen Fällen kontra-indiziert. Man wird bemerken, daß *harde* im folgenden als rasch wirkendes Mittel bei Impotenz aufgeführt ist, obgleich es hier für Männer nicht empfohlen wird, die durch übermäßigen Geschlechtsverkehr geschwächt sind. Wir meinen dazu, daß dieser scheinbare Widerspruch auf die primäre bzw. sekundäre Form der Impotenz zu beziehen ist.

Nach der Heildroge *harde* wird dem zweiten Myrobalan *(amla)* eine entsprechend große Wichtigkeit beigemessen. CARAKA hat deutlich die Unterschiede zwischen beiden Myrobalani hervorgehoben. Alle positiven Eigenschaften wären zwar in beiden Myrobalanen vorhanden, doch sollte man beachten, daß *harde*, der erste Myrobalan, heiß *(usna veerya)* ist, während *amla*, der zweite Myrobalan, kalt *(sita veerya)* ist. Die Wirkungsweisen sind also genau entgegengesetzt. Der Arzt wird entsprechend der Konstitution seines Patienten daher entweder *harde* oder *amla* verordnen müssen. In Fällen, in denen eine heiße Wirkung erforderlich ist, wird *harde* helfen; wenn aber eine kalte Wirkung erforderlich ist, ist *amla* angemessen; und wenn eine kombinierte Wirkung nötig ist; dann sollen *harde* und *amla* vermischt werden und so eingegeben werden.

Im Kapitel über *rasayana* der Caraka Samhita werden so viele Rezepte für die Zubereitung von *harde* und *amla* aufgeführt, daß es unmöglich ist, sie hier alle wiederzugeben und zu erläutern. Aber zwei davon müssen unbedingt erwähnt werden: der *brahma rasayana* und der *cyawanprasawaleh*[32].

Von diesen beiden wiederum ist der *cyawanprasawaleh* das wohl bekannteste Mittel der Ayurveda-Heilkunde, so daß wir dem Leser das Rezept dieses Elixiers und seine hervorragende Wirkungsweise beschreiben wollen.

> „Man nehme je vier *tolas* (1 tola = 11,7 g; A. d. R.) von den folgenden Ingredienzien:
>
> Bengalische Quitte (Aegle marmelos), indisches Geißblatt (zwei spezielle Sorten), Sida, die vier Parnis, Desmodium, Uraria, wilde grüne Bohnen und wilde schwarze Bohnen, langer Pfeffer, Wassernuß (Trapa natans), indischer Nachtschatten und gelbsamiger Nachtschatten, Galläpfel, geriebener Phylanthus, Weintrauben, Schwalbenwurz, deutsche Iris, *harde* (Terminalia chebula), herzblättrige Mondsamen (Gattung: Menospermum), Riddhi, Jivaka, Rsabhaka, Zitwerwurzel (Curcuma zedoaria), Cypergras (Cyperus rotundus), Bärenklaue (Heracleum sphondylium) bzw. Schafkerbel (Torilis anthriseus), Meda, Kardamon, Sandelholz, blaue Lilien, weißer Yam, Vasaka-Wurzeln, Kakoli und die übelriechende kleine Schwalbenwurz; dazu füge man noch hundert Früchte des einen (*harde*) Myrobalan hinzu und koche alles zusammen in einem *tola* Wasser. Man nehme den Sud und die Myrobalani, wenn alle Ingredienzien genügend lange gekocht sind, vom Feuer. Dann entferne man die Myrobalani, entkerne sie und brate sie anschließend in 48 *tolas ghee* und Öl. Die angebratene Mischung koche man in dem zuvor hergestellten Sud und füge 200 *tolas* reinen Zucker hinzu. Man rühre das ganze gut mit einem sauberen Eisenlöffel, bis es auf das rechte Maß ein-

gedickt ist. Dann nehme man das Dekokt vom Feuer. Nachdem das Dekokt abgekühlt ist, vermische man es mit vierundzwanzig *tolas* Honig, sechszehn *tolas* Bambus, acht *tolas* langen Pfefferschoten und vier *tolas* einer pulvrisierten Mischung aus Stangenzimt, Kardamon, den Blättern des Zimtlorbeerbaums und denen des wohlriechenden Gummiapfels (Calophyllum inophyllum).

Das ist *cyawanprasawaleh*, der vornehmste unter den *rasayanas*. Besonders empfohlen wird er bei Husten und Atemnot, Dyspnea, sowie als Aufbaumittel für dünne und abgemagerte Menschen, als Brustmittel und bei alten Leuten und Kindern. Es hilft ebenfalls bei Beschwerden wie Heiserheit, Brust- und Herzkrankheiten, Durst und rheumatischen Schmerzen. Es sollte ferner in einer entsprechenden Dosierung eingenommen werden, so daß die normalen Mahlzeiten nicht beeinträchtigt werden. Verstand, Merkfähigkeit, gesundes Aussehen, Immunität, langes Leben, geschärfte Sinne, Liebesfreuden, Stärkung des Verdauungsfeuers, reine Haut, regelmäßige Verdauungstätigkeit — dies alles erlangt ein Mann, der diesen *rasayana* verwendet. Wenn ein Mann sich zurückzieht und diese Medizin nimmt, so wird er seine Schwäche ablegen und in neuer Jugend wieder hervorkommen."

Weiter heißt es: „Was der Nektar für die Götter und Göttinnen ist, was der Ambrosia für die Schlangen ist, das war der *rasayana* für die Belebung und Verjüngung der großen Weisen; und die Weisen, die diese Elixiere verwendet haben, erfreuten sich eines sehr langen und glücklichen Lebens, frei von jeglicher Krankheit."

Außerdem gibt es ein *yoga*, bekannt unter dem Namen *triphala*, da es aus den drei Myrobalen bereitet wird. Die Myrobalen werden im gleichen Verhältnis gemischt und staubfein zerrieben. Dieses Pulver gilt in Mengen von drei bis sechs Gramm mit *ghee* und Honig des morgens und des abends eingenommen ebenfalls als Verjüngungsmittel. Es reinigt die Eingeweide, reizt den Appetit, fördert die Verdauung, reinigt das Blut und nimmt dem Körper übermäßige Hitze. Es ist ein sehr gutes Elixier für diejenigen, die unter Verstopfung leiden.

Elixiere auf der Basis von Erdpech

Ein wichtiger *rasayana* ist *silajit. Silajit* gehört zu den mineralischen *vasayanas.* Er ist zusammenziehend, leicht sauer im Geschmack, sein Verdauungsprodukt ist scharf, er ist weder sehr heiß noch sehr kalt und wird aus den vier Metallen Gold, Silber, Kupfer und Eisen gewonnen. Wird das Mittel regelmäßig genommen, so wirkt es belebend und verjüngend, aber auch stärkend und heilend bei Krankheiten. Wenn *silajit* mit den verschiedenen Dekokten gegen *vata, pitta* und *kapha* getränkt wird — wobei es keine Rolle spielt, ob dies nacheinander oder gleichzeitig geschieht —, so wird dadurch seine Wirksamkeit verstärkt. Dabei verfährt man folgendermaßen: der *silajit* wird in das lauwarme Dekokt einer spezifischen Zusammensetzung getaucht, wieder entfernt und aufs neue in das wiederum auf mittlere Temperatur gebrachte Dekokt getaucht. Diese Prozedur wird sieben Tage lang wiederholt. Ein derartiger *silajit* verleiht, wird er in Milch und zusammen mit pulverisierten Metallen, deren Bereitung bereits weiter oben beschrieben wurde, eingenommen, ein langes Leben voller Glück und Zufriedenheit. Dieses Lebenselixier läßt Alterserscheinungen und -beschwerden verschwinden, verleiht dem Körper Festigkeit, fördert den Verstand und die Denkfähigkeit und mehrt den Reichtum. Man sollte es in Verbindung mit einer reinen Milch-Diät nehmen. Die Wirkungsweise dieses mineralischen Elixiers wird dreifach bezeichnet: als optimal, als mittel und als minimal, wobei die optimale Wirkungsweise nach einer Behandlung von sieben Wochen zu erwarten ist, die mittlere nach drei Wochen und die minimale nach einer Woche. Auch die Dosierung ist dreifach bezeichnet und auf vier *tolas*, zwei *tolas* bzw. einen *tola* festgelegt.

Bei CARAKA finden sich Angaben über die positiven Eigenschaften der verschiedenen Sorten von *silajit*. *Silajit* bezeichnet das Produkt, das entsteht, wenn gold- oder erzhaltiges Felsgestein von der Sonne aufgeheizt wird („Asphalt“ oder „Erdpech“). Sein Aussehen ist glänzend wie Lack, dabei ist es von weicher Konsistenz, tonig und klar. Eine andere Art, nämlich die aus goldhaltigem Gestein entstandene, ist süß und leicht bitter von Geschmack, seine Farbe gleicht der der Teerose, das Verdauungsprodukt ist kalt und süß. Die Art, die aus kupferhaltigem Gestein entstanden ist, ist gefärbt wie der Hals des Pfaus, scharf von Geschmack, und das Verdauungsprodukt ist heiß und scharf. Die Art, welche die Farbe von *guggul* hat, leicht salzig im Geschmack ist und deren Verdauungsprodukt scharf und kalt ist, stammt von eisenhaltigem Gestein. Dieses *silajit* gilt als das beste überhaupt. Allen *silajits* ist gemeinsam, daß sie ähnlich wie Kuhurin riechen und für alle möglichen therapeutischen Anwendungen geeignet sind. Der letztgenannten Art, dem *silajit* aus eisenerzhaltigem Gestein, wird die größte Bedeutung für den Prozeß der Verjüngung und Belebung zugesprochen. Die vier erwähnten *silajit*-Arten, die durch natürliche Witterungseinflüsse aus metallhaltigem Gestein gebildet werden, gelten, beginnend bei Gold, als besonders wirksam bei Störungen von *vata* und *pitta*, bzw. bei Störungen von *kapha* und *pitta*, bzw. bei Störungen von *kapha* und schließlich bei Störungen aller drei *dosas* gleichermaßen.

Während der Behandlung mit *silajit* sollte man darauf achten, daß alle störenden und schweren Nahrungsmittel gemieden werden. Pferde-*gram* ist zum Beispiel nicht erlaubt. Dagegen werden Milch, Buttermilch, Fleischbrühe,

Haferschleim, Wasser, Urin von Kühen und verschiedenen Dekokte als Kombination zu *silajit* empfohlen. Je nach dem speziellen Fall sollen diese Substanzen Verwendung finden.

CARAKA beteuert: „Es gibt keine heilbare Krankheit auf der Welt, die nicht mit *silajit* geheilt werden könnte." Wenn es zur rechten Zeit verabreicht wird, wenn es sorgfältig und den Vorschriften entsprechend zubereitet ist, dann wird es auch einem Gesunden das Höchstmaß an Stärkung geben.

In den Texten werden außerdem einige weniger komplizierte Rezepte aufgeführt, die wir dem interessierten Leser im folgenden wiedergeben möchten.

1. Man nehme das Pulver von *aswagandha* (Withania somnifetra) mit *ghee* und Honig und in Milch ein.

2. Frische Kuhmilch ist ebenfalls ein *rasayana*, wenn sie regelmäßig am Morgen getrunken wird.

3. Brahmi-Saft (Dosierung: meist ein bis zwei Gramm pro Tag, je nach Widerstandkraft des Körpers) ist ebenfalls ein *rasayana* (Herpestis monniera).

4. Man trinke täglich *guduci*-Saft. Er ist ebenfalls ein *rasayana*.

5. Man trinke *sankhapuspi*-Saft (normale Dosierung: ein bis zwei Teelöffel). Dieses Mittel fördert vor allem die Intelligenz und den Verstand (Canscora decussuta).

6. *Haritaki* (Terminalia chebula) gilt ebenfalls als eines der besten *rasayanas*. Eine tägliche Dosis von zwei *harde*, eingenommen mit Melasse oder Honig oder Salz ist ebenfalls ein wirksames *rasayana*.

7. Frischer *amla*-Saft mit Honig, Zucker und *ghee* gilt als wirksamer *rasayana*.

8. *Gokharu*-Pulver (Pedalium murex), mit Milch,

ghee oder Wasser genommen, ist wirksam bei Spermatorrhöe (Samenfluß).

9. Der tägliche Genuß von schwarzem *tila* in der Dosierung von zwei *tolas* oder einem *pala* in kaltem Wasser nährt ebenfalls den Körper (Sesam).

10. Pulver von *guduci, amla* und *gokharu, rasayanacurna* genannt, ist eines der besten *rasayanas* überhaupt. Normalerweise ist es für alle Konstitutionstypen geeignet, und für alte Leute wirkt es wohltuend. Jemand, der es mit *ghee* und Zucker oder *ghee* und Honig nimmt, behält alle sieben *dhatus* und wird von Krankheit und Unzufriedenheit befreit (Dosierung: drei Gramm am Morgen).

11. Frischer *bhringaraja*-Saft, täglich getrunken, ist ein wirksamer *rasayana* (Dosierung: ein bis zwei Gramm; Elclipta erecta).

Empfohlen wird, daß man während einer *rasayana*-Kur alle scharfen, bitteren, sauren, herben und salzigen Speisen bzw. Nahrungsmittel meidet. Butter, Buttermilch, süße Speisen, Milch, Honig und ähnliche nährstoffreiche Nahrungsmittel sollen jedoch gegessen werden.

Es gibt viele ganz einfache Mittel wie die oben angeführten, bei denen man keinerlei strenge Richtlinien bei der Verwendung beachten muß. Vorsichtig aber muß man sein, wenn Heildrogen wie *vistinduka* (Nux vomica), *bhallataka* etc. verordnet werden, da man weder Quark, noch saure Speisen zu sich nehmen darf, da man ferner Feuer, Sonne, Hitze, Wind und Ärger meiden soll, weil sonst das positive Ergebnis nicht erreicht würde. Interessant ist in diesem Zusammenhang, daß die verschiedenen *rasayana*-Rezepte, die überliefert sind, stets auf die verschiedenen Körperkonstitutionen abgestimmt sind, denn der Grundgedanke des Ayurveda besteht in der Lehre von den Konstitutionstypen. Die einfachen Rezepte, die wir oben wiedergegeben haben, sind für alle Konstitutionstypen geeignet — mit der Ausnahme, daß außergewöhnlich geschwächte Menschen andere *rasayana* verwenden sollten, die sämtlich ebenfalls im *rasayana*-Kapitel der Ayurveda-Texte erläutert werden. Die Heildroge wird immer in einer angemessenen Form verabreicht, die *anupana* heißt. Zum Beispiel kann ein Mittel in Honig oder *ghee* oder Milch oder in anderen Flüssigkeiten eingenommen werden. Die Wirkung der eigentlichen Heildroge sollte durch den *anupana* noch verstärkt werden.

Vajikaranas

Wenden wir uns nun den *vajikaranas* zu. Der Unterschied zwischen *rasayana* und *vajikarana* besteht darin, daß ersterer verjüngt und belebt, während letzterer stärkt und kräftigt. *Vajikarana* wird definiert als „das, was momentane freudige Erregung erzeugt; eine Therapie, die sexuell sehr stimulierend wirkt und deren Anwendung den Patienten begehrenswert in den Augen des anderen Geschlechts werden läßt; das, was den Samenerguß selbst bei alten Leuten beschleunigt; das, was den Samen fruchtbar macht, so daß Kinder gezeugt werden können; das, was einem Mann Ansehen verschafft, da er zahlreiche Kinder hat, und das, was einen Mann nie sterben läßt, weil er in seinen zahlreichen Nachkommen fortlebt. Kurz: es verleiht ihm Ansehen, Reichtum, Gesundheit und Stärke. Und das, was alle diese vorteilhaften Ergebnisse zeitigt, wird *vajikarana* genannt."

Der heute geläufige medizinische Terminus anstelle von *vajikarana* wäre Aphrodisiakum. Doch sollte man sich darüber klar sein, daß ursprünglich der *vajikarana* nicht ein bloßes sexuelles Stimulanz war, um die Lust zu steigern, sondern daß er, wie CARAKA ausdrücklich erklärt, dazu diente, „die Familie zu gewährleisten und ihren Fortbestand zu sichern". *Vajikarana* wird auch als *apatyakara*-Methode bezeichnet, wobei „*apatya*" Nachkommen bedeutet. CARAKA hat die Wichtigkeit des moralischen Aspekts bei einer *vajikarana*-Kur ganz besonders betont und sagt, daß nur jemand, der über Selbstbeherrschung verfügt und der Herr seiner Sinne ist, *vajikarana* mit dem alleinigen Ziel nehmen sollte, sein häusliches Leben zu verbessern. Wörtlich schreibt er dazu:

> „Ein Mann, der selbstbeherrscht ist, sollte stets darauf achten, seine Stärke und seine Männlichkeit zu erhalten, indem er entsprechende Stärkungsmittel verwendet. Denn Rechtschaffenheit, Reichtum, Zuneigung und guter Ruf hängen von einer gesunden Männlichkeit ab. Und diese wiederum erlaubt es, einen Sohn zu zeugen, in dem diese Eigenschaften ebenfalls angelegt sind.
>
> Das beste Anregungsmittel (das beste Mittel zur Steigerung der Männlichkeit) ist, eine ausgelassene und fröhliche Partnerin zur Frau haben. Was muß man noch viele Worte verlieren über eine Frau, die in ihrer Person alle begehrenswerten Eigenschaften vereint, die die Sinne erfreuen. Eine derartige Verbindung aller betörenden Eigenschaften, die die Sinne stimulieren und erfreuen, kann überhaupt ausschließlich in einer Frau gefunden werden und nirgends sonst.
>
> Ja, gerade diese Eigenschaften, die man nur bei der Frau findet, erregen unsere Lust vollständig. Daher ist es richtig, daß die Lust des Mannes hauptsächlich in der Frau begründet liegt und daß in ihr die eigentliche Quelle der Nachkommenschaft zu suchen ist. In ihr sind ebenfalls Rechtschaffenheit, Reichtum, günstige Vorzeichen und die beiden Welten, die jetzige und die andere, zu Grunde gelegt. Eine Frau, die hübsch, jung und mit Gesichtszügen ausgestattet ist, die günstiges Schicksal verheißen, die weiter liebenswert, geschickt und kunstfertig ist, wirkt als das beste Aphrodisiakum."

Bezüglich der Nachkommenschaft heißt es weiter:

„Ein Mann ohne Nachkommenschaft ist wie ein einsam stehender Baum, der keinen Schatten wirft, der keine Zweige hat, der keine Früchte trägt und keinen angenehmen Geruch verströmt. Ein Mann ohne Nachkommen muß mit einer übermalten Lampe verglichen werden, mit einem ausgetrockneten See oder mit einem metallähnlichen Stoff, der sich allein das Aussehen von wertvollem Metall gibt, und er gleicht einem Strohmann, der nur die Umrisse eines Menschen besitzt.

Ein Mann mit zahlreichen Nachkommen wird gepriesen wie jemand, der eine Vielzahl von Erscheinungen sein eigen nennt, eine Vielzahl von Gesichtern, Wesen, Bewegungen, Augen, Verstandeskräften und Seelen besitzt. Ein derartiger Mann wird hoch gepriesen als jemand, der durch günstige Schicksalszeichen ausgezeichnet ist, der lobenswert ist, gesegnet und männlich stark ist und der Ursprung für viele, weitverzweigte Generationen ist.

Zuneigung, Stärke, Glückseligkeit, Lebensunterhalt, räumliche Ausbreitung, zahlreiche Verwandte, Ruhm, der glückliche Ausgang aller Wünsche und Zufriedenheit — dies alles hängt von der Nachkommenschaft ab. Daher sollte ein Mann, der sich Nachkommen wünscht, die Vorzüge, die ihm eine zahlreiche Nachkommenschaft bringt, und die Freuden des Ehelebens genießen möchte, auch stets die die Männlichkeit stärkenden Mittel verwenden."

Um eine Familie und Kinder zu haben, ist Männlichkeit notwendig. Der Samen, der in der Lage ist, Kinder hervorzubringen, ist männlich und stark. Reiner *sukra* oder Samen wird im Ayurveda als „das, was fett und rein ist und das, was *madhura* ist und wie Honig, *ghee* oder Öl riecht" beschrieben. Heutzutage klagen Männer über vorzeitige Ejakulation, Impotenz und andere Störungen der

Sexualität. Die Psychologen führen dies auf Ängste, Hemmungen, Furcht etc. zurück. Der Ayurveda stimmt dieser Meinung zu. Und es heißt ausdrücklich in den Texten, daß der Geist frei von Ängsten, Sorgen und von Furcht sein soll. Doch wird gleichzeitig gefordert, daß der *sukra dhatu* oder der Samen von größter Reinheit sein soll

Für Impotenz gibt es Gründe: Nach SUSRUTA existieren sechs Arten von *Impotenz:*

1. „Ein Nachlassen der Begierde, weil in dem Mann bittere Gedanken und Erinnerungen aufsteigen oder weil der Akt mit einer häßlichen Frau erzwungen wird (der es nicht gelingt, die Lust im Herzen ihres Partners anzufachen) sind Zeichen für eine zeitweise Impotenz aus seelischen Gründen."

2. „Übermäßiger Gebrauch von Dingen, die scharf, sauer oder salzig von Geschmack sind, oder von heißen Speisen führt zum Verlust von *saumya dhatu* (wässrige Körperflüssigkeit) im Organismus. Das ist eine andere Art der Impotenz."

3. „Impotenz, die aus dem Verlust des Samens bei Männern entsteht, die übermäßigem sexuellen Genuß ergeben sind ohne allerdings ein *vajikarana* zu verwenden, ist die dritte Art von Impotenz."

4. „Eine langwierige Erkrankung der männlichen Geschlechtsorgane (wie zum Beispiel Syphilis) oder die Verletzung an einem *marma*[32] zerstört die Zeugungskraft vollständig. Das ist die vierte Art von Impotenz."

5. „Impotenz, die seit der Geburt besteht, wird angeborene Impotenz genannt."

6. „Die willentliche Unterdrückung des sexuellen Genusses durch einen Mann, der absolute Enthaltsamkeit anstrebt, oder auch aus reiner Bequemlichkeit, verursacht eine Härtung des Samenflusses und ist der Grund für die sechste Art von Impotenz."

Von allen genannten sechs Arten gelten die angeborene

Impotenz und die Impotenz auf Grund einer Verletzung als unheilbar. Die übrigen Arten sind heilbar und werden mit Gegenmitteln und -maßnahmen, die ihren jeweiligen Ursachen entsprechen, kuriert. Eine *vajikarana*-Behandlung setzt sich aus Heildrogen und -mitteln zusammen, die die Produktion der Samenflüssigkeit anregen und gleichzeitig deren Qualität verbessern. Sie verhindern vorzeitige Ejakulation und verleihen ausreichende Kräfte, den Samenerguß zu verzögern. Das Maß sexueller Begierde wird ebenfalls zurück auf einen Normalzustand gebracht. Wie man sieht, haben die altindischen Ärzte sehr viele Störungen der Sexualität gekannt und entsprechende Mittel und Maßnahmen in den Ayurveda-Texten überliefert.

Genau wie bei einer Behandlung mit Lebenselixieren ist es auch vor der Verwendung von Aphrodisiaka notwendig, den Körper zu entschlacken und zu reinigen. Es heißt, daß die Aphrodisiaka, werden sie in entsprechender Dosis zur angemessenen Zeit genommen und nachdem die Körperkanäle gereinigt und der ganze Körper von allen Schlacken und Verunreinigungen befreit wurde, die Potenz des Mannes erheblich stärken. Jedes Aphrodisiakum wirkt gleichermaßen auch als Tonikum und Stärkungsmittel. Daher muß der Körper zunächst mit den der Körperkonstitution des jeweiligen Mannes entsprechenden Purgiermitteln gereinigt werden, denn die Aphrodisiaka bringen keinerlei Wirkung hervor, wenn sie einem verunreinigten Körper eingegeben werden.

Nun wollen wir uns den verschiedenen Rezepten zuwenden. SUSRUTA sagt dazu:

„Verschiedene Arten nahrhafter und schmackhafter Speisen und süße, köstliche, erfrischende Getränke, eine Unterhaltung, die den Ohren angenehm ist und über die Haut wie eine sanfte Berührung streicht, klare Nächte, die versüßt werden von den Strahlen eines vollen Mondes, und ein junges, hübsches und lustiges Mädchen, liebliche Gesänge, die verzaubern und die Seele fesseln, das

Kauen von Betelblättern, Wein und Kränze, gewunden aus süß duftenden Blumen, und ein fröhliches, unbeschwertes Herz — das sind die besten Aphrodisiaka im Leben." Und dann zählt er verschiedene Rezepte und Heilkräutermischungen auf, die bei einer *vajikarana*-Therapie Verwendung finden und demonstriert damit, über welch umfassendes Wissen die altindischen Ärzte verfügten. Die Behandlung mit Aphrodisiaka kann auf zweierlei Weise geschehen: einmal nach der alten Methode, dem *arsha sampradya*, und zum anderen nach der erst vor fünf oder sechs Jahrhunderten eingeführten neueren Methode, dem *siddha sampradya*. Letztere besteht in der Hauptsache aus Quecksilberpräparaten, *rasa* genannt. Einige der gebräuchlichen Rezepturen enthalten Substanzen, die erst später bekannt wurden wie Opium, Cannabis indica, Hanf etc. und sollen die Wirksamkeit der Rezepte verstärken, so daß Männer wie Frauen gleichermaßen sexuelle Befriedigung erlangen können und sich voll und ganz der Freuden dieser Gabe der Natur hingeben könne. Die Medikamente, die Ingredienzien wie Opium, Hanf etc. enthalten, sind selbstverständlich begrenzt, doch es gibt andere Mittel, für deren Bereitung Knoblauch, Zwiebeln und ähnliche pflanzliche Bestandteile verwendet werden. Dies sind die speziellen *kalpa*[34].

Im folgenden führen wir einige Zusammensetzungen von Aphrodisiaka an, um eine allgemeine Vorstellung von der Art der Anwendung zu geben:

1. UTKARIKA: Es wird wie folgt bereitet: Das Pulver von Sesam (Sesanum orientale), Hülsenfrüchten, *vidari* oder *sali*-Reis werden mit *saindhava*-Salz gemischt und mit einer reichlichen Menge Saft, gepreßt aus Zuckerrohr der Art *paundarika*, zu einer Paste verarbeitet. Diese wird sodann mit Schweineschmalz verrührt. Und *utkarika* wird schließlich bereitet, indem man die aus den Zutaten entstandene Paste in geklärter Butter erhitzt. Ver-

wendet ein Mann dieses Mittel, *utkarika*, so ist er in der Lage, hundert Frauen beizuwohnen.

2. Das Pulver von PIPPALI (Pfeffer, Anm. d Übers.), *sali*-Reis, Weizen und Gerste werden zu gleichen Teilen vermischt und zu Kuchen oder *pupalika* geformt, die in geklärter Butter ausgebacken werden. Ißt ein Mann diese Kuchen und trinkt dazu Milch, die mit reichlich Zucker gesüßt ist, so wird er so potent, daß er die Freuden der Liebe wie ein Sperling genießen kann.

3. Pulverisierter VIDARI, abwechselnd in ausgepreßten *vidari*-Saft getaucht und wieder getrocknet, wird mit Honig und geklärter Butter aufgeleckt. Das befähigt einen Mann zehn Frauen nacheinander beizuwohnen. (Epomoea digitata)

4. Das Pulver von getrockneten AMALAKA, im eigenen, zuvor ausgepreßten Saft eingeweicht, wird mit Honig, Zucker und geklärter Butter aufgeleckt. Danach wird Milch getrunken. Diese Mischung wird auch einen achtzig Jahre alten Greis so potent machen wie einen Jüngling.

5. Die HODEN eines Ziegenbockes oder einer Schildkröte werden mit Salz und pulverisiertem langen Pfeffer gemischt und in geklärter Butter ausgebacken. Dieses Mittel wirkt erfolgreich und sehr rasch als Aphrodisiakum.

6. DISMULARISTA und ASWAGANDHARISTA: Zwei bis vier Teelöffel nach dem Mittag- und dem Abendessen eingenommen, fördern die Verdauung, verstärken die *rasayana*-Wirkung und wirken noch lange nach Gebrauch als starkes Aphrodisiakum.

7. VIDARI (Ipomoea digitalia): Dieses Aphrodisiakum besteht aus der Wurzel der Tuberose, die Harz, Zucker und Stärke enthält. Derartige Wurzeln gelten als Tonikum, Aphrodisiakum, Verjün-

gungsmittel, Beruhigungsmittel, Abführmittel, Milch bildend (Geschmacksrichtungen: süß und bitter; *veerya*: kalt; *vipaka*: süß). Sie beruhigen *vata* und *pitta* und erzielen vor allem bei den Geschlechtsorganen eine deutliche Wirkung. Die Wurzeln werden in der Medizin verwendet. Angebaut wird die Pflanze in ganz Indien und findet Verwendung für die verschiedensten Tonika. Pulverisierter *vidari* wird Frauen verordnet, um die Produktion von Muttermilch anzuregen. Er wird Kindern verabreicht, die mager und rachitisch sind. Pulverisierte Wurzeln, aufgekocht in Zucker und Butter, wirken dick machend und vermindern den Menstruationsfluß. Außerdem gelten sie als mildes Purgiermittel. Pulverisierte Wurzeln, eingeweicht in den Saft der *vidari*-Pflanze und zusammen mit Honig und *ghee* gegeben, wird als Aphrodisiakum empfohlen.

8. SALAM MISRI (Orchis mascula): Knollen und Früchte der Wurzel werden ebenfalls in der Medizin verwendet. Die Knollen enthalten Glukose, bittere Stoffe, fünfundzwanzig Prozent Stärke, fünfzig Prozent Pflanzenschleim, Zucker, Eiweiß, Spuren von Ölen und Asche, die hauptsächlich aus Phosphaten und Chloriden der Potasche besteht, und Kalk. Der wichtigste Bestandteil ist Pflanzenschleim oder Stärke. (Geschmack: süß; *veerya*: heiß; *vipaka*: süß.) Diese Pflanze, speziell die pulverisierte *misri*-Wurzel, gehört zu den wirksamsten Bestandteilen einer Mastkur für geschwächte und rekonvaleszente Menschen. Normalerweise wird sie in Milch gekocht, wobei ein Teelöffel Pulver auf eine Tasse Milch kommt. Auch bei Krankheiten wie Diabetis und Schwindsucht etc. und bei Fällen chronischer Diarrhöe und Ruhr wird sie gern angewendet. *Salam* wird seit langem in Indien als Stärkungsmittel und als Aphrodisia-

kum geschätzt und vor allem eben für Krankheiten, die mit enormen Schwächungen des Körpers verbunden sind, oder bei Verlust der Zeugungskraft verabreicht. Im „Indigenous Drugs Report“ (Madras) ist nachzulesen, daß diese Pflanze erst kürzlich in einem Fall von Nervenschwäche verwendet wurde — mit gutem Erfolg. Sie regt das Verdauungsfeuer an und vermehrt die Samenproduktion; sie ist ein Stärkungsmittel, Aufbaumittel und Aphrodisiakum. Ein *paka* oder süßes Mittel wird aus *salam* hergestellt, das unter dem Namen *salam paka* bekannt ist. Es wird speziell im Winter verwendet, und soll gegen alle Arten von Schwächezuständen und Gebrechlichkeiten wirken.

9. KAVECA (Mucuna pruriens): Diese Pflanze wird auch *atmagupta* genannt. Ihre Samen, Wurzeln und Blätter finden in der indischen Medizin Verwendung. Sie besteht in der Hauptsache aus Harz, Gerbsäure, Fett und Spuren von Mangan. Die Samen enthalten freie Fettsäuren und das Glyzerid, wahrscheinlich Ölsäure, Harz und Eiweiß. Die Samen sind zusammenziehend, wirken bei Würmern, ferner als Nerventonikum und als Aphrodisiakum. Die Wurzel ist ebenfalls ein Nerventonikum und wirkt speziell harntreibend. Die Samenschoten sind mit Härchen bedeckt, die als Wurmmittel wirken, die Haut reizen und als milde Hautpflaster Verwendung finden. Die Schoten sind überall bekannt, da die borstigen Härchen, mit denen sie bedeckt sind, Entzündungen auf der Haut hervorrufen können, wenn man nicht vorsichtig mit ihnen umgeht. Diese Borstenhaare, die die Samenkapseln bedecken, wurden, vermischt mit Honig, als Wurmmittel bei Spulwürmern verwendet. Die Würmer wurden dabei auf rein mechanische Weise ausgeschieden. Die Samen der Pflanze wurden vor allem

pulverisiert verschrieben und in Dosen zwischen zwanzig und vierzig Korn bei Leukorrhöe, Spermatorrhöe etc. und in Fällen, die eine Behandlung mit Aphrodisiaka erforderte, eingegeben.

Susruta empfiehlt die kombinierte Eingabe von pulverisierten *kavaca*-Samen mit ebenfalls zu Pulver zerriebenen Früchten von Tribulus terrestris in der Dosierung von einer *drachm* in Zucker und lauwarmer Milch als wirksames Aphrodisiakum.

10. VANARI VATIKA: Dieses Mittel wird von Bhava Prakash empfohlen. Es wird aus vierhundert Gramm der Pflanzensamen hergestellt, die mit acht Pfund Kuhmilch gekocht werden, bis die Milch eingedickt ist. Die Samen werden nun weiter ausgekocht und zerstampft, schließlich in *ghee* gebraten und mit der doppelten Menge Zucker zu Bonbonmasse verarbeitet. Die Masse wird zu Bällchen geformt und in Honig aufbewahrt. Die Dosierung: ein bis zwei Bällchen (je zirka einhundert Gramm) mit Milch gegessen. *Vanari vatika* gilt als eines der besten Mittel bei Potenzstörungen.

Nach Dr. K. M. Nadkarni soll *vanari vatrika* auch bei Leukorrhöe, zu starker Menstruation und bei Lähmungserscheinungen helfen. In Südindien wird ein Mittel gegen Spermatorrhöe aus pulverisiertem Mucuna pruriens und *goksura*-Samen, aus den Wurzeln des Eriodendron, des Anafractuosum und Asparagus adscendens, aus den drei Myrobalen, *gulanca,* Stärke und Zucker hergestellt. Alle Ingredienzien, staubfein zerrieben, werden im Verhältnis eins zu eins gemischt. Dieses Pulver wird in der Dosis von ein einhalb *drachms,* vermischt mit zwei *tolas ghee* zweimal pro Tag in Kuhmilch verabreicht. (*rasa*: süß und bitter; *veerya*: kalt; *vipaka*: süß)

Das Mittel wirkt vor allem auf die Genitalien.

Es stärkt und regt die Milchproduktion an, es ist schwer, vermindert *vayu* und *pitta* und vermehrt *kapha.*

(Interessant ist, daß fast alle dieser Stärkungsmittel *vayu* und *pitta* vermindern und *kapha* vermehren. Wenn wir Mucuna pruriens, auch *kavaca* genannt, untersuchen, so werden wir wahrscheinlich sehen, daß die Anzahl der Samenzellen in der Samenflüssigkeit nach Einnahme der Droge größer ist als zuvor. Da es bisher noch kein Medikament gibt, das dergleichen vermöchte, kann man gerade auf dieses *kavaca* große Hoffnungen bauen. Die Pflanze ist in ganz Indien erhältlich, da sie überall wächst.)

11. BHANGA oder GANJA: Cannabis indica[35] oder Cannabis sativa oder indica, als *bhanga* oder *ganja* in Indien bekannt, wird als Tonikum verwendet. Es wird auch Hanf genannt. Es ist bitter und zusammenziehend, heiß, und das Verdauungsprodukt ist bitter. Es verstärkt das Verdauungsfeuer, fördert die Verdauung, ist leicht, regt den Appetit an und gehört zu den Rauschdrogen. Es vermindert *kapha* und *vata.* Man nimmt es, um ein Gefühl der überschwenglichen Freude zu erleben und um beim Geschlechtsverkehr das Gefühl ungewöhnlicher Stärke zu haben. Doch muß daraufhingewiesen werden, daß es eine schädliche Wirkung auf die Charakterbildung hat und süchtig macht. Während Holi nehmen die Teilnehmer diese Droge in einer Form, die man *thandai* oder kalter Trank nennt. Nach dem Genuß verfallen sie in einen rauschartigen Zustand. Jemand, der eine geschwächte oder schwache Konstitution besitzt, sollte diese Art von berauschender Droge nicht verschrieben bekommen.

Die Anwendung von frischem Cannabis sativa ist ebenfalls gebräuchlich. Dieses Mittel enthält ein Öl aus den Früchten oder Samen von hanfartigen Pflanzen, verschiedene alkalireiche Stoffe und daneben *caras*.

Das Cannabis Harz, das aus den Blättern der Pflanze gewonnen wird, enthält kein Chlorophyll. Alle Teile der gesamten Pflanze wirken betäubend, magenstärkend, krampflösend, lindernd, schmerzstillend, anregend, beruhigend und wie ein Aphrodisiakum. Wird es ständig genommen, führt dies zu Verdauungsstörungen, körperlichem Verfall, Niedergeschlagenheit und Impotenz. In großen Doses verwendet, verursacht es zunächst ein Gefühl der Hochstimmung, ein Rauschgefühl, eine Art doppeltes Empfinden und endet schließlich mit Gedächtnisschwund, Depressionen etc. Es wird in der Medizin bei vorzeitiger Ejakulation verschrieben, bei nachlassender Potenz oder bei Impotenz als Anregungsmittel und Liebesmittel, und bei Fällen von Diarrhöe und Ruhr. *Unani*-Ärzte haben sich seiner Wirkung häufig bedient. Gewöhnlich wird es zusammen mit Opium verabreicht.

Thandai: Zirka drei *tolas* dieses Mittels werden sorgfältig mit kaltem Wasser gewaschen und dann zu Pulver zerrieben, zu je gleichen Teilen mit schwarzem Pfeffer, getrockneten Blütenblättern der Rose, Mohnsamen, Mandeln, Kardamon, Gurken- und Melonensamen gemischt und mit Zucker, zirka ein einhalb Liter Milch und einer entsprechenden Menge Wasser aufgefüllt. Dies, so heißt es, sollte ausreichen, auch einen Süchtigen zu berauschen (die Hälfte oder ein Viertel der angegebenen Menge würde für jemanden ausreichen, der die Droge nicht gewöhnt ist). Der Rauschzustand, der durch diesen Trank verursacht wird, äußert sich in Singen und Tanzen, viel Sprechen, Heißhunger auf Speisen und auf erotische Freuden. Dieser Zustand dauert ungefähr sieben Stunden an, dann verfällt der Berauschte in Schlaf. Weder Übelkeit, Magenbeschwerden noch Verdauungsstörungen sind die Folge. Am nächsten Tag ist leichte Benommenheit und eine Verengung der Pupillen zu beobachten, doch das sind die einzigen Spuren, die überhaupt zu bemerken sind.

Majun oder Süßigkeiten aus Hanf (Cannabis) bestehen neben *ghee* und Wasser aus *bhang, ganja, caras, poium,* Mohnsamen, *dhatura* (Datura innoxia), Blätter und Samen, Nelken, Harz, Anis, Kümmel, Zucker, Butter, Mehl, Milch, Kardamon und *tabasir.* Eine Dosierung von ein halb bis einer *drachm* reicht aus, für jemanden, der diese Droge häufig nimmt. Sie schmeckt süß und riecht ausgesprochen angenehm. Bisweilen werden noch Stramonium-Samen hinzugefügt, nie jedoch Nux vomica. Die Wirkung ist erstaunlich: Ekstase, ein Hochgefühl, das Gefühl zu fliegen, gesteigerter Appetit und heftige sexuelle Wünsche.

12. MAKARADHWAJA[36]: *Makaradhwaja* gehört zur Gruppe der *siddha sampradya vajikaranas* und ist unter den Liebesmitteln wie unter den Lebenselixieren einzigartig. Die Entwicklung von *rasa sastra* (d. h. die Wissenschaft von den Quecksilberpräparaten) erfolgte langsam, wenn auch erfolgreich, während der letzten Jahrhunderte. Für den medizinischen Gebrauch wird *rasa,* also Quecksilber, auch *parada* genannt, zunächst gereinigt. Dies heißt *sodhana.* Insgesamt werden acht verschiedene Prozesse durchgeführt, die sog. *asta sanskara.* In einigen Texten werden auch achtzehn Prozesse (*astadasa sanskara*) angegeben. Das so gereinigte Quecksilber wird mit ebenfalls gereinigtem Schwefel zerrieben, so daß das schwarze Quecksilbersulfid entsteht. Dieses wiederum wird in einer besonders

geformten Flasche zirka zweiundsiebzig Stunden erhitzt. Dabei wird die Flasche in einen mit Sand gefüllten Kasten gestellt, damit sie auf verschieden hohe Temperaturstufen erhitzt werden kann: Man erhitzt zunächst wenig aber gleichmäßig, erhöht die Temperatur dann und erhitzt schließlich maximal. Abschließend wird diese Prozedur in umgekehrter Reihenfolge vorgenommen. Der Schwefel verbrennt auf diese Weise, und das Quecksilber setzt sich am Flaschenhals ab, wenn man diesen mit einem Korken verschließt. Am letzten Tag dieses Vorgangs hat sich das gesamte Quecksilber im Flaschenhals abgesetzt. Die Flasche wird nun abgekühlt. Das Ergebnis ist rotes Quecksilbersulfid, *rasa sindhura* genannt. Wird Gold mit *parada* (Quecksilber) und *gandhaka* (Schwefel) gemischt, dann heißt die daraus entstehende Substanz *makaradhwaja.*

Eine erstmalige Herstellung von *makaradhwaja,* bei dem sich die Mengenverhältnisse von Quecksilber zu Schwefel wie eins zu zwei verhalten, heißt *dwiguna:* „die doppelte Kraft des Schwefels, mit Quecksilber gebrannt". Wird dieser Vorgang insgesamt dreimal durchgeführt, dann heißt die entstehende Substanz *sataguna,* da die verbrannte Schwefelmenge sechsmal so groß ist wie die Quecksilbermenge. Wird dieser Vorgang achtmal wiederholt, so heißt das Ergebnis *sodasaguna.* Und wenn dieser Vorgang fünfzigmal durchgeführt wird, heißt der *makaradhwaja,* den man am Ende erhält, *sataguna,* da die verbrannte Schwefelmenge hundertmal so groß ist wie die Quecksilbermenge. Diese vier Arten *makaradhwaja* werden in Indien von bekannten pharmazeutischen Fabriken hergestellt. Wir können sie je nach ihrer Wirksamkeit aufzählen: *sataguna,* die Substanz mit der größten Wirksamkeit; *sodasaguna,* die Substanz mit der geringeren

Wirksamkeit, *sataguna,* die Substanz die am wenigsten wirkt und *dwiguna,* die Substanz, die normal wirkt. *Makaradhwaja* heißt auch *sarvaroghara,* da es alle Krankheiten heilt, wenn es in verschiedenen Substanzen oder Flüssigkeiten verabreicht wird *(anupana). Parada* wird im Ayurveda als *yogavahi* erwähnt; dieser Terminus wurde im Kapitel über die Pharmakologie der altindischen Medizin bereits verwendet.

Makaradhwaja wird zusammen mit Moschus, Ambra, den (teilweise natürlichen; A. d. Ü.) „Oxyden" von Eisen, Glimmer, Zinn, Gold und Silber oder aber mit nicht-metallischen Stoffen wie *salamisri* (Orchis mascula), Kardamon etc. zu Pulver zerrieben. Die so entstandenen Heildrogen werden gemischt, im Saft von Betelblättern verrührt und zu Pillen geformt. Zwei Pillen am Morgen und zwei am Abend auf nüchternen Magen mit Milch, Honig, Butter, Kaffee oder Tee eingenommen, helfen bei niedrigem Blutdruck, Schlaffheit, Erschöpfung und Schwäche. *Makaradhwaja* regt die Produktion von Samen an, verbessert dessen Qualität, steigert die Libido und wirkt stark sexuell stimulierend. Dieser *vajikarana* stellt eine erstaunliche Heildroge dar bei Impotenz und wirkt wahre Wunder — vorausgesetzt, alle für die Zubereitung notwendigen Ingredienzien sind rein und unverfälscht. Substanzen wie Moschus, Ambra und Gold *bhasma* sollten stets in der rechten Dosierung verwendet werden. Und sie sollten unbedingt von bester Qualität sein.

Makaradhwaja ist eines der bekanntesten Stärkungsmittel des Ayurveda und wird als Heilmittel bei Impotenz und Nervenschwäche etc. gerühmt. Es ist gut und wirksam nach einer schwächenden Krankheit und bei Fieberanfällen. Es kann zudem von Menschen jeder Altersstufe und zu allen Jahreszeiten genommen werden. Im Gegensatz zu Kokain, Cannabis indica, Opium etc. wirkt es nicht berauschend, sondern fördert die Bildung aller sieben *dhatus* oder Körperbestandteile und ist deshalb ein ideales Tonikum. Es hat weder die rasch einsetzende, vorübergehende Wirkung wie Opium oder Nux vomica, sondern wirkt über längere Zeit, ohne jedoch die Gesundheit zu beeinträchtigen. Eine *makaradhwaja*-Pillenkur fördert die Verdaulichkeit von Milch und kuriert chronischen Durchfall und Diarrhöe.

13. VASANTA KUSUMAKAR: Auch dies ist ein höchst wirksames Aphrodisiakum. Weiter hilft es bei chronischen Krankheiten wie Asthma, Diabetis, Altersbeschwerden, da es momentan kräftigend wirkt, so daß der Patient größere Widerstandskräfte erhält und so rascher wieder gesundet. Die Zusammensetzung des Mittels: Gold, Moschus, Ambra, Glimmer, Eisen- und Zinnverbindungen, ungefähr sechs Monate lang in die Säfte verschiedener Pflanzen wie *candan, kewada* und *satavari* getaucht wobei der Saft jeder Pflanze siebenmal hintereinander verwendet wird. Nach dem Ablauf von sechs Monaten ist das Medikament fertig. Es ist ebensfalls eine sehr bekannte Heildroge des Ayurveda, um Altersschwäche und Impotenz zu heilen, und Begleiterscheinungen von Krankheiten wie Diabetis, Asthma, niedriger Blutdruck etc. zu lindern.

14. Man nehme zu gleichen Teilen *ashwagandha, satavari, vidaraka, gokharu, kavaca* und *iksurak* und zerstoße sie zu einem feinen Pulver. Zwei bis vier Teelöffel von diesem Pulver (zirka drei bis sechs Gramm) in Kuhmilch oder einer anderen geeigneten Flüssigkeit jeweils am frühen Morgen und vor dem Zubettgehen genommen, fördert die Produktion des Samens und verbessert seine Qualität.

Es hilft bei Rückenschmerzen und in Fällen, bei denen die Samenflüssigkeit zu dünn ist. Es stärkt die Gesundheit, kräftigt und wird hauptsächlich dann verordnet, wenn — sei es auf natürliche oder auf unnatürliche Weise — übermäßiger sexueller Genuß stattgefunden hat.

15. Man nehme zu gleichen Teilen *satavari*, *salam musali* (schwarz und weiß), *iksurak*, *gokharu*, *bahufali*, *yastimadhu*, *akharakarabh*, getrockneten Ingwer, Pfeffer, *vidarikandu*, die Wurzel von *salamali*, *bahaman* (rot und weiß), *jayaphal* und *javantri* und zerstoße alle Ingredienzien zu einem feinen Pulver. Dosierung: ein bis zwei Teelöffel, je nach Stärke des Patienten, mit gezuckerter Milch eingenommen. Dies hilft sehr gut bei Impotenz, bei Spermatorrhöe, Altersschwäche. Es stärkt die Potenz, verleiht neue Kräfte, Gesundheit, Lebensenergie und männliche Stärke. Es sollte mindestens ein, zwei Monate lang genommen werden, damit es seine ganze Wirksamkeit entfalten kann.

Bisweilen werden die oben beschriebenen Medikamente mit Honig vermischt, so daß eine Art Gelee entsteht, die man *awaleha* nennt. Die Bezeichnung einer derartigen Substanz richtet sich immer nach dem Hauptbestandteil des Mittels, bzw. nach seiner spezifischen Wirkungsweise. Das eben wiedergegebene Rezept würde zum Beispiel *satavaryadi curna* heißen, da das Heilmittel an erster Stelle *satavari* enthält; oder es würde nach seiner Wirkung als *vajikarana curna* heißen.

16. Man nehme je acht *tolas* von *kavaca*-Samen, schwarzem *gram*, Datteln, einer speziellen Art Spargel, indischen Wasserkastanien und Trauben. Man koche die Zutaten in vierundsechzig *tolas* Milch und ebensoviel *tolas* Wasser, bis die Flüssigkeit auf vier-

undsechzig *tolas* reduziert ist. Man streiche die Mischung nun durch ein sauberes Tuch und verrühre sie mit vierundzwanzig *tolas* Zucker, ebenso viel Bambus-Manna und frischem *ghee.* Dies sollte man mit Honig nehmen und anschließend *sastika*-Reis essen. Selbst ein Mann, der an Altersschwäche leidet oder der impotent ist, wird nach dem Genuß dieses Mittels in der Lage sein, viele Nachkommen zu zeugen, und er wird männliche Kraft wie ein Jüngling erlangen.

17. Man nehme die zarten Sprossen der Datteln, schwarzen *gram,* Milch, Marmelade, Spargel, Datteln, *mahwa*-Trauben und die Früchte der *kavaca*-Pflanze. Von diesen Zutaten koche man je vier *tolas* in 256 *tolas* Wasser, bis das Ganze auf ein Viertel eingekocht ist. Dann koche man es erneut in vierundsechzig *tolas* Milch. Wenn die Flüssigkeit auf die ursprüngliche Milchmenge, also auf vierundsechzig *tolas,* eingekocht ist, sollte die Mischung mit gekochtem *sastika*-Reis reichlich *ghee* und Zucker gegessen werden. Dies gilt als ein ausgezeichnetes Mittel zur Stärkung der Männlichkeit.

18. *Jivaka, rusbhaka, meda,* Schwalbenwurz, die zwei Arten indischer Kugeldisteln, Disteln, Datteln, Süßholz, Trauben, langer Pfeffer, Ingwer, indische Wasserkastanien, weiße Yam-Wurzel, frischer *ghee,* Milch und Wasser; der aus diesen Zutaten hergestellte *ghee,* eingekocht auf die ursprünglich verwendete Menge *ghee,* wird mit einem Viertel dieser Menge an Zucker und Honig vermischt. Gegessen wird dieses Mittel mit *sastika*-Reis. Die Menge richtet sich nach der individuellen Stärke des jeweiligen Verdauungsfeuers. Dieser *vajikarana* wirkt ausgezeichnet als Potenzmittel, kräftigt ganz allgemein, verbessert das Aussehen, stärkt die Stimme und gilt als Tonikum.

19. Man nehme dreißig lange Pfefferschoten und zerreibe sie. Anschließend brate man sie in vier *tolas* einer Öl- und *ghee*-Mischung an, und mische alles mit Zucker und Honig. Frische Kuhmilch sollte nun direkt aus dem Euter auf die Mischung gemolken werden, so daß alles flüssig wird. Die Dosierung erfolgt auch hier je nach der Stärke des Verdauungsfeuers. Eingenommen wird es zusammen mit einer Mahlzeit bestehend aus *sastika*-Reis, Milch und *ghee*. Wer davon ißt, wird eine ganze Nacht keine Ejakulation haben dafür aber eine ständige Erektion.

20. Die Milch einer gesunden, starken Kuh, die mit Blättern des schwarzen *gram* aufgezogen wurde und mit Zuckerrohr gefüttert wird und fette Milch gibt, wird entweder gekocht oder frisch getrunken oder aber mit Zucker, Honig und *ghee* gemischt. Das ist ein hervorragendes Aphrodisiakum.

21. Der Mann, der pulvrisiertes Süßholz vermischt mit *ghee* und Honig (je ein *tola)* genießt und hinterher Milch trinkt, erhält immerwährende Männlichkeit.

22. Man verarbeite Schweinefleisch zu einer Paste, mische diese mit schwarzem Pfeffer und Steinsalz und forme daraus Pillen von der Größe von Brustbeeren. Diese Pillen brate man in heißem *ghee*. Sind sie durch das Braten hart geworden, werden sie in eine Brühe, gekocht aus Hahnfleisch und reichlich angereichert mit *ghee*, gegeben. Dazu kommen pulvrisierte Gewürze, Quark und der Saft von Granatäpfeln. Diese Brühe sollte vorsichtig gekocht werden, damit die Pillen nicht brechen oder beschädigt werden. Ißt man diese Brühe mit samt der Pillen, so erhält man Samen im Überfluß.

23. Gesäuberte, ausgepellte und gekeimte schwarze *gram* werden zusammen mit Früchten der *ka*-

vaca-Pflanze in eine Brühe aus Büffelfleisch geworfen. Die Brühe wird nach Vorschrift mit einer reichlichen Menge *ghee,* mit Quark und dem Saft von Granatäpfeln, mit Koriander, Kümmel und Ingwer vermischt. Diese gekeimten Erbsen, mit der Brühe zusammen gegessen, bewirken eine unerschöpfliche Samenproduktion.

24. Wer das frische Fleisch des *rohita*-Fisches oder einen *safair*-Fisch ißt, der gut in heißem *ghee* gebraten wurde, der wird beim Geschlechtsakt nicht müde. Wer sich Nachkommen wünscht, sollte den in *ghee* gebratenen *rohita*-Fisch zusammen mit einer Brühe aus Ziegenfleisch und Fruchtsäften genießen und fette Säfte hinterhertrinken.

Die Liste von *vajikaranas* ist keineswegs vollständig, doch gibt sie wenigstens eine Vorstellung, welche Rezepte für die Herstellung von potenzstärkenden Mitteln gebräuchlich waren. Viele, die von geschwächter Potenz sind und daher mit dem Leben allgemein nicht zufrieden sind, können im Ayurveda eine Lösung für ihre Probleme finden. Auch die moderne Medizin hat nun eingesehen, welche wichtige Rolle die natürlichen oder synthetischen Hormone spielen, die entweder oral oder durch Injektion in den Organismus gelangen. Die Ärzte des Ayurveda jedoch waren sich dieser Tatsache bereits vor dreitausend Jahren bewußt. Sie führten *bastandavadi* als Behandlungsmethode ein, bei der die Hoden des Ziegenbocks gereinigt und mit schwarzem Sesam zerrieben werden, um anschließend daraus Pillen zu formen. Diese winzigen Pillen wurden verabreicht, um die Samenzellen in der Samenflüssigkeit zu vermehren. Daneben stärken sie auch selbstverständlich die Potenz und die Kraft.

Die Ausbildung der Ayurveda-Ärzte

Ayurveda, oder das Wissen von der Lebensdauer, umfaßt die Gebiete Allgemeinmedizin und Chirurgie. Gewöhnlich wird der Ayurveda als achtteilige Wissenschaft bezeichnet: *kayacikitsa* oder Allgemeinmedizin, *salyacikitsa* oder Chirurgie, *salakyacikitsa* oder Erkrankungen oberhalb der Klavikula, *kaumarabhritya* oder Geburtshilfe und Kinderheilkunde, *bhutavidya* oder Psychotherapie, *agadatantra* oder Toxikologie, *rasayana* oder Lebenselixiere und schließlich *vajikarana* oder Potenzmittel.

Kaumarabhritya zum Beispiel behandelt ausschließlich Kinderkrankheiten. Doch dazu gehört eine vollständige Information über Kinder, die mit dem Wissen von Samen und Menses beginnt, weiter die Zeugung, die Wachstumsstufen des Föten, den Geburtsvorgang und schließlich die eigentlichen Kinderkrankheiten ausführlich beschreibt. Einige Autoren haben erwähnt, daß es im Ayurveda keine gesonderte Ausführung über Geburtshilfe oder allgemein über Gynäkologie gäbe. Dazu ist zu bemerken, daß die Textsammlungen, wie Caraka und Susruta Samhita, in *sthanas*, also Abschnitte, gegliedert waren. Es gibt also *sutrasthana, sarirasthana, nidanasthana, vimanasthana, cikitsasthana, uttaratantra,* und alle diese Teile sind wiederum in unabhängige Kapitel gegliedert. In seinem Werk Astanga Hridaya zum Beispiel hat Vagbhata die Pädiatrie in den ersten drei Kapiteln des *uttaratantra* behandelt.

Zu jeden der genannten acht Abteilungen oder Branchen existieren verschiedene Abhandlungen, und selbstverständlich gab es Spezialisten, die sich auf einem Gebiet besonders profiliert haben.

Die beiden Haupttexte des Ayurveda, der Caraka Samhita und der Susruta Samhita, beschäftigen sich mit dem gesamten Lehrgebäude des Ayurveda. Doch auch hier erkennen wir so etwas wie Spezialisierungen der Autoren: der Caraka Samhita beschäftigt sich besonders mit der Allgemeinmedizin, während der Susruta Samhita die Chirurgie besonders ausführlich behandelt. Es besteht also in diesen beiden Werken eine klare Unterscheidung zwischen Arzt und Chirurg. VAGHBATA, der später den Astanga Hridaya verfaßt hat, stellt die Frage: „Wie kann jemand, der im Caraka liest, aber nicht einmal die Namen der Krankheiten kennt, die im Susruta und in anderen Werken beschrieben werden, oder jemand, der ein hervorragender Praktiker ist, den Caraka aber nicht kennt, kurz, wie kann ein derartig einseitig mit Wissen ausgestatteter Mann Maßnahmen ergreifen, um die Beschwerden seiner Patienten zu kurieren?"

Die Schüler wurden angewiesen, aufmerksam zu sein und die verschiedenen Texte, die ihnen jeweils zugänglich waren, mit allen ihren Kapiteln voll und ganz zu lernen und zu begreifen. SUSRUTA sagt dazu weiter: „Es ist unmöglich, die gesamte Wissenschaft in einem einzigen Werk abzuhandeln"; und: „Wer ausschließlich eine einzige Wissenschaft studiert, kann niemals die korrekte Einstellung den Dingen gegenüber bekommen; daher sollte ein Arzt die verschiedenen Wissensgebiete erlernen, damit er über das gesamte Wissen verfügen kann." Weiter heißt es: „Die Wahrheiten der anderen Wissenschaften und die, auf die wir uns hier beziehen, müssen von einem Experten dieser Wissenschaften voll und ganz in ihrem Zusammenhang erkannt werden." Und CARAKA empfiehlt: „Man sollte auch den Worten und Belehrungen eines unfreundlichen Menschen Gehör schenken und entsprechend danach handeln."

Große Bedeutung wurde der theoretischen wie der praktischen Ausbildung beigemessen. SUSRUTA hat eine sehr hübsche Ausführung über die Wichtigkeit sowohl der theoretischen wie der gleichzeitig praktischen Unterweisung gegeben. Er schreibt wörtlich: „Wer gelehrt ist, wer ein ausgezeichneter Theoretiker auf dem Gebiet der Medizin ist, aber kein guter Praktiker, wird unsicher sein, wenn ein Patient auf ihn zutritt. Seine Lage kann mit den Gefühlen eines Feiglings verglichen werden, der auf ein Schlachtfeld kommt. Derjenige, der erprobt und geschickt in der Praxis ist, die Theorie der Lehre aber nicht kennt, wird von klugen Männern nicht bewundert und sollte vom König zum Tode verurteilt werden. Beiden fehlt das rechte Wissen, und sie können daher ihre Pflicht nicht erfüllen, denn sie kennen ihr Gebiet nur halb. Sie gleichen Vögeln ohne Flügeln."

Susruta schrieb einen Vers, dessen Bedeutung wörtlich zu verstehen ist. Er sagt, daß „so wie ein Esel, der eine Last von Sandelholz trägt, sich nur des Gewichts der Last bewußt ist, nicht aber deren wertvollen Wohlgeruchs, so sind die Menschen, die viel Werke über die *sastras* gelesen haben, ihre wahre Bedeutung aber nicht erkennen: Sie tragen ihre Last genau wie ein Esel."

Den Zitaten kann man entnehmen, daß nicht nur eine Unterweisung in Theorie und Praxis gefordert wurde, sondern daß auch das Studium anderer Wissenschaften empfohlen wurde.

In altindischen Zeiten lernten die Schüler die Texte und die anderen Dinge, die zu ihrem Gebiet gehörten, von ihrem Lehrer. Das Wissen wurde durch direkte Unterweisung, durch Demonstrationen und durch Schlußfolgerungen vermittelt. Dabei erfolgte zunächst die theoretische Unterrichtung, an die sich eine Vertiefung des Gelernten durch Beispiele und Dispute anschloß. Der erste Schritt der theoretischen Unterweisung hatte stets das Ziel der gründlichen Textkenntnis. Wir haben bereits erwähnt, daß die Texte, die in altindischer Zeit zur Verfügung gestanden haben, der Caraka Samhita und der Susruta Samhita waren. Beides waren knappe Lehrbücher, verfaßt in Prosa und Versen. Sie waren in Kapitel unterteilt, wobei jedes Kapitel mit einer allgemeinen Problembeschreibung begann, auf die eine in alle Einzelheiten gehende Ausführung folgte. Am Schluß jedes Kapitels wurde das Gesagte noch einmal kurz zusammengefaßt. Das theoretische Wissen nun eignete sich der Schüler durch Memorieren der Lehrsätze an, die ihm vom Lehrer vorgesagt wurden. Auf diese Weise wurde das Wissen der Veden, das Wissen jedes anderen Zweiges der in altindischer Zeit bekannten Wissenschaften wie Astrologie etc. vermittelt.

Wir zitieren nun nach dem Caraka Samhita die Unterrichtsmethoden. „Der Student lasse sich an einer ebenen und reinen Stelle bequem nieder, lese mit Aufmerksamkeit die Lehrsätze in der entsprechenden Reihenfolge wiederholt durch, indem er ihre Bedeutung voll zu verstehen versucht, damit er seine eigenen Fehler beim Lesen korrigieren kann und die Fehler anderer erkennt. So soll sich der Schüler mittags, nachmittags und nachts ohne Unterlaß seinen Studien widmen. Das ist die Methode des Lernens.“

SUSRUTA bemerkt dazu das Folgende: „Was die Methode des Lernens betrifft, so hört, wie ich sie beschreibe. Der Lehrer soll seine Unterweisungen nach bestem Wissen und Gewissen dem Schüler zukommen lassen, der ihn sauber, gekleidet mit einem Obergewand und aufmerksam zur festgelegten Stunde des Unterrichts aufgesucht hat. Man soll lernen, indem man Wort für Wort und Vers für Vers laut wiederholt. Diese Worte sollen dann sinngemäß zu Worten, Sätzen und Versen verbunden werden. Wenn die Sätze und Verse auf diese Weise gebildet wurden, sollen sie wiederholt laut gesprochen werden. Man soll weder zu rasch noch zu zögernd noch durch die Nase sprechen, sondern klar und deutlich jede Silbe aussprechen, ohne die Betonung zu stark hervorzuheben oder das Gesprochene durch Mimik der Augenbrauen, Lippen oder Hände zu unterstreichen. Man soll gleichmäßig und in der rechten Reihenfolge sprechen, und die Stimme soll weder zu laut noch zu leise sein. Niemand soll stören, wenn der Unterricht stattfindet."

Da die Unterweisung direkt auf den Schüler ausgerichtet war, bestand eine persönliche Beziehung zwischen Lehrer und Schüler. Die Schüler selbst wurden je nach dem Grad ihrer Intelligenz — hoch, mäßig, niedrig — in drei verschiedene Gruppen eingeteilt. So finden sich unter den altindischen Texten ausführliche und erschöpfende Werke für Studenten von hoher Intelligenz, aber auch sehr knappe und kurze Abhandlungen für diejenigen, die mit geringerer Intelligenz versehen waren.

Quacksalber und Kurpfuscher

In den vorangegangenen Kapiteln haben wir ziemlich ausführlich beschrieben, welche Voraussetzungen der ideale Arzt haben sollte. Nun ist es an der Zeit, auch ein Wort über eine besondere Gruppe, die der Kurpfuscher nämlich, zu verlieren, deren Anzahl leider sehr groß ist. Sie gibt es freilich nicht nur in der Medizin, sondern in jedem Beruf, doch in keinem können sie so viel Schaden anrichten als in der Medizin, denn hier spielen sie mit dem Wertvollsten, dem Leben der Menschen.

Pfuscher gab es auch bereits in altindischen Zeiten, und herbe Kritik wurde gegen sie erhoben. Der Grund für die Existenz von Quacksalbern oder Kurpfuschern mag darin zu suchen sein, daß der Beruf des Arztes einen vorrangigen Platz in der Gesellschaft einnahm: Ein Arzt war auf Grund seiner Fähigkeiten so etwas wie der Freund und Berater des Kranken. Außerdem war dieser Beruf lukrativ und erregte natürlich den Neid von Leuten, die eine ähnliche Vorrangstellung anstrebten, ohne jedoch die Fähigkeiten und Voraussetzungen dazu zu besitzen. Derartige Leute wurden dann sehr oft Quacksalber; und was ihnen an Wissen und Kenntnissen fehlte, das machten sie wett mit einem entsprechenden Auftreten und auffallender Kleidung. Ihren Beruf gründeten sie auf die Leichtgläubigkeit dummer Menschen.

Caraka nennt die Pfuscher gerissene und hinterlistige Dummköpfe und Betrüger, die mit ihren medizinischen Geräten, mit ihren Büchern und mit einem Auftreten, als wären sie erfahrene Ärzte, Land auf, Land ab ziehen. Mitten unter dem unwissenden Volk prahlen sie mit ihrer Gelehrsamkeit und verlachen und schmähen die Erkenntnisse von weisen Leuten, wie alle Dummköpfe es tun. Treffen sie jedoch auf wahrhaft gelehrte Männer, so beobachten sie sie nur aus der Ferne und werfen ihnen finstere Blicke zu. Nie treten sie einem wirklichen Arzt direkt gegenüber, damit ihre Unwissenheit nicht entdeckt wird. „Ein Tier, das seinen Vorteil gegenüber schwächeren Tieren wahrnimmt, spielt zwar da den Wolf, kehrt aber sofort zu seiner eigenen Natur zurück, wenn es einem echten Wolf begegnet. Ähnlich wird ein Quacksalber, der sich als erfahrener Arzt vor dem unwissenden Volk ausgibt, sehr rasch entlarvt, sobald er auf einen wirklichen Arzt trifft."

Dann heißt es weiter zum Vorgehen der Kurpfuscher: „Sie laufen durch die Straßen und suchen nach einem Betätigungsfeld. Sobald sie von einem Kranken hören, eilen sie aus allen Himmelsrichtungen herbei und preisen vor seinen Ohren ihre medizinischen Fähigkeiten. Wenn bereits ein Arzt die Behandlung begonnen hat, so zählen sie unermüdlich dessen Fehler auf. Sie versuchen sich bei den Freunden des Kranken durch kleine Aufmerksamkeiten, Einflüsterungen und Schmeicheleien beliebt zu machen. Sie erklären laut, daß sie nur geringe Entlohnung erwarten. Werden sie mit dem Fall betraut, so suchen sie nach Möglichkeiten, um ihre Unwissenheit zu verbergen.

Wenn sie unfähig sind, die Krankheit zu heilen, dann behaupten sie, daß es am Patienten selbst liege, da es ihm an den nötigen Mitteln fehle, er kein Pflegepersonal habe und sich nicht gehörig verhalte. Merken sie, daß der Patient vielleicht nicht durchkommt, so machen sie sich aus dem Staub und ziehen an einen anderen Ort."

Caraka sagt weiter: „Sind die Grundvoraussetzungen für eine Behandlung einer schweren Krankheit, die Pflege und Therapie erfordert, gegeben, und verschwindet diese Krankheit in einem Fall wie eine Fatamorgana, in einem anderen Fall aber nicht, sondern wird nur noch schlimmer, so ist die Ursache beim Arzt zu suchen, der im ersten Fall weise ist, im zweiten Fall jedoch ein unfähiger Pfuscher."

Caraka spricht sich sehr deutlich über die Kurpfuscher aus. Unmißverständlich sagt er: „Für einen Mann, der sich das Auftreten und Gebaren eines Arztes angemaßt hat, ist es besser, das Gift der Kobra zu trinken oder glühende Eisenkugeln zu schlucken als Speise, Trank und Geld einem Kranken abzunötigen, der ihn um Hilfe gebeten hat. Für einen Quacksalber ist es besser, sich ins Feuer zu stürzen, als einem Kranken seine Behandlung aufzuzwingen."

Caraka warnt auch davor, die Dienste derartiger selbsternannter Ärzte anzunehmen. Wörtlich heißt es:

„Man kann unter Umständen einen Blitzschlag überleben, aber man kann nicht damit rechnen, den schädlichen Wirkungen von Medikamenten zu entgehen, die von einem Pfuscher verschrieben worden sind.

Daher sollte jeder, der sich Gesundheit und langes Leben wünscht, keine Medikamente nehmen, die von einem Arzt verschrieben wurden, der keine Ahnung von der Medizin hat.

Durch erfolgreiche Heilung von Patienten, deren Schicksal es bestimmt hatte, daß sie weiterleben sollten, ermutigt, hastet der Quacksalber weiter zu anderen Patienten, deren Lebensdauer nicht so lange ist.

Der kluge Patient sollte derartige ungelehrte Mediziner meiden, die sich den Anschein von Ärzten geben, um sich damit einen Lebensunterhalt zu sichern. Sie gleichen Schlangen, die sich mit Luft aufgebläht haben."

Später wurden die Kurpfuscher dann als „YAMAS[37] ältere Brüder" bezeichnet, da sie nicht nur das Leben der Kranken nehmen, sondern dazu noch deren Besitz.

Es ist nicht möglich, daß jeder ein vorzüglicher Arzt wird, und nicht jeder steht die langen Jahre des Studiums durch, um am Ende die Erlaubnis der Regierung zu erhalten, die heutzutage zur Ausübung des Arztberufes nötig ist. Daher arbeiten die Kurpfuscher im Verborgenen und wählen sich als Opfer unwissende, einfältige Menschen aus. Daher ist es die Aufgabe des Staates geworden, sich dieses Problems anzunehmen. Betrachtet man die ausführlichen Beschreibungen der verborgenen Methoden von Kurpfuschern, wie sie CARAKA widergibt, so wird klar, daß zu seiner Zeit eine derartige staatliche Kontrolle ausgeübt wurde.

AUF DER SUCHE NACH DEM FRIEDEN

Wenden wir uns nun einer weiteren fundamentalen Frage zu. Die Gesundheit hat, wie bereits oben erwähnt, ihre *„mansika"*, also ihre psychische Seite — und das im vollsten Wortsinn. Dieser Aspekt ist für einen Hindu-Arzt, der nach der Kunst des Ayurveda praktiziert, von ganz entscheidender Wichtigkeit.

Wir leben heutzutage in einem Zeitalter der Tranquillizer. Jeden Tag werden neue Beruhigungsmittel auf den Markt gebracht, und die alten verschwinden wieder. Trotzdem hat sich der seelische Friede noch nicht eingestellt —

im Gegenteil: psychosomatische und neurotische Störungen etc., körperliche und geistige Erkrankungen, bei denen sowohl der Körper wie der Geist in Mitleidenschaft gezogen werden, nehmen ständig zu.

Die psychosomatische Medizin erscheint vielen von uns als eine moderne Errungenschaft. Und doch waren die Ayurveda-Ärzte durchaus vertraut mit der engen Wechselwirkung, die zwischen Körper und Geist statthat. Ein Beispiel: Wenn sie beschreiben, was Fieber ist, so heißt es, dies wäre ein Zustand, bei dem ein Brennen und Hitzeempfinden im Körper, im Geist und in den Organen zu spüren ist. Nach dieser Definition des Ayurveda ist es durchaus denkbar, daß ein Kranker fühlt, daß er Fieber hat, während das Thermometer nicht um einen Strich höher klettert, was nach moderner ärztlicher Ansicht bedeutet, daß kein Fieber vorhanden und der Zustand des Patienten deshalb normal ist. Ein Ayurveda-Arzt würde diesen Zustand trotzdem als *jwara* (Fieber) bezeichnen. Es sollte dem Leser jedoch klar werden, daß in den altindischen Texten ein Fiebergefühl des Körpers *(sararikajwara)* wie auch des Geistes *(mansikajwara)* zunächst unabhängig beschrieben wurde, um dann eine untrennbare Verbindung herzustellen, indem erklärt wird, beide — *saririka* und *mansikajwara* — verursachen sich gegenseitig. Es wird denn auch eine gemeinsame Behandlung für beide Fieberformen empfohlen. Geistige oder seelische Leiden können, so heißt es im Ayurveda, durch tröstende, ermutigende Gespräche geheilt werden, ferner durch Gespräche mit intelligenten und sehr weisen Menschen. Physische Störungen haben ihre Ursachen nach dem Ayurveda in einer Disharmonie der Tridosa, also *vayu*, *pitta* und *kapha*, geistige Störungen dagegen haben ihre Ursachen in einer Disharmonie von *sattwa*, *rajas* und *tamas*. Befinden sich diese drei im Gleichgewicht, so ist der geistige Zustand normal. Ist ihr Gleichgewicht jedoch gestört, sind vor allem *raja* und *tamadosas* vermehrt und *sattwa* vermindert, dann ist die Harmonie nicht mehr vorhanden, und geistige Störungen sind die Folge. Ein normales Verhalten, das aus einem gesunden Geist resultiert, schlägt nun um in ein anormales Verhalten, das seinen Grund in einem kranken Geist hat. Die Ayurveda-Gelehrten haben sich sehr ausführlich mit diesem Problem beschäftigt und beschreiben erstaunlich detailliert die Symptome der verschiedenen Geisteskrankheiten. Und darüberhinaus gehen sie auf eine Reihe von Krankheiten ein, wie „*manodainya*", Psychoneurose, „manodaihic", psychosomatische Störungen und viele andere mehr, die durchaus in Beziehung zu einander zu setzen sind.

Wie man aus den Biographien der altindischen Ärzte ersehen kann, richteten sie sich ihr Leben lang streng nach moralischen und ethischen Grundsätzen. Und da sie tief religiös waren, hatten sie auch eine Art ethischen Kode, den Acara Samhita, in dem vor allem — wie übrigens auch in den einleitenden Kapiteln der medizinischen und wissenschaftlichen Texten über Hygiene — mit großem Nachdruck die Wichtigkeit betont wird, sich moralischer Pflichten zu unterziehen. Es heißt, daß der Geist immer gesund sein wird, wenn man diese Vorschriften beachtet. Diese große Bedeutung, die man der Moral zusprach, entsprang nicht ihrer tief religiösen Natur, sondern ihrer sorgfältigen Studien, die ergeben hatten, daß die Wirkung derartiger moralischer Pflichtübungen einen positiven Einfluß auf die geistige Gesundheit und damit schließlich auch auf die körperliche Gesundheit ausübt.

Die individuelle Freiheit hat in der Gegenwart immer stärker zugenommen, und sie nimmt noch weiter zu. Es ist überhaupt nicht abzusehen, wo schließlich die Grenzen liegen werden. Die Moral wurde als Dogma abgestempelt, und der eigene Wille darf nun darüber entscheiden, ob man diesem Verhaltensmuster folgen soll oder nicht. Als Folge davon haben sich die Verhaltensformen geändert, und die heutigen moralischen Grundsätze sind so völlig anders, daß die Ideale, wie sie in den altindischen Texten aufgezählt werden, mehr und mehr verdrängt werden. Ein Ayurveda-Arzt schließlich wird erkennen können, daß ein Gefälle in geistiger Hinsicht eingetreten ist, daß aus diesem Grund das Gleichgewicht der *mansika*-Dreiheit gestört ist und daß der Grund für die vielen geistigen und seelischen Defekte darin zu suchen ist. Die Selbstmordrate steigt, die psychiatrischen Kliniken sind überfüllt, und viele Kranke warten noch auf einen Platz, und der Gebrauch von Beruhigungsmitteln wird täglich größer. Schlaflosigkeit kann nicht mit Barbituraten und Narkotika, und wären sie noch so stark, geheilt werden, denn *derartige synthetische Tranquillizer und starke hypnotische Drogen stellen keine Lösung des Problems dar.* Nach dem Ayurveda kann keine Heildroge eine geistige Erkrankung völlig und dauerhaft heilen. Dagegen hilft es, tröstende und beruhigende Worte und eine entsprechende Diät anzuwenden zusammen mit beruhigenden Heilmitteln, die dazu beitragen, das geistige Gleichgewicht wiederherzustellen.

Heutzutage steht jeder in geistiger Hinsicht unter starkem Streß. Telephon, Kalender, Armbanduhr, Fernsehen, Düsenflugzeuge und Hast, wohin man sieht — all das läßt nur wenig Raum für ein wenig Ruhe. Das Ergebnis ist, daß einer dieser vielbeschäftigten Menschen die Wohltaten der Entspannung und der Erholung nicht mehr genießen kann. Die heutigen Menschen sind so in verschiedene Tätigkeiten eingespannt, daß sie immer einen Tag im Rückstand sind und doch bereits wieder neue Arbeit vorfinden. Das muß unweigerlich zu irgendeiner Form geistiger oder seelischer Störung führen. Das ausgezeichnete Gedächtnis, das unsere Vorfahren noch besaßen, findet man heute so gut wie überhaupt nicht mehr. Und selbst mit der Unterstützung von Terminkalender und einer eigenen Sekretärin hat ein Direktor keine Muße und keinen Seelenfrieden.

Dazu kommt noch, daß wir alle Vorteile körperlicher Anstrengung wie Laufen, Schwimmen, Massage, körperliche Arbeit, die unsere Vorfahren noch gewohnt waren und auch gerne taten, mehr und mehr verlieren. Dafür aber ist die geistige Anstrengung um vieles größer geworden. Wenn wir beides vergleichen, so ergibt sich ein Verhältnis von mindestens eins zu sechs.

Man sieht also, daß heute kaum noch nennenswerte körperliche Arbeit verrichtet wird, während die geistige Belastung mehr und mehr zunimmt. Das Ergebnis dieser Entwicklung ist Fettansatz am Bauch und Neigung zur Korpulenz. Die Energie wird verringert, und die Nachfrage nach Beruhigungsmitteln, Anti-Depressiva und Drogen steigt.

Diese Situation wird bereits im Ayurveda erwähnt und gilt dort als Ursache für verschiedene Krankheiten wie Diabetis, Hämorrhoiden, Fettleibigkeit, Rheumatismus usw. Hinzu kommt ein gestiegener Konsum an Fett, Protein und Kohlehydraten, wie die modernen Fachtermini lauten. Die Nahrung wird weiter angereichert und ergänzt durch Multivitamin-Präparate und mineralhaltige Tonika, obwohl der Durchschnittsmensch heute nicht mehr die körperliche Betätigung hat, um diese schweren Substanzen auch zu verdauen.

In seinem Buch „Man the Unknown“ (Der Mensch — das unbekannte Wesen) schreibt Dr. Alexis Carrel: „Vielleicht erweisen sich die Errungenschaften der Hygiene, der Medizin und der modernen Erziehung als ganz und gar nicht so positiv, wie man uns einreden möchte.“ Weiter heißt es: „Diarrhöe bei Säuglingen und Kleinkindern, Tuberkulose, Diphterie, Typhus sind zwar so gut wie ausgerottet, doch an ihre Stelle sind mehr und mehr andere Krankheiten als Zeichen der Degeneration getreten wie Schwachsinn, Neurosen und Wahnsinn.“ Er fährt fort: „Die Dummen, Unbegabten werden zahlreicher trotz der Spezialkurse an Schule und Universität. Es ist sonderbar, aber oft geht dies Hand in Hand mit einer weit entwickelten Wissenschaft." CARREL, Nobelpreisträger und weltbekannter amerikanischer Chirurg, hochqualifiziert auf dem Gebiet der modernen Medizin, hat verschiedentlich ähnliches geäußert, aus dem man schließen kann, daß die führenden Köpfe der modernen Wissenschaft nicht besonders glücklich über all die erstaunlichen Errungenschaften und Vorteile eben dieser modernen Wissenschaft sind. Derselbe CARREL erklärt, daß die psychiatrischen Kliniken bis auf den letzten Platz belegt sind und daß sie nicht in der Lage sind, alle die aufzunehmen, die eigentlich der Behandlung bedürften. Nach C. W. BEERS muß in New York „jeder dreiundzwanzigste zu irgendeinem Zeitpunkt in eine Nervenheilanstalt eingewiesen werden". Er fährt fort: „Die Geisteskrankheiten stellen eine ernste Bedrohung dar. Sie sind gefährlicher noch als Tuberkulose, Krebs, Herz- oder Nierenleiden und auch gefährlicher als Typhus, Pest und Cholera." Interessant und bezeichnend scheint es uns, daß nicht allein CARREL, der bekannte Chirurg, sondern auch KENNETH WALKER, ebenfalls eine Koryphäe auf dem Gebiet der Chirurgie, erklärt: „nun, da Indien unabhängig geworden ist, erwarten wir, daß dieses Land uns vieles von seinem uralten Wissen zu gute kommen läßt." Dieser Ausspruch zeigt deutlich, daß der Westen offensichtlich hofft, daß im Ayurveda mehr verborgen liegt, als man bisher erkannt hat. KENNETH WALKER hat verschiedentlich diese zunehmende Störung des Geisteszustandes erwähnt und in dem Zusammenhang auf die Bedeutung von Yogaübungen hingewiesen, die dazu beitragen sollen, daß der geistige und körperliche Normalzustand wiederhergestellt wird. Tägliche Beobachtungen von durchschnittlichen Mitmenschen zeigen uns weiter, daß die Menschheit mehr und mehr sentimental, gefühlsbetont und sensibel wird. Schon geringe Ursachen haben eine tiefe Wirkung auf den Geist, und die Reaktionen darauf äußern sich in Neurosen, schwachen Nerven und anderen Störungen psychosomatischer Natur. Der Ayurveda hat sich mit den Ursachen derartiger Störungen auseinandergesetzt und entsprechende Heilverfahren entwickelt und empfohlen. Ganz einfache Heildrogen und -kräuter wie *brahmi*, *sankha*, *puspi*, *jatamansi* und andere mehr üben eine lindernde, beruhigende und besänftigende Wirkung aus.

In seinem berühmten Werk „The Conquest of Happiness" (Die Errungenschaft des Glücks) schlägt BERTRAND RUSSELL verschiedene Wege vor, die einen Menschen zum Glücklichsein führen können. Doch der wichtigste Weg ist der der indischen Weisheit, wie er in der Bhagavad Gita formuliert wurde: „Derjenige, der Bewegungslosigkeit in der Bewegung erkennt und Bewegung in der Bewegungslosigkeit, der ist ein Weiser. Er wird immer, auch in der Bewegung, von Harmonie erfüllt sein." Derjenige, der seine Beziehung zu dem Ergebnis seines Handelns aufgegeben hat, der immer zufrieden ist und nirgend Zuflucht sucht, der tut nichts, obgleich er etwas tut. Diese Vorstellung, an keinen Dingen zu hängen, ist der Schlüssel zu wahrer Freude.

SCHLUSSBETRACHTUNG

Da wir nun fast das Ende unseres Weges ereicht haben, erinnern wir uns an eine Geschichte über „Die Meinungsverschiedenheiten bei der Beschreibung eines Elefanten", die im „Mathnawi" des JALALU'DDIN RUMI enthalten ist und wie folgt lautet:

„Der Elefant war in einem dunklen Haus: einige Hindus hatten ihn hierhergebracht, um ihn auszustellen. Um ihn zu betrachten, gingen viele Leute, einer nach dem anderen, in diese Dunkelheit. Da man mit den Augen nichts wahrnehmen konnte, erfühlte jeder in der Dunkelheit mit der Handfläche. Die Hand eines Besuchers berührte zufällig den Rüssel des Elefanten. Er sagte: ‚Dieses Tier ist wie eine Wasserpfeife.' Die Hand eines anderen berührte das Ohr. Ihm erschien das Tier wie ein Fächer. Da ein anderer das Bein berührte, sagte er: ‚Ich fand heraus, daß der Elefant wie eine Säule aussehen muß.' Ein anderer legte seine Hand auf den Rücken. Er sagte: ‚Dieser Elefant ist wahrlich wie ein Thron.' Und so war jede Beschreibung des Elefanten nur eine Beschreibung des Körperteils, den der einzelne zufällig berührt hatte. Da sie verschiedene Meinungen vertraten, nannte ein Mann den Elefanten ‚Dal', ein anderer ‚Alif'. Hätte jeder eine Kerze gehabt, so wäre die Widersprüchlichkeit aus ihren Worten verschwunden. Das Auge des Meeres ist eine Sache, der Schaum eine andere; vergiß den Schaum, und sieh mit den Augen des Meeres. Tag und Nacht bewegt das Meer die Schaumkronen: du siehst den Schaum, nicht das Meer. Wunderbar!" KENNETH WALKER, Arzt und früher an verschiedenen Londoner Spitälern tätig, erwähnt in seinem Buch „Diagnosis of Man" (Diagnose des Menschen) diese Geschichte, um die Fehler zu demonstrieren, die bei einer Untersuchung von einzelnen Teilen auftreten müssen. „Unsere Hände tasten über die Haut des Elefanten, und jeder verkündet, was er entdeckt hat. Doch keiner ist in der Lage, seine Teilerfahrung mit dem Ganzen in Verbindung zu bringen."

Leider trifft es zu, daß heutzutage mehr und mehr analysiert wird, während die Notwendigkeit einer Synthese immer weniger erkannt wird. Langsam aber sicher verlieren wir die Fähigkeiten, die uns unsere Vorväter überliefert haben und die uns die Verbindung von Einzelaspekten zu einer Ganzheit ermöglicht haben.

Das Thema Ayurveda haben wir nur in groben Zügen behandeln können, indem wir die verschiedenen Ansätze aufgeführt haben. Bei allem aber haben wir die vorrangige Bedeutung der Tridosa-Lehre betont. Wer sich darum bemüht, die ganze Wahrheit des Ayurveda zu erkennen, der muß nur diese fundamentale Anschauung stets vor Augen haben, dann wird er in der Lage sein, den tiefen Sinn zu begreifen.

Wir wissen, welchen erstaunlichen Fortschritt die moderne Wissenschaft und nicht zuletzt die Chirurgie in den letzten paar Jahren gemacht hat. Wir verfolgen auch die Entwicklungen sehr aufmerksam, die statthaben, und wir können uns bis zu einem gewissen Punkt vorstellen, wie die Zukunft aussehen wird. Trotzdem spüren wir, daß es immer ein Bedürfnis nach Ayurveda geben wird, denn, wie wir schon zu Beginn gesagt haben, *Ayurveda ist nicht eine bloße Sammlung von wirksamen Heilkräutern, Medikamenten und Mitteln, sondern eine fundamentale Quelle des Wissens von der Kunst und der Wissenschaft des Lebens.* Und dies wird der Mensch stets brauchen, so lange es noch Leben auf dieser Erde gibt. Freilich, wir sind uns klar darüber, daß Ayurveda eine Schönheitsoperation nötig hat. Wir können im Moment nicht abschätzen, wie viel würde erreicht werden können, doch sind wir überzeugt, daß die Wissenschaft, die sich in der langen Zeitspanne bewährt hat, sicher überlebt und, vorausgesetzt, man gibt ihr eine Chance, große Erfolge erzielt. Der Tag wird kommen, da man Ayurveda das Recht widerfahren läßt, das ihm zusteht. Eine sorgfältige Untersuchung des Ayurveda, davon sind wir überzeugt, wird Wichtiges beitragen zur wissenschaftlichen Erkenntnis und so der leidenden Menschenheit zugute kommen.

Es gibt immer nur eine Wahrheit. Die eine Wahrheit kann nicht in zwei verschiedenen Formen ausgedrückt werden. Nur sollte unser Ansatz korrekt sein, damit wir sie auch erkennen, schätzen und anwenden können. Für einige Dinge gibt es keine Beweise. Wir können sie nur spüren, sehen und sie erfahren. Die Entstehung der Seele während der Bildung des Fötus kann nicht mit dem

Mikroskop bewiesen werden — und doch ist es eine Tatsache, daß Leben entsteht. Erinnern wir uns hier: Die Sonne geht im Osten auf und im Westen unter. Es gibt Ebbe und Flut. Es gibt Tag und Nacht. Es gibt Jahreszeiten, Geburt, Wachstum und Tod. Es gibt Appetit und Verdauung. All das dauert ewig. Und genauso ewig ist der Ayurveda.

Die Wissenschaft des Ayurveda kann durchaus in Übereinstimmung mit anderen medizinischen Systemen gebracht werden. Denn, so wie Pandit SIV SHARMA es formuliert, als er den *upsaya*[38] beschreibt, heißt „der Gebrauch von Heildrogen, einer bestimmten Diät und die Ausübung körperlicher Betätigungen — werden sie alle gemeinsam oder einzeln verordnet, seien sie der Krankheitsursache oder der Krankheit oder beiden entgegengesetzt, seien sie der Krankheit oder der Krankheitsursache oder beiden ähnlich — Behandlung der Krankheit, wenn das Resultat eine Linderung der Krankheit ist. Dieser Grund-Satz verdeutlicht, daß der Ayurveda-Arzt jedes Grundprinzip jeder anderen Wissenschaft akzeptiert, das eine Alternative zum Problem der Gesundheit und der Krankheit anbietet, wie der Ayurveda es zu lösen versucht. Die drei Gebiete Heildrogen, die richtige Ernährung und die körperlichen Übungen sind sehr umfangreich." Die Definition und Beschreibung des Ayurveda von körperlichen und geistigen Krankheiten wartet noch darauf, von der modernen Medizin voll und ganz verstanden zu werden.

Die Autoren des Ayurveda kannten, das haben wir an Hand von Zitaten belegt, sehr wohl Infektionskrankheiten, die von Keimen, Bakterien oder dergleichen verursacht werden. CARAKA hat diese in seiner Beschreibung der Würmer (*krimis*) in zwei Gruppen eingeteilt, in die äußerlichen und in die innerlichen. Die äußerlichen Würmer finden sich entweder in den Haaren und auf dem Kopf oder auf der Haut wie zum Beispiel die Läuse. Die innerlichen Würmer finden sich in den Eingeweiden. Sie werden als rund, lang, dick, dünn, klein und groß beschrieben. Unterteilt werden sie in *annaja* (Würmer, die aus der Nahrung entstehen), *kaphaja* (Würmer, die aus *kapha* entstehen), und *purisaja* (Würmer, die aus *purisa* oder Kot entstehen). Zum Schluß geht CARAKA auf die *raktaja krimis*, die Würmer im Blut ein. Diese Würmer sind, so CARAKA, derart dünn und fein, daß wir sie mit unbewaffnetem Auge nicht sehen können. Trotzdem sind sie vorhanden, und wird ihre Anzahl vergrößert, so verursachen sie Krankheiten. CARAKA gibt anschließend Behandlungsmethoden für Würmer oder *krimis*. Doch anstelle die Infektion zu bekämpfen oder die Bakterien und Erreger abzutöten, schlägt er eine Anti-*kapha*-Behandlung vor. Er erklärt, daß bestimmte Ernährungsweisen und körperliche Übungen diese Krankheiten verschlimmern, die auf den Wurmbefall zurückzuführen sind. Daher kann eine Heilung erzielt werden, wenn diese bestimmte Ernährungsweisen und die körperlichen Übungen aufgegeben werden. SUSRUTA sagt an einer Stelle, daß es Krankheiten gibt, die übertragen werden — sei es durch direkten körperlichen Kontakt, durch Kontakt mit den befallenen Organen oder Kleidern des Kranken, durch Ein- und Ausatmen, durch Zusammensitzen mit dem Kranken. Dazu zählen Krankheiten wie Fieber, Entzündung an den Augen, Lepra, Tuberkulose, Masern, Pocken etc.

Man sieht aus diesen beiden Hinweisen, daß die Begründer des Ayurveda-Systems bereits vor dreitausend Jahren über die Infektionskrankheiten *(aupasargikaroga)* Bescheid wußten. Allerdings bemühten sie sich nie darum, die Krankheit auf wunderbare Weise zu heilen, wie man es heute mit den Antibiotika versucht. Die Therapie bestand nicht aus Heildrogen, Heilkräutern oder Heilmitteln allein, sondern setzte sich aus verschiedenen Behandlungsschritten zusammen. Den vermehrten *dosas* wurde ausreichend Zeit gegeben, um verdaut zu werden. Es sind Beschreibungen überliefert, in denen Krankheiten oder Fieber danach untersucht werden, ob die vermehrten *dosas* bereits tief eingedrungen sind und die sieben *dhatus (rasa, rakta, mamsa, meda, majja, asthi, sukra)* verdorben haben. Auf Grund dieser Untersuchungen war es auch möglich, zu entscheiden, ob eine Krankheit heilbar oder unheilbar war.

Weiter sollte man sich vor Augen führen, daß die Ayurveda-Gelehrten durchaus vertraut waren mit dem Auftreten von Epidemien und Virusinfektionen, die die Massen befielen und zahlreiche Todesopfer forderten. Wie schon an anderer Stelle erwähnt, waren für derartige *janapadodhwansa* die Faktoren *vayu* (Luft), *kala* (Zeit), *desa* (geographische Lage) und *jala* (Wasser) verantwortlich. Der folgende Dialog zwischen einem Meister und seinem Schüler verdeutlicht dies noch weiter. Der Schüler AGNIVES fragt den Weisen ATREYA: „Der Körperbau eines jeden Menschen ist unterschiedlich, die Ernährungsweisen und die körperliche Betätigung der Individuen sind unterschiedlich, niemand ist dem anderen an Stärke völlig gleich, kein Körper gleicht dem anderen, einer besitzt einen starken Willen während ein anderer schwach ist, und selbst die Lebensalter sind verschieden; wieso aber überwältigt der Tod sie alle gleichermaßen, wenn eine Epidemie wütet?"

Der Weise ATREYA antwortet: „Oh, AGNIVES! Obwohl der Körperbau und all die anderen Faktoren unterschiedlich sind, treffen die übrigen Faktoren, *vayu, kala, desa* und *jala* auf alle gleichermaßen zu. Und wenn diese Faktoren gestört werden, dann werden die Massen die Opfer einer Epidemie. Wenn etwas mit diesen Faktoren nicht stimmt, dann tritt ein Massensterben ein, trotz all der Unterschiede im Körperbau etc. der einzelnen Individuen."

In den altindischen Texten finden sich auch Beschreibungen der Symptome, die auf Störungen dieser Umweltfaktoren hindeuten. Wie wir gesehen haben, waren die Hindus tief religiöse Menschen, die niemals eine areligiöse Haltung eingenommen hätten. Folgendes ist im Ayurveda zu lesen: „Wenn die Führer eines Landes, einer Stadt, einer Gemeinde oder eines Dorfes bei ihrem öffentlichen Auftreten eine areligiöse Haltung einnehmen, dann nehmen die Untergebenen, Diener und Schmeichler, die sie umgeben, ebenfalls eine derartige areligiöse Haltung ein. Dann verdunkelt *adharma* (Sünde etc.) *dharma* (Wahrheit, Religion) und dieses Land wird von Gott verlassen. Wenn Gier, Geiz, Stolz und Eitelkeit den Geist des Volkes ergriffen haben, dann verachten die Menschen die Schwachen und die Besiegten, auch wenn sie Ihresgleichen sind, und beginnen, sich gegenseitig zu überfallen und zu vernichten oder werden selbst von anderen vernichtet."

Der Ayurveda war also nicht darauf beschränkt, allein Infektionen, die von Bakterien etc. verursacht werden, zu heilen, sondern stellt ein umfassendes, alle Aspekte berücksichtigendes Lehrgebäude dar. Da wir unmöglich in einem Einführungsbuch wie diesem hier eine erschöpfende Darstellung der hinduistischen Ätiologie (Krankheitsursachen) geben können, empfehlen wir dem interessierten Leser, die entsprechenden Originaltexte heranzuziehen.

Die *ama-* und *nirama-*Lehren (vgl. Kapitel 12 und 13) sind ein Beitrag des Ayurveda. Auf Grund einer Unterfunktion des Verdauungsfeuers *(agni)* wird der erste und wichtigste Körperbestandteil, nämlich der *rasa dhatu*, nicht verdaut und bleibt unreif. Und dieser unentwickelte, verdorbene *(dhusta) rasa* heißt *ama*. Entsprechend werden die verschiedenen *dhatus* und *malas* untersucht, ob sie sich im *ama-* (unreif) oder im *nirama* (ausgereift)-Stadium befinden.

Der Autor des Werkes „The Principles of Tridosha in

Ayurveda“ (Die Tridosa-Prinzipien im Ayurveda), DHIRENDRANATH RAY, schreibt folgendes: „Immer wieder erklären uns bekannte Leute und auch Ärzte der modernen Medizin, daß es nötig wäre, wollte man das Interesse am Ayurveda verstärken, die Texte aus der Sicht der modernen medizinischen Wissenschaft zu prüfen und die daraus gewonnenen Erkenntnisse zu übernehmen. Ich leugne nicht die Nützlichkeit einer elementaren Kenntnis der modernen Wissenschaft und der modernen Anatomie für jemanden, der sich mit dem Ayurveda näher beschäftigen möchte. Im Gegenteil: die gründliche Kenntnis der Körperstruktur des Menschen ist unbedingte Voraussetzung und wird von SUSRUTA sogar für jeden gefordert, der sich als Chirurg betätigen möchte. Doch ist die Kenntnis der modernen Physiologie unbedingte Voraussetzung für jemanden, den Ayurveda studiert? Die westliche Physiologie unterscheidet sich erheblich von der der Hindu-Medizin, die nur eine Physiologie von *vayu*, *pitta* und *kapha* kennt. Die moderne Physiologie mag bis zu einem gewissen Ausmaß hilfreich sein (aber ich bin nicht sicher, ob sie nicht auch zu einem falschen Verständnis führen kann), doch was viel entscheidender und wichtiger ist, ist die Kenntnis der Physiologie, die dem eigenen medizinischen System zu Grunde liegt, das man studieren will. Um eine Krankheit erfolgreich nach einem medizinischen System zu behandlen, muß man eine fundierte Kenntnis der Physiologie und — noch wichtiger — der Pathologie besitzen, wie sie für dieses medizinische System bestehen. Jemand, der nach der Hindu-Medizin praktiziert, muß also die Tridosa-Lehre kennen. Doch um die Tridosa-Lehre kennen zu lernen, ist es völlig nutzlos, dies aus moderner Sicht der medizinischen Wissenschaft zu versuchen. Um die wirkliche Bedeutung von dem zu erfassen, was die altindischen Ärzte des Ayurveda uns über *vayu*, *pitta* und *kapha* überliefert haben, muß man von deren Standpunkt aus das Thema angehen.“ Weiter heißt es: „Wir sind seit frühester Kindheit mit dem westlichen Ideengut konfrontiert worden — wir sind förmlich erfüllt von den Ideen der westlichen Wissenschaften — und unser Blick ist daher verstellt, so daß der Standpunkt der altindischen Weisen und der der Hindu-Philosophen für uns unverständlich geworden ist und wir nicht in der Lage sind, die wahre Bedeutung ihrer Schriften zu erfassen. Wegen dieser Schwierigkeiten wissen wir, die neue Generation, nicht das über *vayu, pitta* und *kapha*, was CARAKA oder SUSRUTA oder auch VAGBHATA gewußt haben. Das ist sicherlich kein Fehler der Wissenschaft des Ayurveda. Es ist allein unser eigener Fehler. Daher möchte ich unseren Kritikern entgegnen: ‚Beurteilt den Ayurveda nicht nach den modernen Ärzten, die diese altindische Medizin heute praktizieren.' Ähnlich hat ein europäischer Professor einer Missionsschule einmal zu uns gesagt: ‚Beurteilt das Christentum nicht nach den heutigen Nachfolgern Christi.'"

Man ersieht aus diesem Zitat, daß ein Studium des Ayurveda nach modernen Gesichtspunkten nur zu Fehlschlüssen führen kann. Es ist von allergrößter Wichtigkeit, daß man zunächst die Grundlagen der altindischen Medizin genau zu verstehen sucht, indem man denselben Standort bezieht wie die Autoren des Ayurveda. Als nächstes wird man — wiederum vom Ayurveda-Standpunkt ausgehend — Untersuchungen anstellen, um zu erfahren, welchen Nutzen oder dergleichen die Ayurveda-Lehre nach Meinung der altindischen Ärzte und Weisen hatte. Die krankheitsverursachenden Faktoren *vata, pitta* und *kapha* dürfen nicht sozusagen mit dem Mikroskop erfaßt werden, sondern in der Praxis während der Behandlung eines Patienten.

Ein Ayurveda-Arzt sollte sich nie von den Angriffen auf seine Medizin irritieren lassen. Denn er wird merken, daß derartige Behauptungen, der Ayurveda wäre keine Wissenschaft, meist von Leuten aufgestellt werden, die keine Experten sind und oft nicht einmal über die elementarsten Grundkenntnisse des Ayurveda verfügen. Derartige Kritiker sehen nur den Fortschritt ihrer eigenen Wissenschaft und geben sich damit zufrieden. Sie glauben, daß ihr medizinisches System das beste ist, ohne andere Systeme zu kennen oder sich überhaupt für sie zu interessieren. Es ist eine Tatsache, daß keine Wissenschaft je abgeschlossen ist. Die Suche nach der Wahrheit geht weiter und weiter und wird immer weiter gehen. Ähnlich erfährt auch der Ayurveda und seine Behandlungsmethoden ständig eine Veränderung in Form von Zusätzen und Verbesserungen. Doch sollen diese nicht entsprechend der modernen Medizin vorgenommen werden, sondern so, wie es den Grundideen des Ayurveda entspricht.

Einige Leute vertreten die Meinung, daß der Ayurveda bereits fortentwickelt wird, wenn wir die veränderten Umweltbedingungen akzeptieren und neue Methoden — zum Beispiel bei der Zubereitung der Heilmittel durch Maschinen oder eine Zusammenstellung einer Ayurveda-Pharmakopöe etc. — einführen. Dagegen haben wir keine Einwände. Wir lehnen keineswegs alles Moderne ab. Wir Praktiker des Ayurveda benutzen doch auch in unserem täglichen Leben Dinge wie Radio, Telephon, Uhren, Autos, Flugzeuge und andere Errungenschaften der modernen Technik. Und wir sind durchaus bereit, zeitgemäße Geräte zu benutzen und unsere Medizin entsprechend den Grundsätzen des Ayurveda zu standardisieren. Kein vernünftig denkender Mensch wird dagegen protestieren. Doch protestieren wir entschieden gegen eine Einführung von allopathischen Methoden in der Ayurveda-Behandlung oder umgekehrt.

Wir alle kennen den Ausdruck: „Es war einmal“. Als Kinder faszinierte er uns, mit dem alle Geschichten begannen, die wir hörten oder lasen. Einige Anhänger des Ayurveda haben eine Vorliebe für diesen Ausdruck. Sie verkünden: „Es war einmal, da wurden solche und solche Operationen vorgenommen, und solche und solche wunderbaren Ergebnisse wurden erzielt." Alle Leute, die sich fanatisch mit alten Kulturen beschäftigten, sind entzückt, derartige Geschichten zu hören. Doch, Ayurveda darf nicht wie eine Geschichte oder ein Märchen behandelt werden. Die Theorien des Ayurveda sind durchführbar, anwendbar und selbst heute noch nützlich. Und mehr noch: Wir spüren, daß Ayurveda heute noch viel dringender gebraucht wird als je in der Vergangenheit, da die gebräuchlichen Medikamente, die Ernährungsweisen und die körperlichen Betätigungen nicht zu einer Lösung der menschlichen Probleme führen, sondern vielmehr noch größere und schwerere Probleme schaffen. Deshalb darf die Lehre des Ayurveda nie in Anführungszeichen gesetzt und mit den Worten „es war einmal" auf eine märchenhafte Ebene gehoben werden. Denn, wenn der einzelne Mensch glücklich gemacht werden soll, wenn die Familie glücklich gemacht werden soll, wenn eine ganze Nation glücklich gemacht werden soll, wenn die ganze Welt glücklich gemacht werden soll, werden wir dieses Wissen und diese Lehre des Ayurveda akzeptieren und praktizieren müssen. Zu Beginn der Asthanga Hridaya sagt VAGBHATA: „Gesundheit ist die vorrangige Notwendigkeit, um die Ideale der Religion, Reichtum, Wünsche und Besitz *(dharma — artha — kama — moksa)* zu verwirklichen, und dieses alles zu erreichen, sollte der Lehre des Ayurveda großer Respekt entgegengebracht werden."

Wir wollen schließen mit dem Hinweis, daß jeder, der sich ernsthaft für diese Wissenschaft und Kunst des Lebens — denn genau das ist Ayurveda und nicht irgendeine Therapie — interessiert, die Haltung von COLIN WILSONS „Outsider" (Außenseiter) annehmen muß. Er muß sich völlig loslösen, muß das Gefühl der Dinge kennen und sich nicht mit einem bloß logischen Beweis oder mit einer empirischen Gewißheit zufrieden geben. Er muß außerdem den Mut besitzen, abseits zu stehen und darf keine Angst haben, etwas zu akzeptieren, auch wenn die Wissenschaft bisher nicht in der Lage war, das letzte Wort dazu zu sagen. Ein wahrer Anhänger des Ayurveda ist kein Feind der Wissenschaften. Doch er sieht in dem Menschen mehr, als was man nur mit den Augen wahrnimmt. Wir möchten dem noch hinzufügen, daß es ein Muß für ihn ist, fest an den Wert und die Wirkung seiner Behandlungsmethode zu glauben, denn sonst vermag er bei anderen kein Interesse zu erregen. Wie WILLIAM BLAKE sagt:

„Nought loves another as itself
Nor venerates another so
Nor is it possible to thought
A greater than itself to know.“

„Nichts liebt den Nächsten wie sich selbst,
noch ehrt es einen andren mehr;
auch kann das Denken denken nicht,
was größer als es selber wär.“[39]

ANHANG

ÜBERSICHTSTABELLEN
ZUR AUSSPRACHE INDISCHER WÖRTER
ANMERKUNGEN DER ÜBERSETZERIN
REGISTER

Ayurveda: Schematische Darstellung

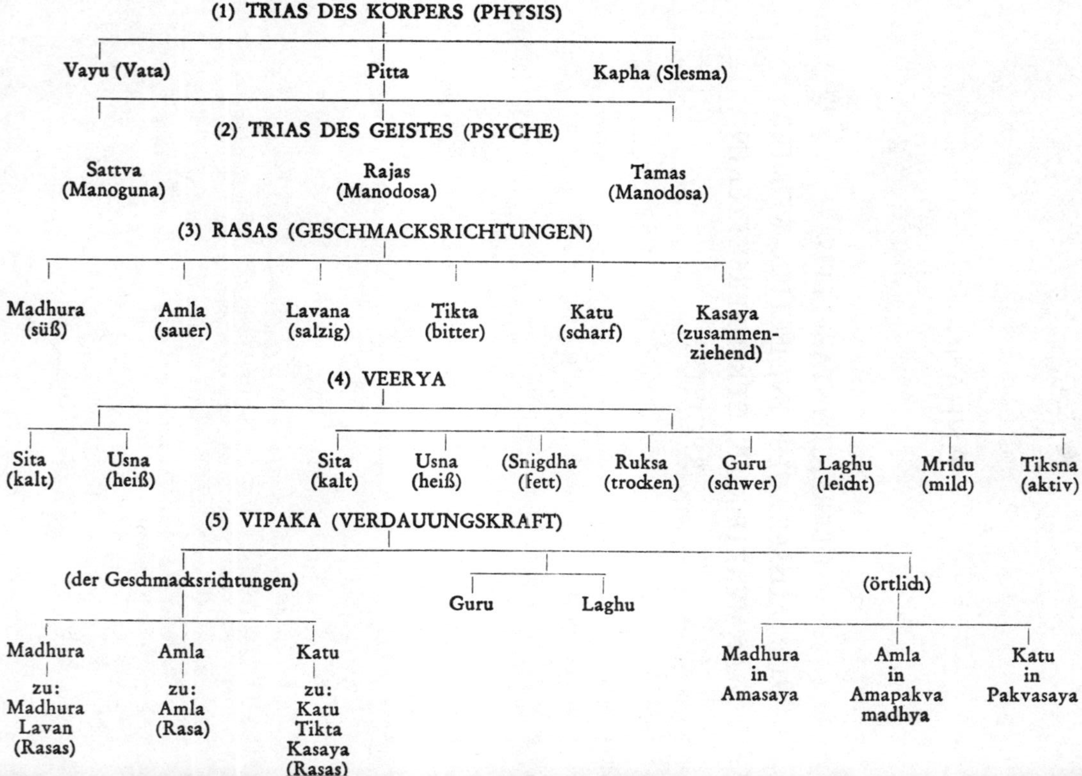

(6) DESA (GEOGRAPHISCHE LAGE)

- Aanupa (Übermaß an kapha) (feucht-wässrig)
- Sadharana Samamala (ausgeglichen)
- Jangala (Übermaß an vayu) (wenig Wasser, bergig)

(7) UNTERSUCHUNG DES PATIENTEN (DREIFACH)

- Beobachtung
- Betasten
- Befragen

(8) UNTERSUCHUNG DER KRANKHEIT

- Nidana (Ätiologie)
- Purvarupa (warnende Anzeichen)
- Rupa (Symptome)
- Samprapti (Pathologie)
- Upasaya (angemessene Anwendung von Medikamenten etc.)

(9) UNTERSUCHUNG DES PATIENTEN (ACHTFACH)

- Puls
- Stuhl
- Urin
- Speichel
- Haut
- Stimme
- Zunge
- Sehkraft

(10) AGNI (VERDAUUNGSFEUER)

- Visama (Vayu)
- Tiksna (Pitta)
- Manda (Kapha)
- Sama
- 1 Jathara Agni
  - 5 Bhuta Agnis
  - 7 Dhatu Agnis

(11) DIAGNOSTIK

- Pratyaksa (Beobachtung)
- Aptopadesa (Belehrung)
- Anumana (Schlußfolgerung)

(12) ÄTIOLOGISCHE EINFLÜSSE

- *Asatmendriyartha Samyoga*
  (Die verstärkte, verringerte oder falsche Sinnestätigkeit wie Gefühl, Gehör, Gesicht, Geruch oder Geschmack)
- *Pragnaparadha*
  (Pragna d. h. Buddhi = Intelligenz und apardha = Fehler, also Fehler bei der Diät, den körperlichen Übungen, die wissentlich begangen werden)
- *Parinama*
  (Jahreszeitlich bedingte Änderungen — übertriebenes, nachlässiges oder unangebrachtes Verhalten)

DIE SECHS JAHRESZEITEN UND DIE DOSAS

	Vayu	*Pitta*	*Kapha*
Sancava (Anwachsen)	Grisma (Sommer)	Varsa (Regenzeit)	Hemant (früher Winter)
Prakopa (Anregung)	Varsa (Regenzeit)	Sarada (Herbst)	Sisira (Frühling)
Prasara (Beruhigung)	Sarada (Herbst)	Hemanta (früher Winter)	Grisma (Sommer)

ZUR AUSSPRACHE INDISCHER WÖRTER

c wie tsch	: Caraka [*Tsch*araka]
j wie dsch	: Ran*j*aka [Ran*dsch*aka]
s wie ss (Anlaut)	: *S*ira [*Ss*ira]
s wie sch (Binnenlaut)	: Su*s*ruta [Ssu*sch*ruta]
v wie w	: *V*ayu [*W*aju]
y wie j	: Va*y*avi*y*a [Wa*j*avi*j*a]

Das h in folgenden Verbindungen: bh, ch, dh, gh, jh, kh, ph, th wird als deutlicher Hauchlaut gesprochen.

ANMERKUNGEN DER ÜBERSETZERIN

Alle Zitate sind Neuübersetzungen. Die einzige deutsche Übertragung, die der Übersetzerin zugänglich war, war der *sutrasthana* aus dem Susruta Samhita, der im Jahre 1927 von WECKERLING in der Zeitschrift „Medizinische Welt" herausgegeben worden ist. Leider ist diese Übersetzung völlig unbrauchbar.

[1] *cikitsa:* Behandlung

[2] *saririka:* körperliche Erkrankung; *mansika:* geistige Krankheit

[3] Prajapati, der Beiname von DAKSA, dem legendären Überlieferer der medizinischen Wissenschaft, bedeutet „Schöpfer der lebenden Dinge". Die beiden ASWINS waren die Zwillingssöhne des Sonnengottes

[4] *mahabhutas:* die fünf groben, d. h. sichtbaren Grundbestandteile (oder Elemente)

[5] Der Caraka Samhita („*samhita*" = Sammelband, Werk) besteht aus insgesamt acht *sthanas* (also Teilen, Abschnitten):

1. *sutrasthana:* Einleitung
2. *nidanasthana*: Pathologie
3. *vimanasthana*: Ernährung
4. *sarirasthana*: Anatomie
5. *indriyasthana*: Diagnostik und Prognostik
6. *cikitsasthana*: Therapie
7. *kalpasthana:* über Gifte und Gegengifte
8. *siddisthana*: allgemeine Therapie

[6] *Vaisesika*: auf den Veden beruhende Kategorienlehre und Atomistik (realistische Ontologie)

[7] Samkhya: Philosophische Lehre, die von SUSRUTA im ersten Kapitel seines Werks ausführlich beschrieben

wird. Früher wie auch heute noch sind die Ayurveda-Ärzte Anhänger dieser Lehre, für die die drei-*guna*-Theorie die zentrale Idee überhaupt darstellt. Eine Beziehung der drei *gunas* des Samkhya zu den drei *dosas* des Ayurveda läßt sich aufzeigen. Hier eine knappe, verkürzte Erläuterung:

Aus der aktiven Urmaterie, der „Kraftsubstanz" *prakriti* entstanden die drei *gunas* („Eigenschaften") des Samkhya: *satwika*, die Kraft der Zerstörung, des Abbaus (Katabolismus), *rajas*, die Kraft der Erhaltung (Regulativ) und als drittes *tamas*, die Kraft des Aufbaus (Anabolismus); von ihren Funktionen her würde *satwika pitta* (Katabolismus) entsprechen, *rajas* dem *vayu* (Regulativ) und *tamas* dem *kapha* des Ayurveda (Anabolismus).

8 *vimanasthana:* der dritte Teil der Caraka Samhita, der sich neben der Ernährung auch mit der Ausbildung der Ärzte beschäftigt

Der Samhita des SUSRUTA ist in sechs Teile aufgeteilt:

1. *sutrasthana*: allgemeine Einleitung
2. *nidanasthana*: Pathologie
3. *sarirasthana*: Anatomie
4. *cikitsasthana*: Therapie
5. *kalpasthana*: Toxikologie
6. *uttarasthana*: ergänzender Teil

9 *jarayu:* Plazenta

10 *dhamani*: Gefäße

11 *kalka*: Paste

12 *pumsavana sankara:* „Manneszeugung"

13 *malas:* Ausscheidungen

14 *anjali:* „Handvoll", wird speziell für Mengenangaben von flüssigen Bestandteilen verwendet

15 *pancabhautika:* alle fünf Grundbestandteile (also Erde, Wasser, Feuer, Luft und Äther) sind vorhanden,

wenn auch in ungleichen Mengen

[16] *sastika*-Reis: sechzigtägiger Reis, der im Sommer in den Niederungen reift
sali-Reis: Winterreis

[17] *ghee:* geklärte Butter, Butterschmalz

[18] *gur:* Melasse, Rohzucker

[19] *sarada:* Herbst, 15. September bis 15. November
grisma: Sommer, 15. Mai bis 15. Juli
vasantha: kalte Jahreszeit, 15. März bis 15. Mai

[19a] *unani*-System: auch *yunani*-Medizin: eigtl.: ionische, also griechische Medizin; so wird die islamische Medizin bezeichnet.

[20] *sodana*-Wirkung: eine reinigende Wirkung

[21] *deepan:* appetitfördernd; *pacan:* verdauungsfördernd

[22] *vega:* eigtl. Giftwirkung

[23] *cidras:* die neun Körperöffnungen

[24] *vaidya:* Arzt

[25] *gunja,* das Samenkorn des Abrus precatorius, war das wichtigste und kleinste Apothekergewicht in altindischer Zeit

[26] *gandharvas* und *yaksas:* Dämonen, die, so glaubte man, Besitz von den Menschen ergreifen und sie in den Wahnsinn treiben können

[27] Hier spielt der indische Glaube an Karma und Wiedergeburt eine Rolle. Eine unheilbare Krankheit kann zum Beispiel durch das Karma eines früheren Lebens verursacht werden. Würde sich der Arzt in einem solchen Fall mit einer Behandlung einmischen, würde er nur den vorgegebenen Ablauf stören — einen Erfolg könnte er nicht haben.

[28] Es sind dies die Kanäle für Atem, Wasser, Speisen, Chylus, Blut, Fleisch, Fett, Knochen, Knochenmark, Samen, Urin, Kot und Schweiß.

[29] *nasaka ghrita:* Abkochung von Pflanzenstoffen in zerlassener Butter; *taila:* Abkochung von Pflanzenstoffen in Öl

[30] *dukha:* bezeichnet eigentlich den Zustand des Unglücklichseins

[31] *risi:* Gelehrter

[32] *cyawanprasawaleh:* „Die Speise des CYAWANA"; der Seher CYAWANA soll mit Hilfe dieses Mittels verjüngt worden sein

[33] *marma:* lebenswichtige Stelle

[34] *kalpa:* eigentlich Gegengift; hier Gegenmittel

[35] Cannabis indica: Haschisch

[36] *Makaradhwaja:* Die chemische Analyse von *rasa sindura* oder Quecksilbersulfid zeigt, daß 13,78 % Schwefel und 86,22 % Quecksilber darin enthalten sind; während zwei Proben von *makaradhwaja* folgende Analyse-Ergebnisse zeigen:

suvarna (Gold)	—	—
Quecksilber	86,55 %	86,38 %
Schwefel	13,45 %	13,62 %

Man sieht also, daß eine chemische Analyse von *rasa sindura* und *makaradhwaja* mehr oder weniger zu dem gleichen Ergebnis kommt, und trotzdem ist die therapeutische Wirkung von *rasa-sindura* Anti-*kapha*, während *makaradhwaja* als starkes Tonikum wirkt.

[37] YAMA: Gott und Herrscher der Toten. Er wird in der Mythologie als der erste Sterbliche bezeichnet, der die Erfahrung des Sterbens gemacht hat. Nun führt er die anderen Menschen in den Tod und versammelt sie um sich.

[38] *upsaya:* die rechte Anwendung von Medikamenten, Diäten und Übungen zum Wohl des Patienten

[39] Übersetzung von W. WILHELM; zitiert nach: WILLIAM BLAKE, Lieder der Unschuld und Erfahrung, Frankfurt/M. 1975, S. 98

Nota: Die große Diskrepanz, die uns bei der Datierung auffällt, wird sich wohl so leicht nicht wissenschaftlich aufklären lassen. CARAKA und SUSRUTA waren so beliebte

Namen für Ärzte und medizinische Autoren, daß sich nicht mit Bestimmtheit sagen läßt, welche Form eine Ur-Samhita zu welcher Zeit gehabt haben muß. Die Inder selbst neigen dazu, die Begründer ihrer Medizin bis in vedische Zeiten zurückzuverlegen, während das Abendland eher zu einer Spätdatierung neigt. Es scheint jedoch, daß es einige gute Argumente für eine Frühdatierung gibt.

Register